Onder redactie van:
I. Dries
C.A.M. Moons
R. Göbel

Leerboek obstetrie en gynaecologie verpleegkunde

De redactie van de reeks *Leerboek obstetrie en gynaecologie verpleegkunde:*

Marijke van Doorn

Lerares Verpleegkunde, freelance O&G-verpleegkundige, Vrije Universiteit Medisch Centrum, Amsterdam

Ineke Dries

praktijkopleider, O&G-verpleegkundige, St Franciscus Gasthuis, Rotterdam

Rob Göbel

O&G-verpleegkundige Kwaliteit en Onderwijs Onze Lieve Vrouwe Gasthuis Amsterdam, en docent en projectleider Vrouw & Zorg Amsterdam

Nicolette de Haan

Afdelingsmanager Dialyse St. Franciscus Gasthuis, Rotterdam

Petra Kunkeler

O&G-verpleegkundige, opleider O&G, Amstel Academie/Vrije Universiteit Medisch Centrum, AmsterdamC. Moons

Metty Spelt

Stafmedewerker zorg, divisie Perinatologie en Gynaecologie, Universitair Medisch Centrum, Utrecht

De reeks *Leerboek obstetrie en gynaecologie verpleegkunde* bevat de volgende delen:
- Algemeen (Göbel, red.)
- Voortplantingsgeneeskunde (De Haan e.a., red.)
- Obstetrie (Kunkeler e.a., red.)
- Gynaecologie (Dries e.a., red.)

Onder redactie van:
I. Dries
C.A.M. Moons
R. Göbel

Leerboek obstetrie en gynaecologie verpleegkunde

Gynaecologie

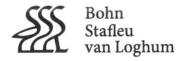

Bohn
Stafleu
van Loghum

Houten, 2016

Delen van dit boek verschenen eerder in Dries I, et al., redactie. Basisboek obstetrie- en gynaecologieverpleegkunde. Deel I. Maarssen: Elsevier gezondheidszorg; 2003.
Tweede (ongewijzigde) druk, Bohn Stafleu van Loghum, Houten 2016

ISBN 978-90-368-1474-4   ISBN 978-90-368-1475-1 (eBook)
DOI 10.1007/978-90-368-1475-1

NUR 897
Omslagontwerp: Cube Vormgeving/Cees Brake BNO, Enschede
Opmaak binnenwerk: Studio Imago, Amersfoort

Bohn Stafleu van Loghum
Het Spoor 2
Postbus 246
3990 GA Houten

www.bsl.nl

Redactie en auteurs

Redactie

Mevrouw I. Dries (coördinator), praktijkopleider, O&G-verpleegkundige, St Franciscus Gasthuis, Rotterdam

Mevrouw C.A.M. Moons, O&G-verpleegkundige, St Franciscus Gasthuis, Rotterdam; verpleegkundig consulent Hiv/aids, Leids Universitair Centrum, Leiden

R. Göbel, O&G-verpleegkundige Kwaliteit en Onderwijs, Onze Lieve Vrouwe Gasthuis Amsterdam, en docent en projectleider Vrouw & Zorg Amsterdam

Auteurs

Mevrouw J. ten Cate, O&G-verpleegkundige, VU medisch centrum, Amsterdam

Mevrouw I. Dries, praktijkopleider, O&G-verpleegkundige, St Franciscus Gasthuis, Rotterdam

Dr. W.L. Gianotten, medisch seksuoloog, Erasmus Medisch Centrum, Rotterdam

Mevrouw A. Hemmes, senior-verpleegkundige Polikliniek verloskunde en gynaecologie, VU medisch centrum, Amsterdam

Dr. P.G.A. Hompes, gynaecoloog, afdeling Voortplantingsgeneeskunde, VU medisch centrum, Amsterdam

Dr. M.H.A. van Hooff, gynaecoloog, St Franciscus Gasthuis, Rotterdam.

Mevrouw D.J.K. Kelderman, O&G-verpleegkundige, VU medisch centrum, Amsterdam

Mevrouw M.E. Lokker, oncologieverpleegkundige, verplegingswetenschapper i.o., afdeling Urologie en Vrouwenziekten, Erasmus Medisch Centrum Rotterdam

Mevrouw C.A.M. Moons, O&G-verpleegkundige, St. Franciscus Gasthuis, Rotterdam

Mevrouw M.J. Ramakers, arts/seksuoloog, NVVS Erasmus Medisch Centrum, Rotterdam, CenSeRe, Voorschoten

Mevrouw B. Rikkelman-Benschop, oncologieverpleegkundige, Erasmus Medisch Centrum, Rotterdam

Dr. R. Schats, gynaecoloog: subspecialist voortplantingsgeneeskunde, hoofd IVF-Centrum, VU medisch centrum, Amsterdam

Dr. N. Schuitemaker, gynaecoloog, Diakonessenhuis Utrecht

Dr. J.W. Trum, gynaecoloog met als aandachtsgebied gynaecologische oncologie en subfertiliteit, Amstelland ziekenhuis, Amstelveen

Mevrouw A.E. Valens-Webbers, O&G-verpleegundige, VU medisch centrum, Amsterdam

Prof.dr. R.H.M. Verheijen, oncologisch gynaecoloog, VU medisch centrum, Amsterdam

Prof.dr. M.E. Vierhout, gynaecoloog, Universitair Medisch Centrum St Radboud, Nijmegen

Mevrouw L.H.M. de Vleeschouwer, gynaecoloog met aandachtsgebied minimale invasieve chirurgie en kindergynaecologie, St Franciscus Gasthuis, Rotterdam

Dr. R.M.F. van der Weiden, gynaecoloog, St Franciscus Gasthuis, Rotterdam

Mevrouw Ph.T.M. Weijenborg, gynaecoloog, Leids Universitair Medisch Centrum

Mevrouw S. Wever-Haitsma, soa-verpleegkundige, soa-poli, Erasmus Medisch Centrum, Rotterdam

M.I.J. Withagen, gynaecoloog, Universitair Medisch Centrum St Radboud, Nijmegen

Mevrouw A. van Zandbergen, coördinerend oncologieverpleegkundige, dagbehandeling Oncologie, Albert Schweitzerziekenhuis, Dordrecht

Voorwoord

De verpleegkundige Obstetrie & Gynaecologie (O&G) heeft zich in de laatste tien jaar ontwikkeld tot een belangrijke speler binnen de voortplantingsgeneeskunde, de verloskunde en de gynaecologie. Daarnaast heeft het vakgebied zich zodanig ontwikkeld dat de O&G-verpleegkundige zorg zich over steeds meer settings uitstrekt (klinisch, poliklinisch, transmuraal en extramuraal) en er nieuwe subspecialismen zijn gevormd zoals bekkenbodemzorg en lactatiekunde. De O&G-verpleegkundige werkt tegenwoordig niet meer altijd in (multidisciplinair) teamverband maar ook solistisch. Zij zal in beide gevallen steeds vaker de regie van het zorgproces op zich nemen.

Deze ontwikkelingen hebben er mede voor gezorgd dat de vervolgopleiding in 2008 opnieuw is vormgegeven. In de vervolgopleiding heeft het onderdeel Obstetrie een centrale rol gekregen; de opleiding zal voortaan opleiden tot Obstetrieverpleegkundige. Daardoor is er ook een verschuiving ontstaan in de eindtermen en dus in de leerstof. Binnen de opleidingen zal er naast de verloskunde meer aandacht besteed worden aan relevante voortplantingsgeneeskunde en gynaecologische kennis. Ook de onderdelen Spoedeisende zorg en Intensieve zorg zullen meer onder de aandacht komen.

De reeks behandelt de basiskennis die relevant is voor de verpleegkundige werkzaam binnen de verschillende subspecialismen (verloskunde, gynaecologie en voortplantingsgeneeskunde). Naast de kennis over specifieke anatomie en fysiologie van de vrouw en de voortplanting is er aandacht voor verpleegkundige interventies die specifiek zijn voor het werken binnen de obstetrie en gynaecologie.

Met dit leerboek wil de redactie een bijdrage leveren aan de kwaliteit van de verpleegkundige vervolgopleiding Obstetrische Verpleegkunde en een naslagwerk bieden voor verpleegkundigen werkzaam binnen het gynaecologische vakgebied. De betrokkenheid van de auteurs en de redactie bij de beroepsuitoefening van de O(&G)-verpleegkundige draagt ertoe bij dat de onderwerpen zich steeds richten op de noodzakelijke vakkennis.

Rob Göbel
O&G-verpleegkundige en docent
Redactiecoördinator

Inhoud

5 Gynaecologische traumata
N. Schuitemaker

6 Bekkenbodemproblematiek

J. ten Cate, D.J.K. Kelderman, A.E. Valens-Webbers,
M.E. Vierhout, R.M.F. van der Weiden en M.I.J. Withagen

7 Endometriose

A. Hemmes en P.G.A. Hompes

8 Tumoren van de genitalia

M.E. Lokker, R.H.M. Verheijen en A. van Zandbergen

9 Inter- en transseksualiteit en aangeboren afwijkingen van de genitalia
C.A.M. Moons

10 Anticonceptie en sterilisatie
M.H.A. van Hooff

11 Seksualiteit en gynaecologie

I. Dries, W.L. Gianotten, M.J. Ramakers en Ph.T.M. Weijenborg

12 Eerste trimester van de zwangerschap
J. ten Cate, D.J.K. Kelderman, C.A.M. Moons en N. Schuitemaker

Ten geleide

Gynaecologie is zich binnen het specialisme Obstetrie & Gynaecologie aan het verzelfstandigen. De afdeling is vaak niet meer gekoppeld aan de verloskundeafdeling en er zijn steeds minder verpleegkundigen die zowel op verloskunde als op gynaecologie inzetbaar zijn. De verpleegkundige vervolgopleiding volgt deze ontwikkeling. Daarnaast vinden er steeds meer gynaecologische ingrepen op de polikliniek plaats.

Dit deel *Gynaecologie* van het vierdelige *Leerboek obstetrie en gynaecologie verpleegkunde* beoogt op deze ontwikkelingen aan te sluiten. Het hoopt voor startende beroepsbeoefenaren binnen de gynaecologie een vertrekpunt te zijn om kennis en vaardigheden te ontwikkelen en een naslagwerk te zijn voor verpleegkundigen die al langer werkzaam zijn binnen het specialisme. De kern wordt gevormd door de hoofdstukken 3 tot en met 8. De beschrijvingen van de gynaecologische ziektebeelden in deze hoofdstukken volgen waar mogelijk de indeling van het beroepsprofiel dat is opgesteld door de beroepsvereniging V&VN VOG. Bij de onderwerpskeuze hebben we ons laten leiden door de relevantie voor de huidige gynaecologische praktijk. Bij ieder onderwerp wordt uiteraard specifiek aandacht besteed aan de verpleegkundige zorg. De anatomie en fysiologie die nodig zijn voor een goed begrip van de aangeboden stof worden behandeld in het deel Algemeen van de leerboekenreeks.

Het eerste hoofdstuk in dit deel bevat een beschrijving van de gynaecologische onderzoeken. Hierbij worden eerst de algemeen gynaecologische onderzoeken behandeld, waaronder de anamnese, en vervolgens specifieke gynaecologische onderzoeken zoals de oncologische en urologische onderzoeken.

Daarna volgt een hoofdstuk over gynaecologische ingrepen. Men onderscheidt daarbij vaginale en abdominale ingrepen, en laparoscopische en laparotomische ingrepen.

In hoofdstuk 3 komen de endocriene ziektebeelden aan de orde, met inbegrip van de menstruatie en de hormonale ontwikkeling.

Het vierde hoofdstuk behandelt de genitale infecties, met daarbij specifiek aandacht voor de verpleegkundige op de soa-polikliniek.

Hoofdstuk 5 geeft een beschrijving van een aantal gynaecologische traumata waarbij de gespecialiseerde verpleegkundige betrokken kan zijn.

Vervolgens wordt in hoofdstuk 6 uitgebreid aandacht besteed aan de bekkenbodemproblematiek. Gelukkig komt er in de praktijk en in onderzoek steeds meer aandacht voor de preventie en de behandeling van deze problematiek, die een grote impact kan hebben op het leven van zowel de jonge als de oudere vrouw.

Endometriose is het onderwerp van hoofdstuk 7, dat ingaat op de achtergrond en het ontstaan van de aandoening, de gevolgen en mogelijke therapieën. Een aparte paragraaf bespreekt de rol van de verpleegkundige.

Hoofdstuk 8 is gereserveerd voor een uitgebreide behandeling van de gynaecologische oncologie en de diverse kwaadaardige aandoeningen van vulva, vagina, cervix, corpus uteri, tuba en het ovarium.

Na deze beschrijvingen van gynaecologische ziektebeelden behandelt hoofdstuk 9 een aantal aangeboren afwijkingen van de genitalia.

In hoofdstuk 10 worden de diverse vormen van anticonceptie beschreven, en welke vormen van anticonceptie post partum mogelijk zijn als er wel of geen borstvoeding gegeven wordt.

Hoofdstuk 11 geeft uitleg over seksualiteit en gynaecologie. De (dis)functionaleit van seksualiteit komt aan de orde en meer specifiek wordt er gekeken naar de gevolgen die gynaecologische ingrepen kunnen hebben voor het seksueel functioneren.

Tot slot volgt in hoofdstuk 12 een korte beschrijving van problemen in het eerste trimester van de zwangerschap.

De betrokkenheid van de auteurs en de redactie bij de beroepsuitoefening van de O(&G)-verpleegkundige draagt ertoe bij dat bij de onderwerpen steeds wordt uitgegaan van de noodzakelijke vakkennis.

De redactie en de auteurs hebben met veel plezier maar ook met veel inspanning gedurende een aantal jaren aan dit boek gewerkt. De redactie verwelkomt suggesties en opmerkingen ter verbetering van dit boek.

Rob Göbel
O&G-verpleegkundige en docent Vrouw&Zorg, redactiecoördinator

Ineke Dries
O&G-verpleegkundige en praktijkopleider SFG Rotterdam

Conny Moons
O&G-verpleegkundige en verpleegkundig consulent Hiv/Aids LUMC

Opmerkingen
Daar waar zorgvraagster/patiënte wordt genoemd, wordt – indien van toepassing – ook gedoeld op haar sociale context.

In deze uitgave is ervoor gekozen om de verpleegkundige, evenals de patiënte, aan te duiden in de vrouwelijke vorm. Waar 'zij' staat, kan – indien van toepassing – ook 'hij' gelezen worden.

1 Algemene gynaecologische onderzoeken

I. Dries, R. Schats, A.E. Valens-Webbers, R.H.M. Verheijen,
L.H.M. de Vleeschouwer, R.M.F. van der Weiden en M.I.J. Withagen

1.1 Inleiding[1]

De gynaecologische onderzoeksprocedure kent verschillende elementen: de anamnese, waarin de hulpvraag wordt verhelderd en in een ruimer kader wordt geplaatst, het lichamelijk onderzoek en vervolgonderzoeken zoals laboratorium-onderzoek of echografie. In dit hoofdstuk worden de anamnese, het lichamelijk onderzoek, de echografie en de laparoscopie besproken. Anamnese en lichamelijk onderzoek vormen de basis van het behandelingsproces. Zij moeten leiden tot een betrouwbare diagnose met zo min mogelijk belastend of kostbaar vervolgonderzoek.

Tijdens de anamnese – doorgaans het eerste contact met de patiënt – wordt de basis gelegd voor de noodzakelijke vertrouwensrelatie. Daarbij geldt het principe: *primum non nocere* ('het belangrijkste is: geen schade toebrengen'). Men moet zich realiseren dat een onwelwillende of onverschillige benadering tijdens anamnese en onderzoek reeds schade kan hebben toegebracht voordat enig therapeuticum daartoe in de gelegenheid was.

De echografie is van grote waarde bij de diagnosticering van diverse gynaecologische aandoeningen. Groot voordeel van echografie is dat het een veilige techniek is in vergelijking met andere beeldvormende technieken. De nieuwe generatie echo-apparatuur levert gedetailleerdere beelden op en biedt steeds meer mogelijkheden.

De laparoscopie heeft zowel diagnostische als therapeutische toepassingen. Op beide vlakken is de afgelopen jaren een grote ontwikkeling doorgemaakt. Met zo min mogelijk invasieve handelingen wordt gepoogd een zo precies mogelijk beeld te krijgen, of de aandoening te verhelpen.

1.2 Gynaecologische anamnese[2]

1.2.1 Historie

Zelden zijn de nadelen van medisch onderzoek zo nadrukkelijk geïllustreerd als in de gynaecologie en obstetrie. Ignaz Philipp Semmelweis (1818-1865) is tot ver buiten de medische wereld bekend vanwege zijn ontdekking dat septisch vaginaal onderzoek een belangrijke oorzaak was van de vaak dodelijke kraamvrouwenkoorts. Zijn naam is een blijvende herinnering aan de risico's van goedbedoeld medisch onderzoek.

1, 2 Met toestemming overgenomen uit: Essed GGM, Anamnese en onderzoek. In: Heineman MJ, Evers JLH, Massuger LFAG e.a., redactie. Obstetrie en gynaecologie: De voortplanting van de mens. 6e dr. Maarssen: Elsevier gezondheidszorg, 2004. p. 685-99.

Vooral door de ontwikkeling van de juiste instrumenten is het gynaecologisch onderzoek sterk verbeterd en het ongemak voor patiënten afgenomen. Het speculum is waarschijnlijk al meer dan drieduizend jaar oud, en het werd met zekerheid gebruikt ten tijde van Hippocrates (460-377 v.Chr.). In de loop der eeuwen zijn materialen toegepast als bamboe en andere houtsoorten, diverse metalen en kunststoffen.

1.2.2 Uitvoering

De anamnese omvat medisch-technische, gesprekstechnische en attitudeaspecten. Ze moet bij voorkeur beperkt van omvang zijn, en gericht en systematisch verlopen. Daarvoor is allereerst gedegen kennis van het vakgebied noodzakelijk. Men kan de anamnese alleen dan systematisch structureren wanneer men in staat is om tegen de achtergrond van de klacht of stoornis een logisch uitgangspunt of hypothese te formuleren. Deze werkhypothese geeft de anamnese een doelgericht karakter: er worden niet alleen zinvolle gegevens verzameld, maar die gegevens worden bovendien geordend en geïnterpreteerd. Als leidraad kan men standaardvragen gebruiken, maar vermeden moet worden dat de anamnese het karakter krijgt van een gestandaardiseerd vragenpakket dat in de juiste volgorde wordt opgedreund of zelfs ontaardt in een soort verhoor.

Uitgebreide gynaecologische kennis heeft weinig waarde als de diagnosticus niet in staat is de juiste informatie uit de patiënte los te krijgen. Een tweede belangrijk aspect van de anamnese is dan ook de gesprekstechniek, de communicatie. Om betrouwbare en volledige anamnestische gegevens te krijgen moet men de medewerking en het vertrouwen van de patiënte winnen. Dat kan door de anamnese aan te passen aan de individuele persoon en diens omstandigheden, en door ervoor te zorgen dat de informatie niet alleen richting behandelaar stroomt, maar dat men de vrouw (of het paar) ook informeert over de betekenis van bepaalde vragen.

Voor een onervaren medicus is het soms moeilijk het anamnesegesprek te leiden en te structureren, daarbij de eigen opvattingen terzijde te houden en zich te blijven richten naar de patiënte. De attitude van de arts is vaak bepalend voor de kwaliteit van de anamnese. De patiënte moet ervan overtuigd zijn dat haar probleem de arts werkelijk interesseert en dat hij haar oprecht wil helpen.

Een systematische anamnese kent verschillende stadia. Men kan beginnen met het vastleggen van relevante maatschappelijke gegevens zoals naam, adres, geboortedatum, burgerlijke staat en beroep. Het eerste deel is daarna gericht op het nader omschrijven en uitdiepen van de klacht of de reden van de komst. Van belang zijn:

- het begin van de klacht (tijdstip, acuut, sluipend);
- de omstandigheden waaronder de klacht ontstond;
- de lokalisatie;
- het karakter (bijvoorbeeld bij pijn: krampend, stekend, brandend, zeurend);
- het beloop (progressief, afnemend, continu, intermitterend);
- de ernst (noodzaak tot onmiddellijk ingrijpen);
- sociale repercussies (het huis niet meer uit kunnen bij incontinentie of menorragie);
- eventuele begeleidende symptomen.

Soms is het goed om hierbij oogcontact te houden, af en toe ook juist niet (denk aan cultuurverschillen bij buitenlandse vrouwen). Zo nodig moet men pauzes inlassen om de patiënte enige ruimte te geven haar verhaal te doen. Dit alles om de betrouwbaarheid van de verkregen informatie te vergroten: wie vragen opdreunt, krijgt vaak opgedreunde antwoorden terug. Het is daarom ook van belang om bij de anamnese voldoende open vragen te stellen. Soms wordt de patiënte zich pas tijdens het gesprek bewust van het werkelijke probleem, of beslist zij pas op dat moment dat zij het ter sprake wil brengen. De diagnosticus moet zich echter óók realiseren dat patiënten soms geneigd zijn irrelevante symptomen te benadrukken en dat zij belangrijke signalen soms niet opmerken of als niet-relevant beschouwen.

Na of tijdens het verhelderen en uitdiepen van de (hoofd)klacht tast de diagnosticus de mogelijke oorzaken af. Hiertoe kan hij de elementaire pathologische rubrieken volgen, zoals infectie, nieuwvorming, degeneratie, endocriene ontregeling, trauma, psychosomatiek en dergelijke. Het is zaak daarbij rekening te houden met de populatie waartoe de patiënte behoort. In de eerste lijn, waar men in het algemeen met een ongeselecteerde populatie te maken heeft, is het handig de mogelijke oorzaken te rangschikken op volgorde van hun a-priorikansen.

Vervolgens wint de diagnosticus nadere informatie in omtrent het orgaansysteem waarin de klacht zich heeft gemanifesteerd of waarin hij de oorzaak vermoedt. Onderwerpen die in deze fase in ieder geval ter sprake komen, zijn de menstruele cyclus (regulariteit, duur, hoeveelheid en aspect van het bloedverlies, dysmenorroe, intermenstrueel bloedverlies), anticonceptie (type, acceptatie, eventueel de seksuele anamnese) en zwangerschappen.

Korte aantekeningen tijdens het gesprek kunnen nuttig zijn om een volledig beeld van de (ontwikkeling van) de klacht of aandoening te krijgen, en van de wijze waarop de patiënte deze ervaart.

Ten slotte kan de arts zich oriënteren over de algemene gezondheidstoestand en de achtergrond van de patiënte: algemene symptomen (vermoeidheid en dergelijke), intoxicaties (roken, alcohol, medicatie), voedingsgewoonten, vroegere ziekten en operaties, beroepsrisico's, de psychosociale situatie en familiaire aandoeningen.

Het anamnesegesprek levert meer informatie dan de feitelijke antwoorden op vragen. Ook de presentatie van de klacht en de opvattingen en angsten van de patiënte verschaffen waardevolle informatie. Onderzoek in de zin van observatie begint dan ook reeds tijdens de anamnese.

1.3   Gynaecologisch lichamelijk onderzoek

Gynaecologisch onderzoek kan uiteenlopende redenen hebben. Het doel kan zijn de oorzaak van gynaecologische klachten of infertiliteitsproblematiek op te sporen, er kunnen obstetrische redenen zijn, het onderzoek kan preventief zijn of voorafgaan aan een therapeutische ingreep.

Het gynaecologisch onderzoek in engere zin is het onderzoek van de genitaliën. Dit omvat:

- inspectie (eventueel palpatie) van de uitwendige genitaliën;
- speculumonderzoek;
- bimanueel onderzoek (vaginaal toucher).

Afhankelijk van de aanleiding tot het onderzoek kunnen bovendien de volgende onderdelen geïndiceerd zijn:

- algemene inspectie;
- abdominaal onderzoek: inspectie, auscultatie, palpatie, percussie en metingen;
- onderzoek van de mammae;
- onderzoek van fluor genitalis;
- afnemen van een cervixuitstrijkje;
- rectovaginaal toucher;
- rectaal toucher;
- aanvullend (beeldvormend en laboratorium)onderzoek.

1.3.1 Algemeen

ALGEMENE INSPECTIE

Uitgebreide lichamelijke inspectie is niet altijd noodzakelijk, maar in bepaalde gevallen is het wenselijk op grond van de klacht of van bepaalde uitkomsten van de anamnese. Men let daarbij op de lichaamsproporties, het beharingspatroon en andere uitingen van bepaalde syndromen, zoals het syndroom van Turner of het androgeenongevoeligheidssyndroom. Ook let men op de lichaamshouding, de algemene gezondheidstoestand, oedemen, adipositas of cachexie.

ABDOMINAAL ONDERZOEK

Het abdominaal onderzoek gaat – indien geïndiceerd – vooraf aan het speciële gynaecologische onderzoek. De patiënte ligt ontspannen op de rug, met de knieën enigszins opgetrokken. Het onderzoek vindt plaats vanaf de rechterzijde.

Abdominaal onderzoek is in ieder geval geïndiceerd bij acute aandoeningen en klachten die in de buik zijn gelokaliseerd, zoals buikpijn, misselijkheid of een opgezet gevoel.

Bij de inspectie let men op beharing, littekens, striae en de kleur van de huid, en op contour en beweging in rust en bij ademen. Auscultatie van darmperistaltiek vindt plaats met de binaurale stethoscoop. Foetale harttonen beluistert men bij voorkeur met de monaurale stethoscoop, omdat hiermee de buik- en uteruswand naar de foetus toe kunnen worden geduwd. Vruchtwater heeft namelijk een sterke geluiddempende werking. Percussie en palpatie worden voorzichtig en met warme handen uitgevoerd. Men zoekt hierbij naar abnormale dempingen, ascites (liggingsafhankelijke demping), weerstanden en pijn. Bij pijn begint de percussie en palpatie zo ver mogelijk van de pijnlijkste plaats. Gelet wordt op *défense musculaire* en loslaatpijn. In bepaalde gevallen, zoals bij ascites of zwangerschap, meet men de buikomvang of fundushoogte.

VOORBEREIDING OP HET GYNAECOLOGISCH ONDERZOEK

Voor het onderzoek moet de patiënte de blaas ledigen. Een gevulde blaas maakt het onderzoek onnodig onaangenaam. Bij een volle blaas ontstaat peritoneale prikkeling door peritoneale rek. Dit resulteert in spierverzet. De vrouw durft niet goed te ontspannen uit angst voor urineverlies; speculumonderzoek en de palperende vingers veroorzaken immers prikkeling waardoor mictiedrang ontstaat. Door de volle blaas wordt bovendien de uterus naar craniaal en dorsaal verplaatst, met als gevolg dat de inwendige genitaliën moeilijk en niet betrouwbaar gepalpeerd kunnen worden.

HOUDING BIJ HET GYNAECOLOGISCH ONDERZOEK

Tijdens het gynaecologisch onderzoek ligt de vrouw in steensnedeligging, dat wil zeggen in rugligging met de benen opgetrokken en gespreid, op een onderzoeksbank of gynaecologische stoel. Het hoofdeinde staat iets omhoog. De juiste ligpositie vergt aandacht: de billen moeten precies op de rand van de onderzoeksbank liggen. Liggen ze te ver van de rand, dan wordt het speculumonderzoek bemoeilijkt. Liggen ze over de rand heen, dan neemt de lendenlordose toe, hetgeen onaangenaam is voor de patiënte en bovendien reflectoir tot aanspannen van de buikwandmusculatuur leidt, wat dan weer het bimanuele onderzoek compliceert.

Figuur 1.1   Het lichamelijk onderzoek in de gynaecologie.
A Ligging op de onderzoeksbank. B Verkeerde ligging: nates te ver van de rand; dit bemoeilijkt het speculumonderzoek. C Verkeerde ligging: nates over de rand; hierdoor neemt de lendenlordose toe en wordt de buikwandmusculatuur aangespannen, hetgeen het bimanuele onderzoek bemoeilijkt. D Onderzoeksbank met kniesteunen. E Onderzoeksbank met voetsteunen.

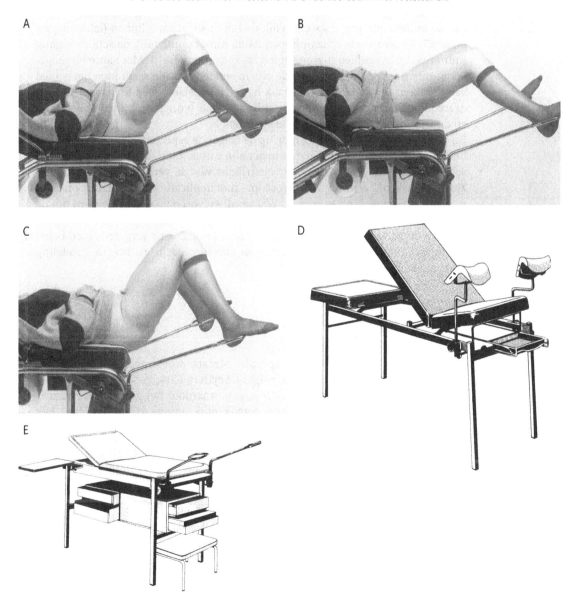

De patiënte legt de benen in beenhouders, waarvan twee typen gangbaar zijn: kniesteunen en voetsteunen. De benen worden het beste ondersteund met kniesteunen. Deze moeten echter aan de beenlengte worden aangepast en dus voor ieder onderzoek opnieuw ingesteld worden. Bij dit type steunen heeft de vrouw geen invloed op de mate van beenspreiding. Dat kan bij angstige patiënten nadelig zijn voor de ontspanning. Bij voetsteunen is instellen niet nodig. De benen kunnen ver gespreid worden, terwijl de vrouw controle houdt over de mate van spreiding.

INSPECTIE VAN DE VULVA

Indicatie
Afwijkingen of klachten aan de vulva.

Procedure
Het gynaecologisch onderzoek begint doorgaans met het zorgvuldig inspecteren van de buitenzijde van respectievelijk de buitenste schaamlippen (labia majora pudendi) en binnenste schaamlippen (labia minora pudendi), de schede-ingang (introïtus) en het gebied tussen vagina en anus (perineum). Met name bij mogelijk pijnlijke aandoeningen moet de arts in eerste instantie vermijden het gebied aan te raken. Desondanks is het zaak het gehele gebied goed te inspecteren, en daarvoor zal het nodig zijn de schaamlippen naar binnen en buiten te bewegen en de vulva met twee vingers iets te spreiden.
Bij de inspectie van de vulva let men op de volgende aspecten: kleur (egaal bruine buitenkant, rode binnenzijde), het intact zijn van de huid, beharing en anatomische afwijkingen. Het maken van uitstrijkjes van de verhoornde vulva is niet zinvol gebleken, evenmin als vulvoscopie met applicatie van azijnzuur om premaligne afwijkingen op te sporen. Wel wordt vulvoscopie nog uitgevoerd om de afwijking fotografisch en/of digitaal vast te leggen. Dit laatste aspect – afwijkingen aan de vulva vastleggen en volgen – wordt nogal eens vergeten. Toch is het belangrijk, omdat veel vulva-afwijkingen chronisch zijn en hun behandeling afhangt van het verloop van de ziekte.

1.3.2   *Speculumonderzoek*[3]

INSTRUMENT
Er bestaan verschillende soorten specula. Meestal wordt gebruikgemaakt van een eendenbekspeculum, zoals die volgens Seyffert, Cusco of Trélat.
Het seyffertspeculum heeft een pistoolgreep, waardoor het goed hanteerbaar is en bij inspectie van de vaginawand gemakkelijk geroteerd kan worden. Het onderblad is langer dan het bovenblad. Dit vergemakkelijkt het à vue brengen van de portio, maar daardoor is dit speculum alleen te gebruiken met de handgreep naar dorsaal. Het is dan ook moeilijker hanteerbaar wanneer de vrouw niet in een gynaecologische stoel, maar bijvoorbeeld in rugligging in bed wordt onderzocht.

---

3   Met toestemming overgenomen uit: Essed GGM, Anamnese en onderzoek. In: Heineman MJ, Evers JLH, Massuger LFAG e.a., redactie. Obstetrie en gynaecologie: De voortplanting van de mens. 6e dr. Maarssen: Elsevier gezondheidszorg, 2004. p. 685-99.

Figuur 1.2   Vaginale specula.
A Seyffert. B Cusco. C Trélat. D Disposable pvc-speculum met illuminator volgens Welch-Allyn.
E Femiscope.

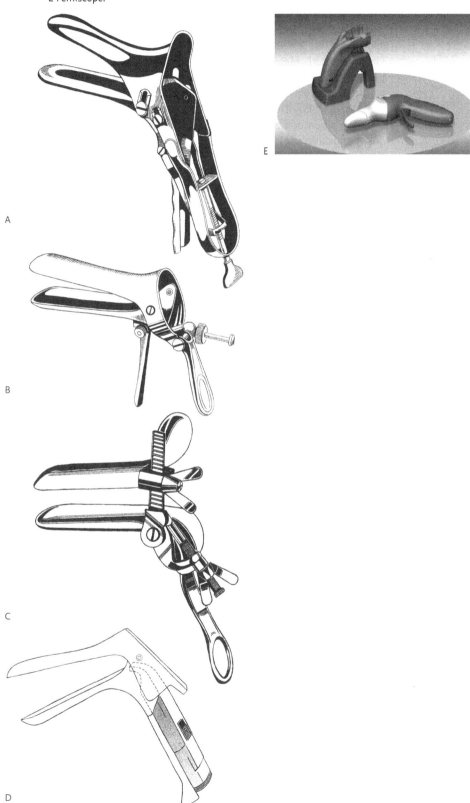

De specula van Cusco en Trélat zijn minder zwaar uitgevoerd en vrouwvriende-lijker. Voor- en achterblad zijn even lang, zodat dit type speculum zowel met de handgreep naar dorsaal als naar ventraal kan worden ingebracht. Wanneer han-delingen moeten worden uitgevoerd waarbij het speculum niet kan worden vast-gehouden, heeft het ontbreken van de zware pistoolgreep voordelen. Het cusco-speculum is leverbaar met veel verschillende bladen, waaronder smalle virgovarianten. Het trélatspeculum is aan één zijkant open en de bladen zijn parallel in hoogte verstelbaar. Hierdoor kan de inspectie van de fornices beter worden uitgevoerd en kan het speculum worden verwijderd terwijl instrumenta-rium op de cervix in situ blijft.

Over het algemeen zijn specula uit roestvrij staal vervaardigd. Er bestaan echter ook disposable pvc-specula. Deze voelen niet koud aan, zoals metalen specula, maar maken een vrij fragiele indruk. In het handvat van het welch-allynspecu-lum kan een illuminator worden geplaatst, waardoor direct licht via het specu-lum in de vagina en op de portio valt.

Afstemming op de patiënte is van belang bij de keuze van het type speculum; zo kan men bij een nauwe introïtus (virgo, oudere vrouw) kiezen voor de virgovari-ant (smalle bladen). Het cuscospeculum is in dit opzicht superieur; de virgovari-ant van het seyffertspeculum voldoet minder goed omdat de bladen vrij breed eindigen.

PROCEDURE

Nadat het juiste type en maat speculum is gekozen, wordt het met warm water of met een geringe hoeveelheid glijmiddel gelubriceerd (glijmiddelen kunnen de interpretatie van de cytologie bemoeilijken). Vervolgens wordt het gesloten spe-culum schuin onder een hoek van 45° in de richting van de as van de vagina ingebracht onder gelijktijdig spreiden van de labia minora. Het inbrengen gaat gemakkelijker wanneer de vrouw enigszins perst, waardoor de bekkenbodem-spieren ontspannen. Door tijdens het inbrengen druk op de commissura poste-rior uit te oefenen, kan (pijnlijke) aanraking van de urethra worden vermeden. Wanneer het speculum de portio nadert, wordt het geleidelijk naar horizontaal geroteerd en langzaam geopend waarbij fornices en portio à vue komen. Gelet wordt op de aanwezigheid van bloed of een corpus alienum, en op de hoeveel-heid, kleur en consistentie van de fluor genitalis. Indien nodig kan een monster worden verzameld voor nader onderzoek als direct preparaat (op een objectglaas-je rechtstreeks naar het laboratorium) of als kweek. Afhankelijk van het micro-organisme dat men wil aantonen, wordt uit de achterste fornix en/of cervix een monster genomen. Laat hierbij het speculum niet los in de vagina zitten. De kans bestaat dat het speculum kantelt, waardoor het voorste blad tegen de vagi-navoorwand drukt, of in geopende stand uit de vagina glijdt. Zo nodig kan men de vrouw vragen het speculum aan de bovenrand vast te houden.

INSPECTIE VAN DE CERVIX

Bij inspectie van de cervix let men op:
- vorm, grootte en positie van de portio;
- oppervlak en kleur van de portio: erytroplakie (erosie, ectropion, carcinoom), nabotheieren, poliepen, condylomen, infecties, leukoplakie (witte vlekken op het slijmvlies), laceraties, oppervlaktelaesies, zwellingen;
- vorm van het ostium externum: pin-point, spleetvormig, laceraties;
- secretie uit het ostium externum (bijvoorbeeld bloed of pus);

Figuur 1.3   Speculumonderzoek.
A-C inbrengen van het speculum; D instellen van de portio; E het speculum wordt door de vrouw zelf
vastgehouden.

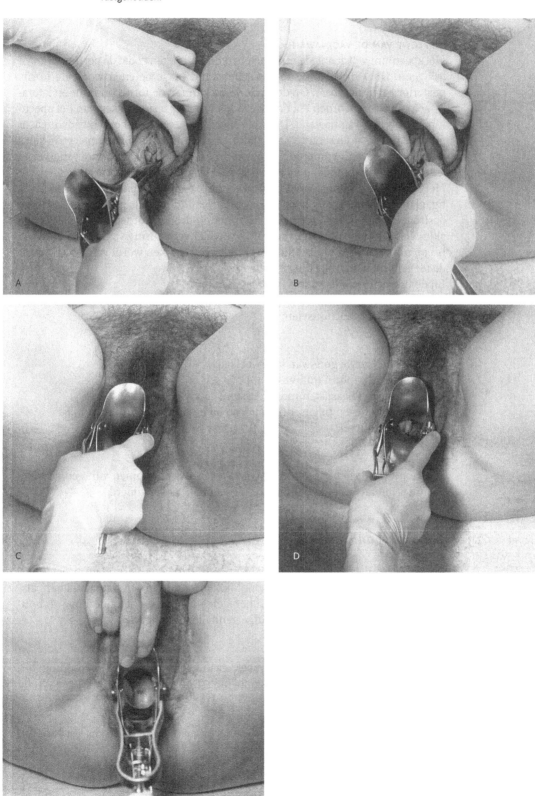

- aspect van het cervixslijm: helder, troebel (relateren aan cyclus en medicijngebruik);
- de overgang van plaveisel- naar cilindrisch epitheel;
- de aanwezigheid van draadjes bij iud-gebruik.

INSPECTIE VAN DE VAGINAWAND

Het speculum wordt enkele millimeters teruggetrokken zodat de portio vrij komt te liggen. Door druk op de vagina-achterwand uit te oefenen wordt de fornix posterior beter zichtbaar. Op dezelfde wijze kunnen de fornix anterior en lateralis geïnspecteerd worden en, door geleidelijk verder terugtrekken van het speculum, de overige vaginawand. Door het speculum te roteren komen voor- en achterwand van de vagina beter à vue en kunnen – eventueel tijdens meepersen – kèles en descensus uteri worden opgespoord en beoordeeld. Daarbij moet men erop letten dat de urethra niet geraakt wordt met de zijkant van het speculum.

Het epitheel van vagina en vulva is gewoonlijk roze van kleur en heeft een vochtig, glanzend aspect. Met het stijgen van de leeftijd kan, als gevolg van de lagere oestrogeenspiegel, het epitheel wat dunner en droger worden en vervlakken de slijmvliesplooien (rugae). Blauwachtige (livide) verkleuring van vagina en vulva is een normaal verschijnsel tijdens de zwangerschap en wordt veroorzaakt door de toegenomen doorbloeding en stuwing.

Bij de inspectie van de vaginawand let men op:
- kleurveranderingen;
- ontstekingsverschijnselen;
- petechiën;
- atrofie;
- adenose (sterke groei van klierweefsel);
- stricturen, septum (tussenschot);
- zwellingen (blaasjes, tumoren, cysten, condylomen);
- epitheeldefecten (ulcus, druknecrose bij pessariumgebruik);
- fistelopeningen;
- wondjes.

Ten slotte wordt het speculum gesloten en, nadat het opnieuw in een schuine positie is gebracht, in de richting van de vaginale as verwijderd.

1.3.3   Bimanueel onderzoek[4]

Bimanueel onderzoek wordt verricht om informatie te verkrijgen over de ligging, grootte, beweegbaarheid en pijnlijkheid van de inwendige genitaliën, alsmede over de overige structuren in het kleine bekken en de onderlinge verhoudingen ten opzichte van de inwendige genitaliën (zie figuur 1.4).

PROCEDURE

De onderzoeker verricht het onderzoek staande en in een stabiele houding, bijvoorbeeld met één voet op het opstapbankje. De tweede en derde vinger van de

4 Met toestemming overgenomen uit: Essed GGM, Anamnese en onderzoek. In: Heineman MJ, Evers JLH, Massuger LFAG e.a., redactie. Obstetrie en gynaecologie: De voortplanting van de mens. 6e dr. Maarssen: Elsevier gezondheidszorg, 2004. p. 685-99.

Figuur 1.4   Bimanueel onderzoek.

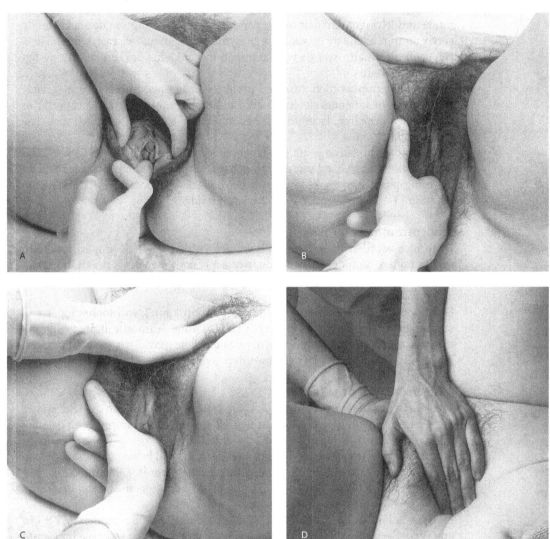

gehandschoende hand, waarmee getoucheerd wordt, worden gelubriceerd met een glijmiddel of met water.

Met de duim en wijsvinger van de niet-toucherende uitwendige hand worden de labia gespreid. De patiënte kan enigszins meepersen om de bekkenbodem te ontspannen.

Eerst wordt de middelvinger langs de vagina-achterwand voor een derde ingebracht. Door perineale druk uit te oefenen, ontstaat ruimte voor de wijsvinger. Deze wordt langs de middelvinger ingebracht, waarbij druk tegen de urethra wordt vermeden. Men houdt de onderarm laag, de duim weg van de clitoris en bovenbenen, brengt de vingers maximaal in de vagina en toucheert vanuit een ontspannen pols.

De uitwendige hand wordt met de palmaire zijde van de aaneengesloten vingers op de buik gelegd, de wijsvinger zoveel mogelijk evenwijdig aan het schaambeen (symfyse) om via druk op de buikinhoud de uterus te fixeren.

BEOORDELING VAN DE PORTIO

De diagnosticus tracht de positie van de cervix te lokaliseren door met de toucherende middelvinger circulair om de cervix te gaan. Bepaling van de stand van de cervix uteri in relatie tot de vaginale as (symfysair, centraal, sacraal, sinistra, dextra) geeft informatie over de verhoudingen in het kleine bekken en over de ligging van de uterus.

Met de vingertop worden vorm en grootte van het ostium externum cervicis bepaald. Twee aaneengesloten vingers tasten het oppervlak van de portio af (nabotheieren, poliep, laceratie) en beoordelen de consistentie (hard, vast-elastisch, week).

De cervix wordt tussen de gespreide vingers zijdelings heen en weer bewogen. Hierbij wordt de uitwendige hand van de buik gehaald. Gelet wordt op beweegbaarheid en bewegingspijn. Dit laatste kan wijzen op een ontstekingsproces aan de adnexen of in het cavum Douglasi, of op een extra-uteriene graviditeit.

BEOORDELING VAN DE FORNICES

De fornices worden afgetast om pathologische processen in de omgeving te kunnen aantonen. Men doet dit door de twee aaneengesloten vingers van links lateraal (hoog langs de cervix) via de fornix posterior, rechts lateraal, naar de fornix anterior te bewegen.

Gelet wordt op vorm en diepte, pijnlijkheid ('opdrukpijn'), vochtophoping, weerstanden en kloppende vaten. Op deze manier kunnen tumorinfiltratie, endometriosehaarden, ontstekingsprocessen, extra-uteriene graviditeit en vocht (ascites, bloed, pus) in het cavum Douglasi worden gedetecteerd.

BEOORDELING VAN DE UTERUS

Men draait de aaneengesloten vingers van de uitwendige hand in de richting van de navel en drukt, terwijl de vrouw uitademt, de buikwand langzaam en geleidelijk in. Tegelijkertijd wordt in de fornix anterior de overgang tussen portio en uterus met twee toucherende vingers naar de buikwand bewogen waarbij de uterus, zo mogelijk, tussen beide handen in genomen wordt. De palm van de uitwendige hand blijft zo veel mogelijk plat op de buik liggen, waarbij druk met alleen de vingertoppen wordt vermeden.

Ligging: indien de uterus palpabel is tussen de toucherende handen, ligt hij in anteversieflexie. Als men bij een niet-adipeuze vrouw met een soepele buikwand de uterus niet voelt met deze manoeuvre, ligt hij waarschijnlijk in retroversieflexie. Met de toucherende vingers kan vanuit de achterste fornix een gedeelte van de achterkant van de uterus worden afgetast. In strekstand laat het baarmoederlichaam (corpus uteri) zich wel met de uitwendige hand bereiken, maar kan de fundus niet goed worden beoordeeld. In geval van dextro- of sinistropositie van de uterus kan deze soms vanuit de fornix lateralis worden onderzocht.

Bij de beoordeling van de uterus let men op:
- mobiliteit: goed, matig of nauwelijks beweeglijk;
- consistentie: hard (plaatselijk bij myomen), vast-elastisch (normale consistentie) of week/gestuwd (graviditeit, adenomyosis uteri, retroversie, plaatselijk bij verweekt myoom);
- vorm: peervormig;
- oppervlak: regelmatig, onregelmatig;
- geschatte grootte in cm (normale lengte 7-10 cm).

BEOORDELING VAN ADNEXEN EN PARAMETRIA

Voorwaarden om de adnexa uteri (de naburige organen van de baarmoeder) en de parametria te kunnen beoordelen zijn de participatie van de vrouw en een zorgvuldige werkwijze. De diagnosticus probeert met zo weinig mogelijk, maar gerichte, palpatie zo veel mogelijk informatie te verzamelen.

De toucherende vingers worden hoog in de laterale fornix gebracht en de palperende vingers van de uitwendige hand ter hoogte van de spina iliaca anterior, ongeveer 3 cm naar mediaan. De vrouw wordt gevraagd langzaam in en uit te ademen en tijdens de uitademing drukt men de vlakke aaneengesloten vingers geleidelijk dieper. De uitwendige hand ligt hierbij plat op de buik; palpatie met alleen de toppen van de vingers moet worden vermeden. De licht gespreide toucherende vingers in de laterale fornix worden zo dicht mogelijk naar de uitwendige vingertoppen toe bewogen. Vervolgens schuift de uitwendige hand al strippend – zonder overmatige druk – naar de symfyse toe, waarbij de toucherende vingers de uitwendige vingers volgen. In de meeste gevallen zal men het ovarium kunnen palperen of tussen de vingers van de beide handen heen voelen glippen. Palpatie van het ovarium is pijnlijk. Men moet daarom voorzichtig palperen en daarbij op het gezicht van de vrouw letten.

Bij palpatie van het ovarium wordt gelet op de ligging, de grootte, de beweeglijkheid ten opzichte van de uterus en de pijnlijkheid.

De tuba is normaal niet te voelen. Indien de tuba palpabel is, moet men denken aan hydrosalpinx, hematosalpinx, pyosalpinx (salpingitis), extra-uteriene graviditeit of neoplasma (gezwel). In dergelijke gevallen is de tuba vaak naar het cavum Douglasi gedescendeerd. Rectovaginaal onderzoek biedt dan extra informatie.

Bij palpatie van de parametria let men op de consistentie en op eventuele weerstanden. Het paracolpium is het best te beoordelen met behulp van rectovaginaal toucher.

Indien men abnormale zwellingen of weerstanden aantreft bij palpatie van uterus, adnex of parametrium bepaalt men:
- de geschatte grootte in cm;
- vorm, oppervlak;
- ligging, relatie tot de uterus;
- beweeglijkheid, ook ten opzichte van uterus en bekkenwand;
- consistentie: hard, cysteus, fluctuerend (indien deegachtig en vervormbaar, denken aan fecesmassa);
- pijnlijkheid (endometriose, abces).

BEOORDELING VAN DE VAGINAWAND

De diagnosticus tast met twee aaneengesloten vingers de vaginawand af, aanvankelijk zo diep mogelijk in de fornices, van hoog lateraal via de vagina-achterwand naar de andere zijde, waarbij de toucherende vingers geleidelijk worden teruggetrokken. De pols wordt hierbij laag gehouden. Gelet wordt op oppervlak, weerstanden, pijnlijkheid en uitstulpingen van de voor- of achterwand van de vagina. Men laat de vrouw zo nodig even persen door haar op de rug van haar hand te laten blazen om eventuele kèles (uitbochting van blaasbodem in vaginavoorwand of rectum in vagina-achterwand) te kunnen opsporen. Deze handeling en ook palpatie van de vagina-achterwand veroorzaakt vaak het gevoel van flatus en defecatiedrang. Daarom voert men dit bij voorkeur aan het einde van het bimanuele onderzoek uit, aangezien de patiënte zich hierna soms niet meer goed kan (durft) ontspannen.

1.3.4   *Rectovaginaal toucher*[5]

Rectovaginaal toucher is geïndiceerd bij abnormale bevindingen of wanneer men een oncologische aandoening vermoedt, ter beoordeling van de inhoud van het cavum Douglasi, de parametria (bij rectaal onderzoek reikt de top van de vinger veel hoger dan bij vaginaal toucher en zijn de parametria beter af te tasten), de ligamenta sacro-uterina en het paracolpium. Verder kunnen processen in het septum rectovaginale (het tussenschot tussen rectum en vagina) worden afgegrensd en kan bij oncologische aandoeningen eventuele doorgroei tussen uterus en rectum worden opgespoord. Men moet zich realiseren dat een rectovaginaal of rectaal toucher voor de patiënte altijd onaangenaam is en vaak als gênant wordt ervaren.

Figuur 1.5   Vaginaal toucher en rectovaginaal toucher bij een gezwollen tuba.
A Vaginaal toucher bij een gezwollen tuba in het cavum Douglasi. B Rectovaginaal toucher bij een gezwollen tuba in het cavum Douglasi.

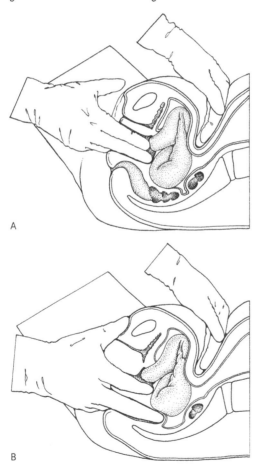

PROCEDURE

Men brengt glijmiddel aan rondom de anus en op de top van de toucherende wijs- en middelvinger. De gestrekte middelvinger wordt tegen het perineum gedrukt, de top tegen de anus. Vervolgens wordt, terwijl de vrouw even perst, het topje van de middelvinger naar binnen gekanteld, en tegelijkertijd de wijsvinger in de vagina gebracht. Voordat de vingers verder in rectum en vagina worden opgevoerd, moet de patiënte even de gelegenheid hebben zich opnieuw te ontspannen.

De parametria, de ligamenta sacro-uterina en het paracolpium kunnen beoordeeld worden op soepelheid en drukpijnlijkheid. Met de uitwendige hand boven de symfyse kan men hierbij de uterus naar de toucherende vingers toe brengen. Als men de cervix met de wijsvinger naar de symfyse beweegt, worden de ligamenta sacro-uterina gestrekt; deze zijn dan met de rectale vinger goed af te tasten. Pijnlijke knobbeltjes zijn een mogelijke aanwijzing voor endometriose.

Het cavum Douglasi kan het beste worden onderzocht terwijl de vrouw perst. Op deze manier kan men ook een enterokèle opsporen; bij persen dringt de buikinhoud zich dan tussen vaginawand en rectum.

Nadat de vingers geleidelijk zijn teruggetrokken worden ze gecontroleerd op slijm, bloed, pus en feces.

1.3.5 *Onderzoek bij kinderen en ouderen*[6]

Bij de bespreking van het gynaecologisch onderzoek is totnogtoe steeds uitgegaan van vrouwen in de fertiele levensfase. Bij onderzoek van kinderen en oudere patiënten zijn speciale aanpassingen nodig.

Bij kinderen zal men, zeker als de aanleiding tot het onderzoek traumatisch is (paalverwonding, incest), voorzichtig en geduldig te werk moeten gaan. Rectaal toucher met de pink en/of echoscopisch onderzoek kunnen ter vervanging van vaginaal onderzoek worden beproefd. Met behulp van een neusspeculum zoals in gebruik bij de kno-arts kan soms de vagina worden beoordeeld of een corpus alienum worden verwijderd. Een enkele maal moet men het onderzoek onder narcose uitvoeren.

Bij de oudere vrouw moet voldoende tijd voor het onderzoek worden gereserveerd. Zowel de anamnese als het uit- en aankleden vergen meer tijd. Als er sprake is van een bewegingsbeperking zal de gynaecologische stoel of de onderzoekshouding moeten worden aangepast. Bij bedlegerige patiënten is speculumonderzoek goed mogelijk in zijligging, met het onderste been gestrekt en de bovenste knie opgetrokken. Het speculum wordt dan vanaf de rugzijde van de vrouw ingebracht.

De typische ouderdomsveranderingen van de vagina bestaan uit verlies van elasticiteit, verdwijnen van de fornices, korter worden van de portio vaginalis cervicis en schrompeling van de wanden. De wanden worden glad en zeer dun. Vulva en introïtus vertonen dezelfde veranderingen. In de labia majora pudendi atrofiëren de bulbi vestibuli en het vetweefsel. De uitwendige genitaliën krijgen daardoor een rimpelig aanzien. De gegeneraliseerde atrofie maakt de genitaliën kwetsbaar en ontstane laesies herstellen traag. Van belang is in dit verband de keuze van het speculum; van de meeste typen bestaat een 'colpitisvariant'. Ook

---

6 Met toestemming overgenomen uit: Essed GGM, Anamnese en onderzoek. In: Heineman MJ, Evers JLH, Massuger LFAG e.a., redactie. Obstetrie en gynaecologie: De voortplanting van de mens. 6e dr. Maarssen: Elsevier gezondheidszorg, 2004. p. 685-99.

het bimanuele onderzoek vereist extra zorg. Laedering en zelfs perforatie van de fornix is niet denkbeeldig.

1.3.6   Echografie[7]

WERKWIJZE EN INDICATIES

Als er, op grond van anamnese en gynaecologisch onderzoek, nadere informatie nodig is over ligging, grootte, vorm en structuur van de uterus, tubae en ovaria, dan is vaginale echoscopie het onderzoek dat het eerst in aanmerking komt. Echoscopie maakt gebruik van geluidsgolven die buiten het bereik van het menselijk gehoor vallen. Deze diagnostische methode wordt sinds 1970 gebruikt en er zijn geen negatieve effecten aangetoond. Bij langdurig en intensief gebruik is er wel een risico dat de geluidsgolven op den duur het weefsel opwarmen en daardoor beschadigen. De door het echoapparaat uitgezonden geluidsgolven worden door de verschillende structuren verschillend teruggekaatst en op een monitor in beeld gebracht. Afhankelijk van de dichtheid van het weefsel is het beeld zwart, grijs of wit. Dicht weefsel, zoals botten, reflecteert veel golven en levert een wit beeld op; dit weefsel wordt echodens genoemd. Minder dicht weefsel levert een grijzer beeld op en holtes, zoals cysten, zorgen voor een zwart beeld. Zij worden echolucent genoemd.

Het echo-onderzoek in de gynaecologie gebeurt abdominaal of transvaginaal. Bij een abdominale of uitwendige echo hoeft alleen de onderbuik ontbloot te worden. Een volle blaas maakt op een abdominale echo de verschillende structuren vaak beter zichtbaar, want vocht geleidt geluidsgolven beter dan lucht. Een volle blaas is bij een transvaginale echo juist niet gewenst omdat die andere weefsels wegdrukt zodat er een vertekend beeld ontstaat. Bij de transvaginale echo wordt de staafvormige echokop (transducer), voorzien van een speciaal condoom en speciale gel, via de schede ingebracht. Voor een goede positiebepaling is een gynaecologische stoel noodzakelijk. De transvaginale echo heeft als voordelen dat de structuren nauwkeurig worden weergegeven en dat men organen naar de transducer toe kan verplaatsen door zacht met de hand op de buik te drukken. Zo krijgt men tevens informatie over de beweeglijkheid en pijnlijkheid van de organen. Een transvaginale echo kan voor vrouwen een ingrijpend onderzoek zijn, zeker als er negatieve seksuele ervaringen meespelen. Tact, goede uitleg en zorgvuldig werken zijn noodzakelijk.

Over het algemeen geeft men bij gynaecologisch onderzoek en vruchtbaarheidsonderzoek de voorkeur aan een transvaginale echo. Omdat het uiteinde van de transducer met deze techniek dichter bij de baarmoeder en eierstokken komt dan bij een abdominale echo, krijgt men een scherper beeld met meer details. Een abdominale echo biedt betere mogelijkheden om grote afwijkingen in de buik te kunnen zien, zoals heel grote eierstokken of een baarmoeder met grote vleesbomen.

Bij een gynaecologisch echo-onderzoek worden de baarmoeder en de eierstokken in beeld beracht. De eileiders zijn door hun geringe diameter meestal niet te zien op een echo. Indicaties voor een gynaecologisch echo-onderzoek zijn:

---

7   Met toestemming overgenomen uit: Vugt JMG van, Stoutenbeek Ph, Emanuel MH, Wladimiroff JW, redactie. Echoscopie in de verloskunde en gynaecologie. Maarssen: Elsevier gezondheidszorg, 2003. Bewerking: C.A.M. Moons.

- afwijkend bloedverlies: zeer hevige of pijnlijke menstruaties, bloedverlies tussen de menstruaties door of na de overgang;
- een afwijkende bevinding bij het inwendig gynaecologisch onderzoek, bijvoorbeeld het vermoeden van vleesbomen of een vergrote eierstok;
- een situatie waarin het inwendig onderzoek moeilijk is, bijvoorbeeld bij overgewicht of spanning;
- het vermoeden dat een buitenbaarmoederlijke zwangerschap bestaat;
- controle van de locatie van een spiraaltje;
- vruchtbaarheidsonderzoek.

ENDOMETRIUM EN CAVUM UTERI

Bij de beoordeling van de uterus kijkt men onder andere naar het baarmoederslijmvlies, het endometrium. Onder normale omstandigheden is het endometrium op het echobeeld te herkennen als een dubbele laag met centraal daarin een streepvormige, lege baarmoederholte (cavum uteri). De beoordeling van het endometrium is afhankelijk van de dikte en de begrenzing. Deze zijn afhankelijk van de leeftijd en de menstruele cyclus van de vrouw.

Als de contouren van het cavum en het endometrium onduidelijk zijn, kan men de patiënte adviseren de echoscopie na de volgende menstruatie te herhalen. Men kan ook de specificiteit en sensitiviteit van het onderzoek verhogen door een kleine hoeveelheid fysiologisch zout in het cavum te spuiten. Deze zogehe-

Figuur 1.6   Endometrium.
A Endometriumdikte. B Atrofisch endometrium bij gebruik van orale anticonceptiva.

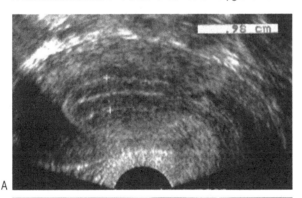

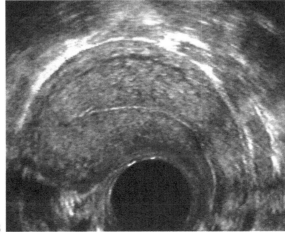

Figuur 1.7   Endometriumpoliep met cavumvulling met fysiologisch zout.

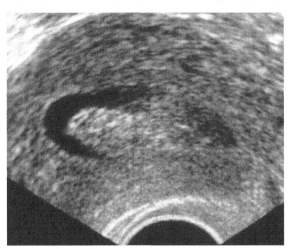

ten watercontrastechografie of saliene-infusiesonografie (SIS) is weinig pijnlijk en weinig invasief, en kan in een aantal gevallen een diagnostische hysteroscopie overbodig maken. Aan welk van beide men de voorkeur geeft, SIS of diagnostische hysteroscopie, hangt af van de beschikbaarheid van de techniek, de organisatie van de polikliniek en de voorkeur van de arts. In de literatuur zijn geen redenen te vinden om een voorkeur uit te spreken voor één van beide.

Bij vrouwen met menstruatieklachten is de prevalentie van afwijkingen in het cavum circa 30% (endometriumpoliepen 15% en submuceuze myomen 15%). De prevalentie van endometriumpathologie is laag in de vruchtbare levensfase maar neemt toe met het naderen van het climacterium. In geval van postmenopauzaal bloedverlies is de diagnostiek erop gericht een endometriummaligniteit uit te sluiten. Onderzoek heeft uitgewezen dat men een endometriummaligniteit mag uitsluiten als de dubbele laag endometrium niet dikker is dan 4 mm, de zogeheten grens- of afkapwaarde. Als het endometrium dikker is dan 4 mm of de endometriumdikte niet duidelijk meetbaar is, is histologische diagnostiek vereist.

Een valkuil bij de echoscopische diagnostiek van postmenopauzaal bloedverlies kan verwarring met de cervix zijn. Bij het vorderen van de leeftijd wordt het corpus uteri atrofisch en is de cervix meer uitgesproken in beeld. Het endocervicale kanaal beeldt zich streepvormig af en kan worden aangezien voor endometrium.

MYOMETRIUM

De gynaecologische afwijking die het vaakst wordt waargenomen, is de vleesboom oftewel het myoom. De uterus myomatosus wordt verantwoordelijk gesteld voor een scala aan gynaecologische klachten. Klinisch relevante aspecten die met echo-onderzoek geïnventariseerd kunnen worden, zijn aantal, grootte, vorm, locatie, vascularisatie, echogeniciteit en groeisnelheid van de myomen. Als de uterus te groot is, is transvaginaal echo-onderzoek alleen niet voldoende en moet tevens een abdominale echo gemaakt worden om voldoende overzicht te krijgen.

De classificatie van myomen in subsereuze (gelegen aan de buitenkant van de uterus, uitpuilend onder het peritoneum), intramurale (gelegen in de wand van de uterus) en submuceuze (liggend onder het endometrium en uitpuilend in het

Figuur 1.8 Myomen.
A Subsereus myoom (echoscopisch niet te onderscheiden van een ovariumtumor). B Intramuraal myoom. C Submuceus myoom met cavumvulling met fysiologisch zout.

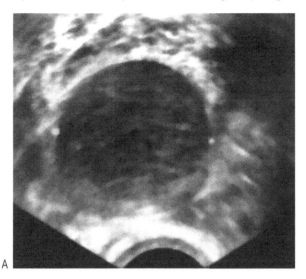

A

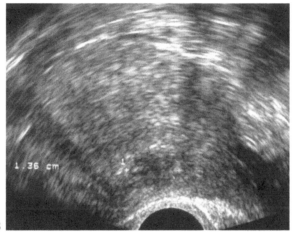

B

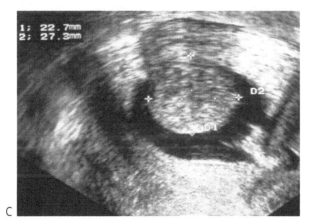

C

cavum) is ook echoscopisch toepasbaar. De echoscopische kenmerken van myomen wisselen sterk, afhankelijk van verschillen in weefselsamenstelling.

CORPUS UTERI

Afwijkingen aan de uterus zijn over het algemeen goed te detecteren door middel van transvaginale echoscopie indien men het onderzoek verricht in de luteale fase (na de eisprong) met een echodens (wit beeld gevend) endometrium. Een uterus (sub)septus is in de frontale doorsnede te herkennen aan de twee echogene (lichtgrijze) compartimenten die meestal supracervicaal met elkaar verbonden zijn. De scheiding tussen beide compartimenten kan variëren van een lichte indeuking in de fundus tot een duidelijk septum uteri. Een uterus bicornis laat het beeld zien van twee aparte corpora met elk een eigen cavum uteri. In geval van een uterus duplex is er zelfs sprake van een dubbele cervix, met meestal ook een septum in de vagina.

Het echoscopisch onderzoek kan ook gebruikt worden om de positie te controleren van het spiraaltje, dat ook bekend is onder de naam *intra-uterine device* (iud).

Figuur 1.9   Afwijkingen in het corpus uteri.
A Uterus septus (dubbel cavum met enkel corpus uteri). B Uterus bicornis (dubbel cavum met dubbel corpus uteri).

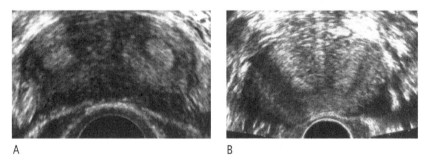

A   B

Figuur 1.10   Lokalisaties van iud's.
A Normale lokalisatie. B Vruchtzak met cervicale lokalisatie.

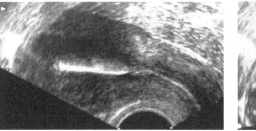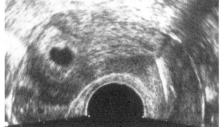

A   B

TUBAE

De tubae zijn op een echo alleen zichtbaar in pathologische omstandigheden, wanneer zich vocht ophoopt in of rond de tubae zoals bij *pelvic inflammatory disease* (PID) of ascitis. Met echoscopisch onderzoek kan men het effect van de behandeling beoordelen: de hoeveelheid vocht hoort te verminderen.

Daarnaast kan de echo ook van dienst zijn in de verloskunde, bij de vaststelling van een buitenbaarmoederlijke zwangerschap of extra-uteriene graviditeit.

OVARIUM

De technische vooruitgang heeft de diagnostiek van ovariumpathologie sterk verbeterd. Ovariumcysten komen voor op alle leeftijden, vanaf de foetale tot en met de postmenopauzale. Veel cysten verdwijnen spontaan of blijven langdurig onveranderd. Vaak stellen ze de behandelaar voor een dilemma: het is niet eenvoudig te beslissen welke cysten verwijderd moeten worden en wanneer een afwachtend beleid gerechtvaardigd is.

Echo-onderzoek speelt een belangrijke rol in vroegtijdige diagnostiek van ovariumcarcinomen. Bij de beoordeling van ovariumcysten (en van de kans op maligniteit) gebruikt men een classificatiesysteem waarin diverse aspecten van de cysten een rol spelen:

- grootte;
- lokalisatie;
- septa;
- papillaire structuren (uitstulpingen);
- wand van de cyste;
- echodensiteit;
- inhoud van de cyste.

Vroegtijdige diagnostiek van ovariumcarcinomen is van groot belang omdat er weinig vroegtijdige symptomen zijn en 75% van de ovariumcarcinomen laat gediagnosticeerd wordt, in stadium II of later. Het ovariumcarcinoom is dan ook de gynaecologische tumor met het hoogste sterftecijfer. Echoscopie blijkt de

Figuur 1.11   Goedaardig teratoom (dermoïdcyste).

Met aanwezigheid van een grote 'witte bal' en schaduwvorming. Deze witte bal bevat geen bloedvaten en de wand van een teratoom is weinig gevasculeerd. De inhoud van de cyste bevat enkele strepen die overeenkomen met haarweefsel. De afbeelding is gemaakt met kleurendoppler.

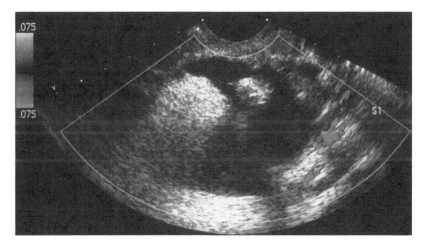

gevoeligste manier te zijn om de aanwezigheid van een ovariumcarcinoom op te sporen; de subjectieve beoordeling van de echoscopische beelden door een ervaren onderzoeker is een betrouwbare manier gebleken om goedaardige van kwaadaardige ovariumtumoren te onderscheiden. Naast het echo-onderzoek is ook een grondige anamnese van de huidige klachten, de familieantecedenten en de gynaecologische voorgeschiedenis van belang, en het histologisch onderzoek mag nooit achterwege blijven.

Endometriose, een aandoening die zowel het endometrium als de ovaria en andere organen en structuren in de buikholte kan aantasten, kan alleen met laparoscopie duidelijk in beeld gebracht worden. Echoscopie kan wel op een betrouwbare manier de aanwezigheid van een endometrioom bevestigen of uitsluiten. Om een diepe nodus (opeenhoping) rectovaginaal (tussen rectum en vagina) of vesico-uterien (tussen blaas en uterus) te onderzoeken, moet men over veel echoscopische ervaring beschikken en kan men niet buiten een rectovaginaal toucher.

1.3.7 *Diagnostische laparoscopie*

In 1901 werd de eerste kijkoperatie of laparoscopie gedaan, maar pas sinds 1980 heeft deze manier van opereren een enorme vlucht genomen. Aanvankelijk werd de laparoscopie met name voor diagnostiek gebruikt in het vruchtbaarheidsonderzoek, de gynaecologische oncologie en de algemene gynaecologie, maar al snel ging men de laparoscoop ook gebruiken om chirurgische ingrepen uit te voeren, en vandaag de dag is de laparoscoop niet meer weg te denken uit de gynaecologie. De laparoscopie wordt uitgebreid behandeld in paragraaf 2.7.

1.4 Vruchtbaarheidsonderzoek

Het vruchtbaarheidsonderzoek wordt uitgebreid behandeld in de paragrafen 1.4 tot en met 1.7 en hoofdstuk 2 van het deel *Voortplantingsgeneeskunde*. In deze paragraaf vindt de lezer een beknopt overzicht.

1.4.1 *Postcoïtumtest (PCT)*

De waarde van de postcoïtumtest in het fertiliteitsonderzoek is omstreden. De arts neemt hierbij enig slijm uit de cervix, beoordeelt de hoeveelheid, helderheid en rekbaarheid daarvan en zoekt naar zich actief voortbewegende zaadcellen. Als deze test wordt uitgevoerd, dient dat te gebeuren voor de ovulatie en binnen zes tot achttien uur na de coïtus. Bij vrouwen met een onregelmatige cyclus kan het nogal eens lang duren voordat de test een positieve uitslag heeft. Veel vrouwen ervaren de PCT als belastend, en men moet dus voorkomen dat deze test bij herhaling moet worden verricht. Transvaginale echoscopie kan hierbij van nut zijn: men spreekt dan af de PCT te verrichten wanneer de diameter van de dominante follikel groter is dan 17 mm.

1.4.2 Hysteroscopie[8]

Een hysteroscopie is een onderzoek waarbij de gynaecoloog met een hysteroscoop in het cavum uteri kijkt en kleine ingrepen doet indien dat noodzakelijk en mogelijk is. Hierbij valt te denken aan het verwijderen van een endometriumpoliep, van sommige typen myomen of van intra-uteriene adhesies. Als de gynaecoloog geen gebruik maakt van deze therapeutische mogelijkheden maar 'alleen' kijkt, spreekt men van een diagnostische hysteroscopie.

De indicaties voor een diagnostische hysteroscopie zijn:

- menstruatiestoornissen;
- dysmenorroe;
- postmenopauzaal bloedverlies;
- het uitblijven van de menstruatie na een curettage (adhesies in de baarmoederholte kunnen er dan voor zorgen dat de menstruatie uitblijft, ook als men probeert deze met behulp van hormonen op te wekken);
- onvervulde zwangerschapswens, mogelijke infertiliteit;
- herhaalde partus immaturus of habituele abortussen;
- afwijkende bevindingen bij echo-onderzoek, watercontrastechografie (SIS) of ander onderzoek van het cavum uteri.

Indien de oorzaak van de klacht gevonden wordt en direct hysteroscopisch kan worden behandeld, zal dit in de meeste gevallen ook gebeuren. Indicaties voor therapeutische hysteroscopie zijn:

- het verwijderen van een poliep of een klein gesteeld myoom;
- opheffen van adhesies in het cavum uteri;
- verwijderen van een iud waarvan de touwtjes niet in situ in de vagina zijn;
- het verwijderen van een septum in de baarmoeder, een septum kan een zwangerschap bemoeilijken;
- het opheffen van ernstige verklevingen in de uterus (syndroom van Asherman);
- het verwijderen van grote poliepen;
- behandeling van het endometrium, bij ernstige menstruatiestoornissen (veel bloedverlies) wordt het endometrium verwijderd of vernietigd.

WERKWIJZE

De hysteroscoop is een dunne holle buis waardoorheen een lichtbundel gaat. Om het cavum uteri goed te kunnen inspecteren, brengt de gynaecoloog tijdens de hysteroscopie vloeistof naar binnen, waardoor het zicht helder blijft. Tegenwoordig sluit men de hysteroscoop aan op een camera. Het beeld is dan op een monitor te zien en in de meeste ziekenhuizen kan de patiënte zelf meekijken met het onderzoek.

Het verschil tussen een diagnostische en een therapeutische hysteroscopie is dat bij een therapeutische hysteroscopie door de holle buis instrumenten in de baarmoederholte kunnen worden gebracht, zoals tangetjes, schaartjes of kleine lisjes die elektrisch verhit kunnen worden. De doorsnede van een diagnostische hysteroscoop is 3 tot 5 mm, die van een therapeutische hysteroscoop 6 tot 10 mm.

De hysteroscopie kan plaatsvinden op een poliklinische behandelkamer of op de operatiekamer (in dit laatste geval wordt de patiënte opgenomen voor een dagbe-

8   Met dank aan dr. V. Mijatovic, gynaecoloog met aandachtsgebied fertiliteit, VU medisch centrum, Amsterdam.

handeling). Het onderzoek gebeurt soms zonder verdoving en soms onder lokale of spinale verdoving. Ook kan algehele narcose worden gegeven. Bij een diagnostische hysteroscopie word de patiënte geadviseerd thuis een pijnstiller in te nemen, bijvoorbeeld naproxen 2 × 500 mg. Bij een hysteroscopie onder plaatselijke verdoving hoeft de patiënte meestal niet nuchter te zijn. Bij een dagopname, onderzoek onder narcose of een ruggenprik is dat soms noodzakelijk. De patiënte kan na het onderzoek lichte menstruatieachtige pijn hebben. Paracetamol is dan afdoende.

Als het onderzoek onder plaatselijke verdoving of zonder verdoving gebeurt, neemt de patiënte plaats op een onderzoekstoel met haar benen in de beensteunen. Vooraf wordt, zoals gebruikelijk bij iedere intra-uteriene ingreep, een kweek afgenomen op onder andere *Chlamydia*. De gynaecoloog doet meestal eerst een inwendig onderzoek om de grootte en de stand van de uterus te beoordelen. Daarna wordt een speculum in de schede gebracht. De cervix wordt zichtbaar en kan met een kogeltang vastgepakt worden. (Het is ook mogelijk dat de gynaecoloog geen gebruik maakt van een speculum en een kogeltang, maar de hysteroscoop direct inbrengt in de schede en in de baarmoederhals.) Vaak wordt met een dun naaldje op een paar plaatsen in de baarmoederhals (cervix uteri) plaatselijke verdoving gegeven. De patiënte voelt dit nauwelijks. Zo nodig rekt de gynaecoloog de cervix iets op. Dit kan lichte menstruatieachtige pijn geven. De arts brengt vervolgens de hysteroscoop in de baarmoederholte (cavum uteri). Door de hysteroscoop komt de vloeistof om de baarmoederholte te kunnen bekijken, wat ook menstruatieachtige pijn kan veroorzaken. Het hele onderzoek duurt ongeveer een kwartier; bij kleine ingrepen kan het wat langer duren.

De hysteroscopie vindt bij voorkeur plaats als de patiënte niet menstrueert. Als abnormaal bloedverlies de reden is voor het onderzoek, is bloedverlies tijdens de hysteroscopie vaak niet te vermijden; dit is meestal niet bezwaarlijk. Als de patiënte geen orale anticonceptie gebruikt, kan het onderzoek het beste gebeuren in de eerste helft van de cyclus, vóór de eisprong. Dit is zeker belangrijk

Figuur 1.12   Hysteroscopie.

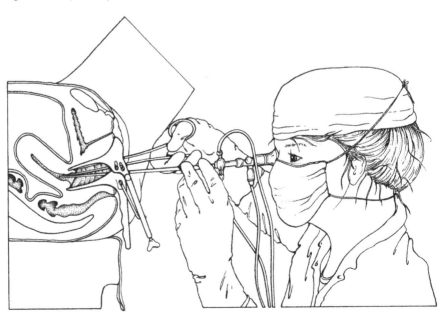

indien de patiënte zwanger wil worden en de arts dus wil uitsluiten dat er mogelijk een bevruchting heeft plaatsgevonden. Indien er onzekerheid is over een mogelijke zwangerschap kan van tevoren een urine- of bloedtest worden gedaan.

UITSLAG

De uitslag van het onderzoek kan meestal direct na de ingreep gegeven worden. In sommige gevallen acht de gynaecoloog het noodzakelijk dat een stukje weefsel onderzocht wordt door een patholoog-anatoom. Vier tot zes weken na een hysteroscopie komt de patiënte terug op de polikliniek voor deze uitslag en wordt zo nodig een verdere behandeling afgesproken.

KLACHTEN EN COMPLICATIES NA EEN HYSTEROSCOPIE

Bloeding

De hysteroscoop kan de uterus beschadigen en het gebruikte instrument kan ook wondjes veroorzaken in de cervix. Dit bloedverlies, of de bruine afscheiding, gaat meestal binnen enkele dagen over. Indien het meer is dan een forse menstruatie kan de patiënte contact opnemen met de arts. Heel zelden ontstaat tijdens de behandeling een perforatie in de wand van de baarmoeder. Meestal geneest deze vanzelf en geeft geen klachten. Deze complicatie is uiterst zeldzaam, maar men dient er wel bedacht op te zijn bij klachten die wijzen op een bloeding of infectie.

Infectie

Koorts en hevige buikpijn kunnen wijzen op een infectie. Er is sprake van een opstijgende infectie die de uterus en de adnexen kan bereiken. Behandeling met antibiotica is noodzakelijk. Infecties komen weinig voor, mede omdat er steriel gewerkt wordt. Voor mensen met een onvervulde kinderwens is van belang dat een infectie de kans op een zwangerschap kan verminderen.

Sociaal

Indien het onderzoek onder plaatselijke verdoving is gedaan, kan de patiënte de dag zelf of de volgende dag weer aan het werk. Extra hulp in de huishouding is niet noodzakelijk.

Als er geen bloedverlies meer is, is er geen bezwaar tegen geslachtsgemeenschap. Deze kan wel wat pijnlijk zijn de eerste dagen.

De patiënte krijgt het advies mee contact met het ziekenhuis op te nemen in de volgende gevallen:

- bij hevig bloedverlies;
- bij hevige buikpijn;
- bij koorts;
- bij duizeligheid of onwelbevinden.

VERPLEEGKUNDIGE AANDACHTSGEBIEDEN

Na een hysteroscopie onder narcose komt de gynaecoloog in veel gevallen langs om de patiënte te vertellen wat hij heeft opgemerkt tijdens het onderzoek. In de praktijk is gebleken dat mensen deze informatie slechts gedeeltelijk opnemen. Om die reden is het belangrijk dat ook de verpleegkundige nogmaals de mogelijke klachten en complicaties benoemt, zodat de patiënte zo goed mogelijk geïnformeerd het ziekenhuis verlaat.

1.4.3   Hysterosalpingografie[9]

Hysterosalpingografie (HSG) is het zichtbaar maken van het cavum uteri en de eileiders (salpingen) op een röntgenfoto, nadat contrastvloeistof via de cervix in het cavum uteri is ingebracht. Op een hysterosalpingogram kan men de vorm van het cavum uteri, het slijmvliespatroon in de verwijdingen (ampullae) van de eileiders en de doorgankelijkheid van de eileiders beoordelen. Het onderzoek heeft tot doel een mogelijke oorzaak te vinden voor de onvruchtbaarheid van de patiënte.

WERKWIJZE

HSG is een poliklinisch onderzoek en wordt gedaan op de röntgenafdeling. Het onderzoek vindt plaats na de menstruatie maar voor de ovulatie, om de kans op een zwangerschap zo veel mogelijk uit te sluiten. Bij twijfel of een patiënte zwanger is, kan er voorafgaand aan het HSG een zwangerschapstest worden afgenomen. Om het risico op een infectie zo klein mogelijk te houden moet vóór het onderzoek plaatsvindt de uitslag van een cervixkweek op gonorroe en chlamydia bekend zijn. Als deze uitslagen negatief zijn, kan het HSG-onderzoek worden verricht.

Het is voor de patiënte het prettigst om voor het onderzoek een pijnstiller in te nemen, bijvoorbeeld naproxen of diclofenac. De patiënte gaat op de röntgentafel liggen met haar benen in de beensteunen. Nadat de labia pudendi zijn ontsmet met jodium (let op jodiumallergie!) brengt de gynaecoloog een speculum in en worden de schede en de cervix ontsmet. Vervolgens plaatst de gynaecoloog een plastic cupje op de cervix. Daartoe moet hij de cervix vastpakken met een kogeltang. Het vastpakken van de cervix en het plaatsen van het cupje, dat een vacuüm trekt, kan erg gevoelig zijn voor de patiënte. Dit kan een wat krampende, menstruatieachtige pijn veroorzaken onder in de buik. Deze pijn trekt meestal snel weer weg. Daarna spuit de gynaecoloog via het cupje de contrastvloeistof in het cavum uteri en uiteindelijk in de eileiders. Soms is ook dit pijnlijk. De radioloog maakt daarna direct de röntgenfoto's.

Bij het beoordelen van de röntgenfoto's let de gynaecoloog met name op de doorgankelijkheid van de eileiders. Als de contrastvloeistof niet door de eileiders in de buikholte terechtkomt, is er sprake van een obstructie. Nadat de foto's zijn gemaakt wordt het cupje van de cervix gehaald. Zodra de patiënte weer gaat staan, kan de contrastvloeistof via de schede het lichaam verlaten.

Het onderzoek duurt in totaal tien tot vijftien minuten. Na ongeveer een half uur wordt nog een restfoto van de buik gemaakt, deze keer zonder alle instrumenten, om de verspreiding van het contrastmiddel te controleren. Adhesies of littekenweefsel ten gevolge van doorgemaakte ontstekingen, endometriose of operaties openbaren zich dan veelal door middel van 'pocketvorming'.

Bij een niet of gedeeltelijk doorgankelijke eileider adviseert men een diagnostische laparoscopie als vervolgonderzoek. Met een laparoscopie kan men de problematiek die bij HSG gezien werd beter beoordelen, zodat men kan bepalen of een fertiliteitsbevorderende operatie dan wel ivf de voorkeur heeft.

Het komt voor dat patiënten na een HSG spontaan zwanger worden. Dit heeft te maken met het contrastmiddel dat, door de.hoge druk waarmee het ingespoten

9   Met dank aan dr. V. Mijatovic, gynaecoloog met aandachtsgebied fertiliteit, VU medisch centrum, Amsterdam.

wordt, eventuele verklevingen in de tubae kan opheffen. Vooral vroeger, toen men een dikker contrastmiddel gebruikte dan nu, kon dit wel eens gebeuren.

COMPLICATIES

Behalve een bloeding kan een HSG ook een adnexitis veroorzaken, wanneer een bacterie via de schede en de vloeistof versleept wordt tot bij de adnexen. Daarnaast kan het contrastmiddel een (onverwachte) allergische reactie veroorzaken.

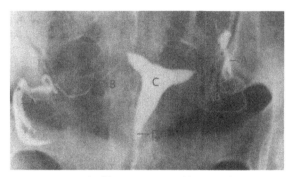

Figuur 1.13   Het beeld van een normaal hysterosalpingogram. Beide tubae zijn doorgankelijk.
A Ampulla tubae. B Isthmus tubae. C Cavum uteri. D Endocervix.

VERPLEEGKUNDIGE AANDACHTSGEBIEDEN

Een HSG wordt doorgaans gedaan op de röntgenafdeling, en er is meestal wel een röntgenlaborant bij aanwezig maar geen verpleegkundige. Toch is het voor de verpleegkundige die gynaecologie als werkveld heeft van belang om ervan op de hoogte te zijn. Voor veel patiëntes is een HSG een onprettige en pijnlijke ingreep, bovenop de emotionele spanning die een vruchtbaarheidsonderzoek toch al met zich meebrengt. Bovendien kan de patiënte zich ongemakkelijk voelen wegens de houding die ze moet aannemen bij het onderzoek.

De patiënte krijgt het advies mee contact met het ziekenhuis op te nemen in de volgende gevallen:

- bij hevig bloedverlies;
- bij hevige buikpijn;
- bij koorts;
- bij duizeligheid of onwelbevinden.

1.4.4 Contrasthysterosonografie

Dit is een vorm van transvaginale echografie (zie paragraaf 1.3) die gebruik maakt van de kleurendopplertechniek om stroming in (en dus de doorgankelijkheid van) de eileiders aan te tonen. Dit onderzoek zou als vervanging van het HSG een plaats kunnen krijgen in het vruchtbaarheidsonderzoek omdat het als voordeel heeft dat de patiënte niet belast wordt met röntgenstraling. Contrasthysterosonografie is voor de patiënte echter niet minder belastend. Het heeft bovendien als nadeel dat het alleen iets zegt over de doorgankelijkheid van de tubae en niets over de kwaliteit van het slijmvlies, die in de praktijk ook nogal eens blijkt tegen te vallen. Daarnaast is het contrastmiddel relatief duur. Deze vorm van echoscopie wordt inmiddels in Nederland dan ook vrijwel niet meer verricht.

1.5 Oncologisch onderzoek

1.5.1 *Cytologisch onderzoek*

Cytologisch onderzoek is het onderzoek van afzonderlijke cellen. Dit onderscheidt het van histologisch onderzoek, waarbij de samenhang van de cellen in weefsels wordt bestudeerd. Het uitstrijkje (sommigen spreken van schraapsel) van de cervix is vernoemd naar George Papanicolaou (1883-1962), een van oorsprong Griekse bioloog uit New York die als eerste aantoonde dat je in losse cellen uit de cervix baarmoederhalskanker kunt herkennen. Het cervixuitstrijkje wordt dan ook wel – afgekort – *Pap.-smear* genoemd en de classificatie van uitkomsten de Pap.-classificatie.

INDICATIE

Het cervixuitstrijkje wordt afgenomen op de volgende indicaties:

- in het kader van bevolkingsonderzoek;
- bij abnormaal vaginaal bloedverlies waarbij andere oorzaken dan een afwijking aan de cervix zijn uitgesloten;
- bij een verhoogde kans op baarmoederhalskanker (blootstelling aan di-ethylstilbestrol (DES); verminderde afweer).

WERKWIJZE

Uitstrijkjes kunnen afgenomen worden van de slijmvliezen van vagina en cervix. Dit wordt gedaan met respectievelijk een spatel of een borsteltje. Bij de cervix is een borsteltje van belang omdat daarmee niet alleen de cellen van de buitenkant, maar ook die van de binnenkant bemonsterd worden. Premaligne afwijkingen (dysplasieën) ontstaan veelal in de zogenoemde transformatiezone, de overgang tussen ectocervix (buitenkant) en endocervix (binnenkant). Indien beide celvormen in het uitstrijkje aanwezig zijn, kunnen we er zeker van zijn dat het gehele gebied bemonsterd is. Zie figuur 1.14.

Meestal worden de cellen uitgestreken en vervolgens gefixeerd op een glaasje, waarna ze in het cytologisch laboratorium gekleurd en onderzocht worden. Dit gehele proces wordt vergemakkelijkt door zogeheten dunnelaagcytologie: de cellen worden niet meer uitgestreken, maar opgevangen in een potje met fixerende vloeistof en vervolgens in het laboratorium via een filter overgebracht op een glaasje. De aldus mooi egaal opgebrachte cellen kunnen dan veel beter van elkaar onderscheiden en beoordeeld worden. Dit systeem is weliswaar wat duurder en nog niet bewezen effectiever dan conventionele uitstrijkjes, maar de verwerking in het laboratorium is veel makkelijker en het biedt de mogelijkheid van aanvullend onderzoek, bijvoorbeeld naar humaan papillomavirus (HPV). Zie figuur 1.15.

BEOORDELING

Bij de beoordeling van uitstrijkjes wordt aandacht geschonken aan:

- kwaliteit van het uitstrijkje;
- ontstekingsverschijnselen;
- plaveiselepitheel (buitenzijde) en mogelijke afwijkingen;
- andere afwijkingen, met name aan endometriumcellen;
- cilindrisch epitheel (binnenzijde) en mogelijke afwijkingen;
- beoordeelbaarheid.

Figuur 1.14   Conventioneel cervixuitstrijkje met behulp van een borsteltje op een objectglas.
De cellen worden na het uitstrijken besproeid met een fixerende vloeistof.

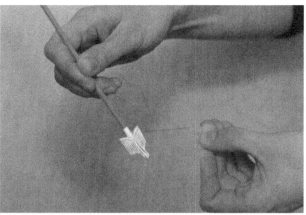

Figuur 1.15   Dunnelaagcytologie van een cervixuitstrijkje.
Het kwastje wordt uitgeschud in een met vloeistof gevuld buisje. Deze vloeistof wordt in het laboratorium opgezogen en de gezuiverde cellen worden via een filter fijn verdeeld over een objectglaasje.

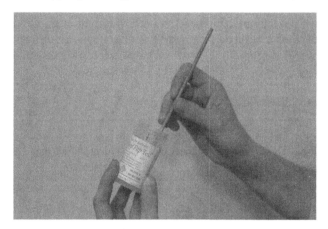

Dit levert een zogenoemde KOPAC-B-score op (zie tabel 1.1), aan de hand waarvan dan een classificatie volgens Papanicolaou kan worden gegeven. Deze laatste – van Pap. I tot Pap. V in opklimmende mate van verdenking op een afwijking – komt men in de praktijk nog vaak tegen, maar hij wordt in Nederland langzamerhand vervangen door de meer systematische KOPAC-B-score.

Alle vrouwen in Nederland tussen de 30 en 60 jaar krijgen éénmaal in de vijf jaar een oproep om in het kader van het Bevolkingsonderzoek Baarmoederhalskanker een uitstrijkje te laten maken. Wordt daarbij een afwijking gevonden, dan wordt of het uitstrijkje éénmaal herhaald, of de vrouw wordt naar de gynaecoloog verwezen voor verder onderzoek (colposcopie, zie paragraaf 1.5.3).
Dat de uitslag van de uitstrijkjes meestal gegeven wordt in termen van Pap. I (normale uitstrijk) tot en met Pap. V (verdacht voor kanker) kan verwarring opleveren met de FIGO-classificatie van kwaadaardige gynaecologische tumoren, die loopt van stadium I (tumor beperkt tot de baarmoederhals) tot en met IV (met

uitzaaiingen op afstand). Het is daarom wenselijk bij het bespreken van de uitslag van een afwijkende uitstrijk expliciet uit te leggen:

- dat er (bij Pap. II t/m -IV) geen aanwijzing is voor kanker, of dat er (bij Pap. V) geen zekerheid is over de aanwezigheid van kanker;
- dat de Pap.-score niets te maken heeft met het (FIGO-) stadium van kanker!

De stagering van baarmoederhalskanker komt uitgebreider aan bod in hoofdstuk 8.

1.5.2 (Micro)curettage

INDICATIE

Als men vermoedt dat zich een afwijking bevindt in het corpus uteri, bijvoorbeeld op basis van postmenopauzaal vaginaal bloedverlies of een veranderd bloedingspatroon, zal men proberen weefsel voor onderzoek te verkrijgen. Dit gebeurt door middel van curettage.

WERKWIJZE

Vroeger, en ook nu nog wel, werd vaak endometrium geschraapt met behulp van een relatief dikke en traumatiserende curette (de novakcurette). Tegenwoordig kan men het endometrium zonder verdoving bemonsteren via microcurettage. De onderzoeker zuigt dan een reepje weefsel op in een dun kathetertje dat via de cervix wordt ingebracht. Het nadeel van deze zogeheten endometriumaspiratie

Tabel 1.1 KOPAC-B-score (B = beoordeelbaarheid).

	K (compositie)	O (ontstekings-verschijnselen)	P (plaveiselepitheel exocervix)	A (andere afwijkingen endometrium)	C (cilinderepitheel endocervix)
0	Onvoldoende	N.v.t.	N.v.t.	N.v.t.	N.v.t.
1	ec	Virus	Geen afwijkingen	Geen afwijkingen	Geen afwijkingen
2	sm	*Trichomonas vaginalis*	Abnormale plaveiselcellen	Epitheelatrofie	Geen endocervicaal epitheel
3	em	bacterieel	Atypische squameuze metaplasie	Atypische reparatiereactie	Enkele atypische endocervicale cellen
4	ec + sm	*Candida albicans*	Geringe dysplasie	em geringe atypie	ec geringe atypie
5	ec + em	*Haemophilus vaginalis*	Matige dysplasie	em matige atypie	ec matige atypie
6	sm + em	Geen ontsteking	Ernstige dysplasie	em ernstige atypie	ec ernstige atypie
7	ec + sm + em	*Actinomyces*	Carcinoma in situ	em adenocarcinoma	ec adenocarcinoma in situ
8	Uitsluitend plaveiselcellen	*Chlamydia*	Micro-invasief carcinoom	Metastase maligne tumor	N.v.t.
9	N.v.t.	Aspecifiek	Invasief carcinoom	N.v.t.	ec Adenocarcinoom

ec = Endocervix. sm = Squameuze metaplasie. em = Endometrium.
Elk uitstrijkje wordt beoordeeld op al deze kwaliteiten, die elk een score van 0 tot 6 krijgen.

is dat zij vaak onvoldoende materiaal oplevert om een diagnose te stellen. Maar in de gevallen dat microcurettage wél voldoende materiaal oplevert voor adequaat histologisch onderzoek, heeft men daarmee een meer invasieve ingreep voorkomen.

Een iets pijnlijker bemonstering kan gebeuren met een schraaplepel of curette. Hiervoor is in het algemeen plaatselijke of algehele verdoving noodzakelijk. Zo'n curettage zal men het liefst selectief uitvoeren op de meest verdachte plaats, en dus in combinatie met een hysteroscopie (zie paragraaf 1.4.2). In het algemeen zijn de aldus verkregen monsters representatief, al is het soms moeilijk om afwijkingen in het corpus uteri te onderscheiden van afwijkingen in de binnenzijde van de baarmoederhals. Beide zijn immers opgebouwd uit klierbuisepitheel. Ook in dit opzicht kan hysteroscopie behulpzaam zijn.

1.5.3   Colposcopie

Colposcopie is het onderzoek waarbij de schede (*vagina* in het Latijn, *kolpos* in het Grieks) en de cervix onderzocht worden met behulp van een vergrotend lenssysteem en kleurstoffen waarmee plaatsen met afwijkend epitheel zichtbaar gemaakt kunnen worden.

INDICATIE
Een colposcopie wordt gedaan op de volgende indicaties:
- afwijkend uitstrijkje;
- klachten van abnormaal vaginaal bloedverlies;
- DES-expositie in utero.

Figuur 1.16   Colposcoop met daaraan gekoppelde digitale camera voor demonstratie en opslag van de beelden.

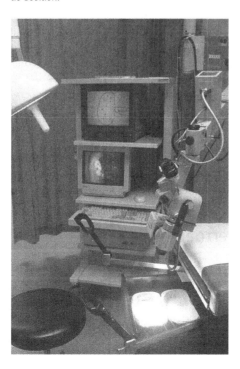

WERKWIJZE

Een colposcopie begint met een normaal speculumonderzoek, maar in plaats van inspectie met het blote oog wordt een colposcoop gebruikt, vaak aangesloten op een digitale camera zodat de patiënte en de arts het onderzoek op een monitor kunnen volgen.

Afwijkingen (dysplasieën) die gezien kunnen worden bij colposcopie:

- direct zichtbare afwijkingen;
- abnormale vaattekening, die met name zichtbaar wordt met een groenfilter;
- afwijkingen in het epitheelpatroon, die alleen zichtbaar worden door applicatie van een azijnzuuroplossing: een witte verkleuring met mozaïekpatroon en/of punctaat;
- gebieden die niet aankleuren met een speciale waterige jodiumoplossing.

De onderzoeker beschrijft afwijkende gebieden en legt deze vast, en neemt van de meest verdachte gebieden biopten voor histologisch onderzoek.

BEOORDELING

Het is moeilijk om met behulp van de colposcoop de exacte mate van dysplasie te voorspellen en het onderzoek dient dan ook niet om de diagnose te stellen maar om:

- de plaats van de meest ernstige laesie vast te stellen;
- carcinoom uit te sluiten.

Een carcinoom wordt doorgaans gekenmerkt door erosie en sterk abnormale vaten. Bij een grotere tumor kan poliepachtige of juist necrotiserende groei opvallen, die dan ook meestal met het blote oog duidelijk te zien is.

Een dysplasie ontstaat meestal in de transformatiezone, de overgang van buitennaar binnenkant van de cervix. Het epitheel aan de buitenkant bestaat uit plat plaatepitheel (plaveiselcellen), het epitheel aan de binnenkant uit cilindrisch klierbuisepitheel (adenocellen). De afwijking kan echter ook meer naar buiten of meer naar binnen ontstaan. De onderzoeker kan met name in dat laatste geval zo'n afwijking gemakkelijk missen, als hij zich er niet van vergewist dat hij de gehele transformatiezone heeft kunnen onderzoeken. Ook op een uitstrijkje kunnen deze naar binnen gelegen laesies ontbreken, en dat is dan ook de reden waarom kanker van de binnenkant van de cervix, endocervicale carcinomen, vaak laat ontdekt wordt.

NAZORG BIJ BIOPSIE

Na het afnemen van een biopt kan nog enige tijd vaginaal bloedverlies optreden. Dit mag niet méér zijn dan bij een normale menstruatie. Zolang er bloedverlies is, moeten coïtus en tampongebruik worden afgeraden.

1.6 Urologisch onderzoek

1.6.1 Urodynamisch onderzoek

Het urodynamisch onderzoek is een onderzoek naar de functie van de blaas en de urethra, waarmee men onder andere tracht te differentiëren tussen de soorten ongewild urineverlies. Het onderzoek omvat een aantal verschillende tests, die niet altijd allemaal hoeven te worden uitgevoerd:

- vullingscystometrie;
- flowmetrie;
- cystoscopie.

WERKWIJZE

Vullingscystometrie
Twee dunne katheters worden opgevoerd in de blaas. Eén katheter dient om de blaas te vullen, met de andere wordt de druk in de blaas en in de urethra gemeten. Een derde katheter in het rectum meet de druk in de buikholte. Trekt men deze druk af van de blaasdruk dan krijgt men de zuivere blaasdruk, de druk die door de blaasspier (musculus detrusor) zelf wordt opgebouwd. Zo kan men de capaciteit bepalen en kijken of de blaas zich spanningsloos ontplooit (compliantie) en of er geen instabiele detrusorcontracties zijn. De instabiele detrusorcontracties kunnen leiden tot aandrang en tot ongewild urineverlies (urge-incontinentie). Tijdens het vullen van de blaas wordt de patiënt een aantal keren gevraagd om te hoesten. Hierbij kan eveneens ongewild urineverlies optreden door verhoogde intra-abdominale druk en zonder detrusorcontractie (stressincontinentie).

Flowmetrie
De snelheid waarmee de mictie kan plaatsvinden wordt bepaald door middel van een flowmeter waarin de urine tijdens de mictie wordt opgevangen. Na de mictie wordt een residubepaling uitgevoerd om na te gaan of er urine in de blaas achterblijft. De residubepaling na mictie is echoscopisch te bepalen met de blaasscan, of met een katheter.
Verder kunnen nog een urethradrukprofiel, een lekdrukmeting en een elektromyografie worden verricht.

Cystoscopie
Op indicatie kan men aansluitend aan het urodynamisch onderzoek een cystoscopie doen. Daarbij wordt door de urethra een – tegenwoordig meestal flexibele – endoscoop in de blaas gebracht waarmee men de binnenzijde van blaas en urethra kan bekijken. Via de cystoscoop kunnen biopten worden genomen en operatieve ingrepen worden uitgevoerd.

BEOORDELING
In 1996 heeft de International Continence Society (ICS) een beoordelingssysteem voor uterovaginale prolaps ontwikkeld dat inmiddels internationaal aanvaard is. Dit *pelvic organ prolapse quantitation system* (POP-Q-systeem) is uitsluitend gebaseerd op lichamelijk onderzoek, uitgevoerd terwijl patiënte perst (valsalvamanoeuvre). De onderzoeker beoordeelt de positie van drie compartimenten ten opzichte van de resten van het hymen (hymenale ring). Deze vormen een vast referentiepunt dat niet beweegt tijdens het persen. De afstand tot het hymen van het voorste (urethrocystokèle), middelste (cervix of vaginatop) en achterste (rectokèle) compartiment wordt uitgedrukt in centimenters. Het POP-Q-systeem onderscheidt vijf stadia. Het stadium kan per compartiment verschillend zijn.

Tabel 1.2   Stadia van uterovaginale prolaps volgens het POP-Q-systeem.

Stadium	Beschrijving
0	Geen verzakking
1	Het meest verzakkende punt bevindt zich > 1 cm vóór de hymenale ring
2	Het meest verzakkende punt bevindt zich ≤ 1 cm vóór en ≤ 1 cm voorbij de hymenale ring
3	Het meest verzakkende punt bevindt zich > 1 cm voorbij de hymenale ring, maar er is geen complete vagina-eversie
4	De vagina is volledig geëverteerd

Bron: Bump et al. 1996.

1.6.2   Blaasscan

De blaasscan (*bladder scan*, blaasvolumemeettoestel) is een echografische methode voor niet-invasieve meting van het volume van de urineblaas.

INDICATIE
In de volgende gevallen kan men een blaasscan gebruiken.
- Wanneer een patiënte een operatie aan de blaas of blaasstreek heeft ondergaan en na het verwijderen van de katheter weer zelf gaat urineren. Dan kan de verpleegkundige na het urineren controleren of de blaas voldoende geledigd is. Je bepaalt dus het urineresidu in de blaas. Een groot residu is niet wenselijk omdat de blaas dan overrekt wordt. Het gevolg kan een blaasontsteking zijn of een beschadiging van het operatiegebied.
- Wanneer een patiënte een katheter heeft die onvoldoende afloopt. Je kunt dan met de blaasscan controleren of de patiënte niet veel urine in de blaas heeft. Je controleert dus of de katheter goed functioneert.
- Wanneer een patiënte na de operatie en het verwijderen van de katheter à demeure onverklaarbare buikpijn heeft, ook als het urineren goed lijkt te gaan, kan een volle blaas een oorzaak van de buikpijn zijn. De blaasscan biedt dan uitkomst.
- Wanneer een patiënte niet kan urineren, kun je kijken hoeveel urine er in de blaas zit. Zit er wel voldoende urine in de blaas zodat de patiënte aandrang behoort te krijgen? Of zit er nog heel weinig urine in de blaas, wat verklaart dat de patiënte nog geen aandrang heeft?

Men mag de blaasscan niet gebruiken in de volgende gevallen.
- Ascites: het is dan onduidelijk of de urine of het vocht in de buikholte gemeten wordt.
- Vrouwen die vanaf zestien weken zwanger zijn: het is dan onduidelijk of de urine of het vruchtwater gemeten wordt.
- (Open) wonden: gel is een goede voedingsbodem voor bacteriën en vergroot de kans op wondinfectie (de blaasscan meet niet door pleisters of verband heen). Mocht de patiënte een gesloten wond hebben in de buurt van de blaasstreek en je wilt de blaas scannen, zet dan de scankop naast de wond en richt hem naar de blaas. Houd er rekening mee dat de meting minder betrouwbaar is als je de scankop niet op de blaas zet. Bij twijfel eenmalig katheteriseren.

WERKWIJZE

De vlakke scans (het aantal is afhankelijk van het apparaat dat gebruikt wordt) worden door een mechanische sectorscanningtransducer omgezet in dwarsdoorsneden van de blaas. Het toestel berekent vervolgens automatisch het blaasvolume en geeft dit op het scherm aan in milliliters.

BEOORDELING

Gezien de enorme verscheidenheid van de menselijke anatomie is het moeilijk een nauwkeurigheidsgarantie te geven. Men dient er rekening mee te houden dat de blaasscan een afwijking van ongeveer 20% heeft.

In sommige gevallen is het verkrijgen van een betrouwbare meting lastig.

- Overgewicht: hoe dikker de laag weefsel, hoe moeilijker de meting. Zorg dat de te meten persoon plat ligt en 'trek' de buik strak. Dit is mogelijk door de buik iets naar boven te duwen.
- Zware beharing: gebruik extra gel om te voorkomen dat er lucht tussen het haar achterblijft.
- Littekenweefsel: indien er op de plek waar de scankop geplaatst wordt een litteken bevindt, kan de scankop beter iets daarnaast gezet worden en vanuit die positie naar de blaas richten. De blaasscan meet slecht door littekenweefsel heen.
- Bij een vrouw waarbij de uterus is verwijderd dien je bij het scannen de scan in te stellen op een mannelijke patiënt.

VOORDELEN

Het voordeel van de blaasscan is dat de patiënte niet gekatheteriseerd hoeft te worden, en dat er dus minder kans is op een urineweginfectie. De blaasscan is voor de patiënte ook een minder 'intieme' ingreep dan katheteriseren.

COMPLICATIES

Bij het meten van het blaasvolume doen zich met de blaasscan geen complicaties voor. Wel kunnen er complicaties optreden als men zich niet aan de richtlijnen houdt en bijvoorbeeld gel gebruikt op een open wond. Een mogelijke complicatie kan ook ontstaan als men de blaasscan niet goed gebruikt en een volle blaas onopgemerkt blijft.

Casus

Mevrouw Klaasen, 40 jaar oud, wordt op de afdeling Gynaecologie opgenomen voor een laparoscopische verwijdering van de uterus. De uterus blijkt tijdens de operatie voor een deel verkleefd te zijn aan de blaas, wat de operatie gecompliceerder maakt.

De eerste dag na de operatie wordt de katheter à demeure verwijderd. Mevrouw Klaasen urineert daarna spontaan 250 ml. In de loop van de dag gaat zij af en toe naar het toilet om te urineren. 's Avonds gaat zij nogmaals, maar direct na het urineren krijgt zij ineens vreselijke pijn in haar onderbuik, zo erg dat zij niet kan teruglopen naar haar bed. Om 22:00 uur gaat mevrouw opnieuw naar het toilet en weer krijgt zij na het urineren vreselijke buikpijn.

Die hele nacht hoeft mevrouw Klaasen niet te urineren. Wel wordt zij toenemend misselijk. Hiertegen krijgt zij anti-emetica, met redelijk resultaat. Om 6:00 uur de volgende dag heeft zij nog steeds niet geürineerd; ze zegt >>

>> ook echt geen aandrang te hebben. De verpleegkundige controleert de blaas met de blaasscan. Deze geeft 50 ml aan. In de loop van de dag hoeft mevrouw nog steeds niet te urineren maar om 12:00 uur gaat zij, ondanks dat ze geen aandrang heeft, het toch proberen. Zij urineert 10 ml. Weer kijkt de verpleegkundige met de blaasscan: 30 ml residu. Het is de verpleegkundige en mevrouw zelf nu ook opgevallen dat mevrouw haar buik wat boller is geworden in vergelijking met de dag daarvoor.

Mevrouw Klaasen urineert gedurende de rest van de dag elke drie uur kleine hoeveelheden, 100 ml per keer. Zij zegt zich langzaam weer wat beter te voelen. De volgende dag wordt mevrouw toch weer zieker en neemt de omvang van de buik toe. De blaas wordt nogmaals gescand. Weer 100 ml residu.

Bij een echo van de buik wordt vrij vocht in de buikholte gezien. Dit lijkt urine te zijn die door een blaasperforatie in de buik is gelopen. Aan het eind van de operatie is met een blauwe vloeistof gecontroleerd of de blaas intact was en dat was zo. De perforatie is waarschijnlijk ontstaan toen mevrouw Klaasen de eerste dag naar het toilet ging en veel pijn kreeg.

De arts doet onder echogeleide een punctie in de buik, met als gevolg dat er direct vier liter vocht afloopt. Mevrouw krijgt een drain en een katheter à demeure. De drain wordt na drie dagen verwijderd, de katheter gaat mee naar huis. Na twee weken komt mevrouw Klaasen terug voor het verwijderen van de katheter; men veronderstelt dat het perforatiegaatje nu genezen is. Gelukkig kan ze weer goed spontaan urineren.

Literatuur

Bump RC, Mattiasson A, Bo K, Brubaker LP, DeLancey JO, Klarskov P, et al. The standardization of terminology of female pelvic organ prolapse and pelvic floor dysfunction. Am J Obstet Gynecol 1996;175:10-7.

Heineman MJ, Evers JLH, Massuger LFAG, Steegers EAP, redactie. Obstetrie en gynaecologie: De voortplanting van de mens. 6e dr. Maarssen: Elsevier gezondheidszorg, 2007.

Jelovsek JE, Maher C, Barber MD. Pelvic organ prolapse. Lancet 2007;369:1027-38.

Lammes FB. Praktische gynaecologie. 7e dr. Houten/Diegem: Bohn Stafleu Van Loghum, 2000.

Ridley M, Neil SM, editors. The vulva. London: Blackwell Science, 1999.

Vierhout ME, Lammes FB. Praktische gynaecologie. 8e dr. Houten/Diegem: Bohn Stafleu Van Loghum, 2005

Vierhout ME. Diagnostiek van de uterovaginale prolaps. Ned Tijdschr Geneeskd 2004;148:2432-6.

Vugt JMG van, Stoutenbeek Ph, Emanuel MH, Wladimiroff JW, redactie. Echoscopie in de verloskunde en gynaecologie. Maarssen: Elsevier gezondheidszorg, 2003.

World Health Organization. Comprehensive cervical cancer control. Geneva: WHO, 2006. http://www.who.int.

Websites
http://nhg.artsennet.nl. NHG Nederlands Huisartsen Genootschap.
http://www.gezondheid.be. De gezondheidssite voor Vlaanderen.
http://www.nvog.nl, NVOG-richtlijnen.

2 Gynaecologische ingrepen

J. ten Cate, M.H.A. van Hooff, D.J.K. Kelderman, M.E. Lokker, C.A.M. Moons,
B. Rikkelman, R.H.M. Verheijen, L.H.M. de Vleeschouwer, R.M.F. van der Weiden
en M.I.J. Withagen

2.1 Inleiding

In dit hoofdstuk worden de gynaecologische operaties beschreven. Daaronder vallen de vaginale, abdominale, laparoscopische en laparotomische ingrepen. Bij de beschrijvingen gaan wij ervan uit dat de basale verpleegkundige pre- en postoperatieve zorg bekend is. De nadruk zal zodoende liggen op die aspecten van de zorgverlening die specifiek zijn voor gynaecologische operaties. Van de O&G-verpleegkundige wordt verwacht dat zij juist aan die aspecten aandacht besteedt en ze verwerkt in de zorgverlening. Op de beschrijving van de algemene gynaecologische pre- en postoperatieve zorg volgt een medisch-technische beschrijving van de diverse gynaecologische operaties. De gevolgen van gynaecologische operaties voor het seksueel functioneren komen aan de orde in paragraaf 11.7.

2.2 Algemene pre- en postoperatieve zorg

2.2.1 Preoperatief

ANAMNESE EN VOORLICHTING

Voordat een patiënte opgenomen wordt voor de operatie zijn er vaak al meerdere onderzoeken gedaan, zoals laboratoriumonderzoek (bloedgroep, Hb, Ht), echografie en vaginaal toucher. Gedurende de gehele klinische opname is de verpleegkundige begeleiding van groot belang; deze begint al tijdens het opnamegesprek.

Belangrijk in de verpleegkundige anamnese van gynaecologische patiënten is de aandacht voor de ziektegeschiedenis en de invloed die de aandoening heeft op het sociale en het seksuele leven. De Wereldgezondheidsorganisatie (WHO) omschrijft seksualiteit als 'de integratie van somatische, emotionele, intellectuele en sociale aspecten van een seksueel persoon op een manier die verrijkend is en die de persoonlijkheid, communicatie en liefde bevordert'. In de anamnese moet aandacht besteed worden aan een eventuele kinderwens. Ook het uitvragen van het mictie- en defecatiepatroon is van belang. Bij de anamnese zijn niet alleen de medisch-technische feiten van belang, maar schenkt men ook aandacht aan de beleving van de patiënte.

Het is de specifieke taak van de O&G-verpleegkundige de voorlichting af te stemmen op de behoefte van de patiënte. Welke kennis heeft de patiënte? Zijn er aspecten waarover zij nog vragen heeft? Let op reacties van de patiënte bij het geven van voorlichting. Voorwaarde voor het geven van voorlichting is dat de zorgvrager in staat is om de voorlichting in zich op te nemen. Nervositeit kan dit belemmeren.

De aard van de verstrekte informatie, adviezen en begeleiding moet overeenstemmen met de deskundigheid van de verpleegkundige. Zo nodig verwijst zij voor specifieke informatie door naar bijvoorbeeld een gynaecoloog, medisch-maatschappelijk werker of seksuoloog. De verpleegkundige moet zich ervan bewust zijn dat wanneer je een patiënte naar haar beleving van seksualiteit vraagt, dit de verwachting schept dat de verpleegkundige hierin ook daadwerkelijk iets te bieden heeft. Belangrijk is het om ook na de operatie het onderwerp seksualiteit ter sprake te brengen en eventuele vragen te beantwoorden.

Gynaecologische klachten en behandelingen worden vaak als aangrijpender ervaren dan andere klachten en behandelingen. Bij gynaecologisch onderzoek moeten de zorgverleners rekening houden met eventuele schaamtegevoelens van de vrouw. De specifieke beleving van onderzoek en operatie verschilt echter van vrouw tot vrouw. Dit vraagt een persoonlijke benadering.

ANTISTOLLING

Bij de 'grotere', vaak laparotomische ingrepen is er een verhoogde kans op trombose als complicatie. Deze kans is met name groter bij operaties in het bekken en bij bedlegerigheid na de operatie. De verpleegkundige dient ook alert te zijn op bijvoorbeeld roken, de leeftijd van de patiënte en overgewicht. Om trombose te voorkomen geeft men vanaf een dag voor de operatie gedurende een aantal dagen antistolling. Ook steunkousen en mobilisatie van de patiënte dragen bij aan de preventie.

KLYSMA

Een klysma is het inbrengen van een vloeistof in de darmen via de anus. Het doel is dat de darmen zo leeg mogelijk zijn tijdens de operatie. Daardoor wordt verontreiniging vermeden en ontstaat er bovendien meer ruimte in het operatiegebied. Klysma's worden door de arts voorgeschreven bij operaties zoals een abdominale uterusextirpatie of een voor- en achterwandplastiek.
Het klysma wordt de avond voor de operatie gegeven; bij patiënten met een recto- en/of enterokèle is extra zorgvuldigheid geboden.

NUCHTER BELEID

Nuchter beleid – niet eten of drinken voor de operatie – heeft tot doel te voorkomen dat de patiënte moet braken tijdens of na de operatie en het braaksel aspireert. Als de patiënte echter te lang nuchter is, wordt haar glucosespiegel te laag en voelt zij zich beroerd. Vast voedsel is binnen zes uur uit de maag verdwenen, vloeistof binnen twee uur. Om die reden is het raadzaam om de patiënte tot twee uur voor de operatie koolhydraatrijke dranken te schenken, zoals limonade. Niet alle ziekenhuizen voeren echter hetzelfde beleid met betrekking tot drinken voor de operatie.

SCHEREN

Over het algemeen scheert men de patiënte niet meer voor de operatie. De reden is het verhoogde infectiegevaar. Blijkt tijdens de operatie dat haren het operatiegebied belemmeren, dan zal het overtollige haar tijdens de operatie weggeschoren worden.

2.2.2   *Postoperatief*

Na een operatie heeft een patiënte op veel verschillende punten verpleegkundige aandacht nodig. In de navolgende paragraaf zullen wij de observatie- en aandachtspunten beschrijven.

CONTROLES (POLS, TENSIE, TEMPERATUUR)

Bij iedere operatie is er een kans op complicaties. De meest voorkomende complicaties zijn infecties of bloedingen. Om complicaties op tijd te kunnen signaleren is het van belang regelmatig de temperatuur, pols en tensie te meten.

Protocollair is vastgelegd hoe vaak de controles uitgevoerd moeten worden. In sommige gevallen moet echter van het protocol afgeweken worden, bijvoorbeeld wanneer een patiënte symptomen van shock vertoont. Met name na een gynaecologische operatie kunnen shockverschijnselen wijzen op een buikbloeding.

De temperatuur kan op verschillende manieren gemeten worden. Bij een verhoogde kans op infecties of een temperatuur van boven de 38 °C is het van belang om de temperatuur rectaal te meten. Dit is de meest belastende manier voor de patiënte, maar wel de meest betrouwbare. Let erop dat bij sommige operaties, zoals bij een achterwand- en een darmresectie, de temperatuur niet rectaal gemeten mag worden.

Infecties kunnen voorkomen in de longen en de blaas, maar na een gynaecologische operatie kan het ook gaan om een vaginatopabces en naadlekkage.

KATHETER À DEMEURE

Meestal krijgt een patiënte na een gynaecologische operatie een katheter à demeure die, afhankelijk van de operatie, 24 tot 48 uur in situ blijft.

Als bij een ingreep een tampon is ingebracht, wat bijvoorbeeld bij een vaginale uterusextirpatie en een voorwandplastiek het geval kan zijn, mag de katheter à demeure pas verwijderd worden nadat de tampon verwijderd is.

Wanneer de patiënte pijnstilling krijgt via een epiduraalkatheter, dan mag de katheter à demeure niet verwijderd worden voordat de epiduraalkatheter gestopt is. De epidurale pijstilling kan de controle over de blaasspier namelijk belemmeren, met als gevolg dat de patiënte niet spontaan kan urineren.

Na een laparoscopische operatie wordt vaak geen katheter à demeure meer aangelegd, of mag hij al kort na de operatie verwijderd worden. Na een operatie waarbij blauwe kleurstof is gebruikt, bijvoorbeeld bij het doorspuiten van de tubae in verband met fertiliteitsproblematiek, kan de urine groen zien.

Een mogelijke complicatie van een katheter à demeure is een urineweginfectie. Om dit risico te verkleinen wordt meerdere malen per dag een vulvair toilet uitgevoerd. Ook moet de patiënte geadviseerd worden om veel te drinken (twee liter per dag) zodat zij voldoende urine produceert. Blijft de katheter langer dan 24 uur zitten, dan neemt men bij het verwijderen ervan een urinesediment en kweek af om een eventuele infectie op te sporen.

Naast urineweginfecties kan de patiënte ook last krijgen van blaaskrampen als gevolg van de katheter. De blaas reageert op de katheter door samen te trekken, waardoor er urine langs de katheter kan lopen. De patiënte heeft pijnklachten en heeft het gevoel te moeten urineren. Dit probleem kan verholpen worden door een grotere katheter aan te leggen, waardoor de urine niet meer langs de katheter kan lopen, of door een parasympathicolyticum te geven om de blaasspier te laten ontspannen. Ook een volle blaas, bij een niet goed aflopende katheter, kan buikpijn geven.

Na het verwijderen van de katheter à demeure moet de patiënte binnen vier tot zes uur spontaan urineren. Afhankelijk van de operatie moet er residu bepaald worden na de spontane mictie. Dit kan door middel van de blaasscan of door eenmalig te katheteriseren.

Het verwijderen van de katheter kan spannend zijn voor de patiënte. Zij stelt zichzelf vragen als: 'Zal ik wel weer kunnen plassen?', 'Zal het pijn doen?' en 'Kan de wond opengaan door het oplopen naar het toilet?'. Deze vragen kunnen spanning oproepen en daarmee een negatief effect op de mictie hebben. Spanning verhindert of bemoeilijkt namelijk het ontspannen van de blaasspier, met als gevolg dat spontane mictie uitblijft en dat er urineretentie optreedt. Ook gebeurt het dat patiëntes weinig gaan drinken zodat ze niet te vaak naar het toilet hoeven te gaan. Het is van belang dat de O&G-verpleegkundige de spanningen wegneemt bij de patiënte, onder andere door haar goed voor te lichten.

KATHETERISATIEBELEID

Binnen een zorgeenheid is het vooral van belang dat er duidelijkheid is omtrent het katheteriseren, zodat de verpleegkundigen en de artsen op één lijn zitten. Wij geven hieronder een aantal voorbeelden; het katheterisatiebeleid kan per ziekenhuis en per ingreep verschillen.

- Als de katheter à demeure 's morgens vroeg op de eerste dag na de operatie wordt verwijderd moet de patiënte, afhankelijk van de operatie, binnen vier tot zes uur spontaan urineren. Na het urineren moet steeds met een blaasscan gecontroleerd worden hoeveel urine er in de blaas is achtergebleven.
- Na tweemaal spontane mictie met een residu minder dan 100 ml mag de katheter à demeure uit blijven.
- Indien de patiënte niet spontaan urineert binnen drie uur: residu bepalen met de blaasscan.
- Indien het residu minder is dan 100 ml, probeer dan de patiënte na drie uur opnieuw te laten urineren en bepaal opnieuw het residu met de blaasscan.
- Indien het residu meer is dan 200 ml krijgt de patiënte weer een katheter à demeure. De volgende dag de katheter verwijderen en de procedure herhalen.
- Als het residu tussen de 100 en 200 ml is, moet men met de arts overleggen wat er gedaan moet worden.
- Om de patiënte met ontslag te kunnen laten gaan moet de mictiehoeveelheid voldoende zijn. Een hoeveelheid van bijvoorbeeld 35 ml met een retentie van 60 ml is niet voldoende, maar een hoeveelheid van meer dan 200 ml met een retentie van 80 ml is dat wel.

Het is van belang de patiënte te instrueren dat ze moet drinken wat ze normaal gewend is, niet veel meer of minder, en ook niet helemaal niets. In veel gevallen is het belangrijk om dit uitdrukkelijk te vermelden: voor veel patiënten is dat niet vanzelfsprekend, ze gaan bijvoorbeeld extra weinig drinken om maar niet te hoeven urineren. Geef de patiënte tips om zo ontspannen mogelijk te gaan zitten voor het urineren. Als de patiënte geürineerd heeft, moet de verpleegkundige navragen hoe het ging: was het gevoelig of pijnlijk, viel het mee of tegen, was het een grote plas en had mevrouw het gevoel dat ze uitgeplast heeft?

Als het urineren niet lukt, dan is dat voor de patiënte vaak een grote teleurstelling en kan zij onzeker worden of het urineren nog wel gaat lukken. Probeer als verpleegkundige naar de patiënte te luisteren, haar gerust te stellen en uit te leggen wat verder het plan is om haar uiteindelijk wel te laten urineren. Als de verpleegkundige de katheter bij de patiënte verwijdert en tegen haar zegt dat ze binnen de gewenste tijd moet urineren, kan ook dat een grote druk op de patiënte leggen. Om die druk weg te halen kun je ook zeggen dat de patiënte, als ze aandrang heeft om te urineren, de verpleegkundige kan bellen. Als verpleegkundige houd je dan zelf de tijd in de gaten waardoor de patiënte meer ontspannen kan zijn.

SUPRAPUBISCHE KATHETER
De suprapubische katheter wordt toegepast bij gynaecologische oncologische ingrepen (bijvoorbeeld bij een wertheim-meigsoperatie) en minder vaak bij algemene gynaecologische ingrepen. Een suprapubische katheter wordt via de buikwand in de blaas gebracht en met een hechting in de huid vastgezet. De katheter blijft meerdere dagen in situ. Voordeel van de suprapubische katheter is dat spontane mictie mogelijk is als de katheter wordt afgeklemd. Het residu is vervolgens gemakkelijk te meten door de afklemming op te heffen en de katheter af te laten lopen. De katheter wordt verwijderd wanneer de spontane mictie op gang is en het residu minder is dan 100 cc.

TAMPON EN BLOEDVERLIES
Na een aantal abdominale en vaginale operaties zoals voorwandplastieken en vaginale uterusextirpaties heeft de patiënte vaak een gynaecologische tampon. De tampon bestaat uit een gaas van enkele meters lang dat in de vagina wordt ingebracht om nabloeden in het wondgebied te voorkomen. De tampon zorgt er ook voor dat de operatiewonden niet tegen elkaar aanliggen. Let erop of er niet te veel bloed door de tampon lekt, want dat kan wijzen op een bloeding. Het postoperatief bloedverlies mag niet meer zijn dan dat op de eerste dag van de menstruatie.

De verpleegkundige verwijdert de tampon 24 uur na de operatie (in opdracht van de arts). Voor het verwijderen kan zij de patiënte adviseren buikademhaling toe te passen. Op het moment dat de patiënte langzaam uitblaast, is de buik het meest ontspannen. Dit vergemakkelijkt het verwijderen en de patiënte zal het ook als minder pijnlijk ervaren. Het verwijderen moet voorzichtig gebeuren. Te hard trekken brengt het risico van bloedingen met zich mee. Na het verwijderen is een uurtje bedrust aan te raden.

Hierna is het belangrijk om te observeren of het vloeien niet toeneemt; dit kan duiden op een nabloeding. Het bloedverlies neemt postoperatief met de dag af, maar tot zes weken na de operatie kan de patiënte vloeien en wat oud bloedverlies hebben. Dit bloed is bruin en mag niet rieken.

Bij grotere operaties worden postoperatief Hb en Ht gecontroleerd. Wanneer de patiënte tijdens de operatie veel bloed heeft verloren of tekenen van bloedarmoede vertoont, zullen Hb en Ht eerder gecontroleerd worden. Afhankelijk van het hemoglobinegehalte, de aandoening, de leeftijd en de conditie van de patiënte zal de arts een bloedtransfusie of ijzertabletten overwegen.

MAAGHEVEL (MAAGSONDE)
Na grote operaties waarbij hoog in de buik is geopereerd, zoals bijvoorbeeld bij een wertheim- of debulkingoperatie, zal de patiënte een maaghevel hebben na de operatie. Deze hevelt maagsappen uit de maag en zorgt dat de patiënte minder misselijk wordt. Aangezien braken erg pijnlijk is, moet dit zo veel mogelijk voorkomen worden. De maaghevel vermindert ook het risico op een aspiratiepneumonie. Wordt de patiënte toch misselijk, dan kan er actief gezogen worden aan

de maaghevel. Een maaghevel geeft de darmen ook rust en helpt een ileus te voorkomen. Langzaam starten met eten, op geleide van de peristaltiek, heeft de voorkeur na een operatie.

De door de maaghevel aflopende maagsappen zijn in principe donkergroen van kleur. Ze kunnen echter van kleur veranderen. Een zwarte kleur kan betekenen dat de patiënte een maagbloeding heeft. Helder sap kan het water zijn dat de patiënte drinkt.

De maaghevel wordt meestal twee dagen na de operatie verwijderd, indien de patiënte niet misselijk is en de maaghevel niet te veel afloopt. De maaghevel kan eventueel eerst afgedopt worden om te kijken hoe de patiënte reageert wanneer de maagsappen niet meer aflopen.

WONDDRAIN

Na een operatie wordt soms een wonddrain achtergelaten. Dit kan gebeuren na een myoomenucleatie, een abdominale uterusextirpatie of andere operaties die met veel bloedverlies gepaard gaan. Er zijn verschillende soorten wonddrains, waaronder een harmonicadrain of een redondrain. Ze kunnen wel of niet op vacuüm staan. Als de drainproductie groot is, moet je denken aan een nabloeding. Let op shockverschijnselen. De drainproductie is direct na de operatie bloederig en zal later overgaan in sereus vocht totdat hij niet meer afloopt. Dagelijks worden de hoeveelheid en de consistentie van de drainproductie in het verpleegplan genoteerd. De insteekopening van de drain wordt dagelijks bekeken en verbonden met droge splitgazen. Indien de productie minimaal is, zal de verpleegkundige de drain, na opdracht van de arts, voorzichtig (en niet zuigend!) verwijderen. Wanneer de drain niet makkelijk verwijderd kan worden, zal de arts dit doen omdat er dan een groter risico is op weefselschade.

MISSELIJKHEID

Een patiënte kan na een operatie misselijk zijn. Dit is meestal het gevolg van de narcose, de operatie (ongewone handelingen in de buik), de pijnstilling of de pijn zelf. Geef de patiënte, na opdracht van de arts, anti-emetica. Als de patiënte een maaghevel heeft (zie aldaar) kan er actief gezogen worden aan de maaghevel om maagsappen op te zuigen. Geef de patiënte het gevoel dat je actief bezig bent om de misselijkheid te voorkomen. Zorg dat zij in een comfortabele houding zit bij braken. De buikspieren kunnen worden ondersteund met behulp van een kussentje op de buik. Dit maakt het braken minder pijnlijk en is zeker na een laparotomische buikoperatie aan te raden. Wanneer de patiënte veel braakt, moet men letten op de vochtbalans en de elektrolyten, en deze zo nodig via het infuus aanvullen.

DIEET

Na een abdominale laparotomische operatie mag de patiënte niet direct eten. Men start met slokjes water en breidt dit langzaam (in één à twee dagen) uit naar een normaal dieet. Het dieet is ook afhankelijk van de darmperistaltiek van de patiënte. Wanneer de darmen stil liggen, kan dit duiden op een paralytische ileus. Bij een ileus wordt de patiënte misselijk, heeft geen eetlust, braakt (groene) maagsappen op en heeft geen ontlasting. Het is van belang om dagelijks na te vragen of de patiënte de darmen voelt rommelen, of ze flatuleert en of ze (vervolgens) ontlasting heeft gehad. Vraag ook naar de consistentie. Let erop dat sommige patiëntes, zeker na een voor- en/of achterwandplastiek, bang zijn om na de operatie ontlasting te krijgen, en het daarom ophouden. Die angst kan voortkomen uit het feit dat de patiënte bang is dat de wond opengaat door het persen.

Wanneer de ontlasting hard is of nog niet op gang is gekomen, kun je de patiënte adviseren goed te drinken en vezelrijke voeding te eten. Geef zo nodig laxantia. Wanneer de patiënte diarree heeft, is het belangrijk om na te gaan waar deze vandaan komt. Het kan overloopdiarree zijn ten gevolge van een obstructie (bijvoorbeeld een adhesie na de operatie) of gewoon een gevolg zijn van opstartproblemen van de darmen. Ook moet je nagaan of de patiënte geen medicatie heeft die diarree als bijwerking kan hebben.

Na een vaginale of een laparoscopische operatie mag de patiënte naar eigen wens het dieet uitbreiden.

WONDZORG

Een abdominale operatie vindt plaats door middel van een pfannenstielincisie of een mediane incisie. Meestal worden deze wonden gehecht met nietjes (agraves). Deze nietjes blijven bij een pfannenstielincisie vijf dagen en bij een mediane incisie zeven dagen in situ. Bij een mediane incisie worden de nietjes later verwijderd omdat er dan meer spanning op de wond staat. Als de wond geïrriteerd raakt, kan de arts besluiten de hechtingen eerder te verwijderen. Om de wond extra te ondersteunen kunnen dan zwaluwstaartjes geplakt worden. De wond wordt ook wel intracutaan gehecht.

De wondzorg begint al op de verkoeverafdeling. Er wordt gecontroleerd of de pleister niet te veel doorbloedt. Wanneer de pleister volledig doordrenkt is, moet hij verwijderd worden om de oorzaak van het bloedverlies te achterhalen. Het kan zijn dat er een hechting los zit of dat er een nabloeding is. Let goed op de pols en de tensie in verband met een mogelijke shock ten gevolge van het ruime bloedverlies. Het is raadzaam om het operatieverslag na te lezen. Het kan namelijk zijn dat de arts een bepaalde hoeveelheid spoelvocht in de buik heeft achtergelaten. In deze gevallen lekt de wond ruim vocht, wat juist goed is.

Het verzorgen van een wond met nietjes bestaat uit het eenmaal per dag douchen van de wond. Als de wond lekt, kan hij worden verbonden met absorberend verband. Doe tussen het absorberend verband geen gazen, omdat de wond dan nat blijft. Wanneer de wond droog is, hoeft hij niet verbonden te worden. De wond wordt dagelijks gecontroleerd. Beschrijf je bevindingen in de rapportage, zodat de collega kan lezen hoe de wond er de dag ervoor uitzag.

Een wond die intracutaan gehecht is, wordt eveneens gedoucht. De hechtingen lossen vanzelf op. De wondzorg is verder gelijk aan een wond met nietjes.

Een complicatie van een buikwond is dat hij openspringt door de grote spanning die erop staat. Dit risico is bij een mediane incisie groter dan bij een pfannenstielincisie. Als de wond geheel openspringt, wordt dat een platzbauch genoemd. De darmen kunnen dan naar buiten komen. De wond moet dan op de operatiekamer opnieuw gehecht worden. Een platzbauch komt vaker voor bij patiëntes met overgewicht, een ascitesbuik of een slechte lichamelijke conditie (denk aan mensen met een slechte voedingstoestand, diabetes of kanker). Hoe groter de spanning op de buik, hoe groter het risico. Een platzbauch kan niet geheel voorkomen worden, wel kan een buikband ondersteuning geven. Bij wondproblematiek is het raadzaam om een wondverpleegkundige in consult te vragen. De arts zal, indien nodig, een wondtoilet uitvoeren.

Bij een vaginale operatie is het belangrijk het vloeien te observeren en ernaar te vragen, omdat de operatiewond zich in de vagina bevindt. Bij de beoordeling van het vloeien spelen de hoeveelheid, de kleur, de geur, de temperatuur en pijn van de patiënte een rol. Het vloeien moet elke dag wat afnemen maar kan, afhankelijk van de operatie, tot zes weken na de operatie blijven duren. De kleur zal veranderen van relatief helderrood naar bruinig. Het vloeien mag niet rieken. Een verhoogde temperatuur en pijn kunnen wijzen op een ontsteking. Regelmatig verschonen van het verband en goede hygiëne zijn belangrijk.

Onnodige, zinloze rituelen

Sommige veelvoorkomende verpleegkundige handelingen in de pre- en postoperatieve zorg zijn niet nodig, en soms zelfs nadelig voor de patiënt. Het is belangrijk dat handelingen niet gedaan worden 'omdat het altijd zo gaat', maar dat alle handelingen evidence-based zijn.

- Uit onderzoek is gebleken dat scheren niet alleen erg tijdrovend is maar de patiënte ook overlast bezorgt. Aangetoond is dat de infectiekans – die men ermee denkt te verminderen – in de praktijk niet afneemt.
- Het meten van de temperatuur postoperatief heeft geen waarde voor de vroege opsporing van postoperatieve infecties.
- De meerwaarde van de neus-maagsonde na buikoperaties totdat de maag-darmfunctie is hersteld is eveneens niet bewezen. De sonde blijkt de opnameduur niet te beïnvloeden en veroorzaakt veel ongemak voor de patiënt.

Ook andere verpleegkundige handelingen, zoals het desinfecteren van de huid voor een injectie, het gebruik van schapenvachten ter voorkoming van decubitus en het laxeren en nuchter houden preoperatief zijn in onderzoek niet effectief gebleken. Desondanks is het vaak lastig het handelen in de praktijk te veranderen.

Hoe is dat bij jou op de afdeling?

Meer info op http://www.nursing.nl en http://www.levv.nl.

2.2.3 Mobilisatie

Om trombose te voorkomen moet na de operatie de mobilisatie van de patiënte gestimuleerd worden. Met name bij gynaecologische operaties is het risico op trombose in het kleine bekken verhoogd. De patiënte mag de dag na een abdominale operatie uit bed. Bij het uit bed komen geef je de patiënte aanwijzingen over hoe ze zo min mogelijk de buikspieren hoeft te gebruiken.

De volgende tips kunnen helpen bij het mobiliseren: de patiënte kan met behulp van de papegaai en de hoofdsteun van het bed omhoog komen. Dan is het van belang dat de patiënte even op de rand van het bed zit om de eventuele duizeligheid te laten zakken. Daarna komt de patiënte met het bovenlichaam naar voren (neus richting knieën) en duwt zich met de benen omhoog. Dit om de pijnklachten tot een minimum te beperken. Tevens zijn de meeste patiëntes bang dat hun wond opengaat. Stel de patiënte gerust en geef uitleg.

Let op symptomen van een trombosebeen en longembolie. Benauwdheid en schouderpijn zijn belangrijke observaties bij longembolie. Schouderpijn kan echter ook voorkomen na een laparoscopische ingreep.

Zolang de patiënte niet volledig mobiel is, zal er preventief antistolling gegeven worden. Bij grote operaties kunnen er preventief steunkousen aangemeten worden. Deze strakke kousen verminderen de kans op trombose; ze worden gemiddeld zes weken gedragen.

2.2.4   Pijnbestrijding

Een operatie gaat gepaard met pijn. Vanaf de anesthesie wordt er pijnstilling voorgeschreven. Na een operatie geeft men de patiënte vaak een opiaat gecombineerd met paracetamol. Dit gebeurt volgens een vast schema, met paracetamol als basis. Door op gezette tijden paracetamol toe te dienen bouwt zich in het bloed een paracetamolspiegel op. De pijnstilling kan ook epiduraal gegeven worden of met een PCA-pompje (PCA = *patient-controlled analgesia*). Het nadeel van een epiduraalkatheter is dat de patiënte geen controle heeft over de blaasspier en niet spontaan kan urineren. Daarom moet zij ook een katheter à demeure krijgen en blijft zij langer immobiel.

Een PCA-pompje is gekoppeld aan het perifere infuus en de patiënte bedient het zelf, op geleide van de pijnklachten. De pomp is ook wel eens aangesloten op de epiduraalkatheter, dan noemt men het een PCEA.

Tijdens de opname kun je een pijnscore bijhouden om de pijn in kaart te brengen. Driemaal per dag wordt de patiënte gevraagd een cijfer van 0 tot 10 te geven aan de pijn die zij voelt: 0 is geen pijn en 10 is hevige pijn. De scores worden opgetekend in het verpleegplan, zodat de pijn in kaart wordt gebracht en de pijnstilling tijdig kan worden aangepast. Een score van lager dan 4 is normaal. Boven de 4 moet de medicatie aangepast worden.

Het is van belang om de patiënte serieus te nemen als zij pijnklachten aangeeft. Pijn is een signaal van het lichaam dat er iets niet in orde is. Heeft de pijn een lichamelijke oorzaak, zoals een perforatie? Houd tensie, pols en temperatuur in de gaten, en let ook op het bloedverlies en hoe de buik aanvoelt (hard, soepel, bol). Een harde, pijnlijke buik kan wijzen op een nabloeding. Ook angst en spanning kunnen een bron van pijn zijn. Zorg dat de patiënte comfortabel in bed ligt en leg haar uit waar de pijn vandaan kan komen. Stel de patiënte gerust indien zij pijn heeft die verband houdt met de operatie. Vertel ook welke pijnstilling de patiënte krijgt en hoe laat ze deze weer mag hebben.

Na een laparoscopische operatie kan de patiënte schouderpijn hebben. Deze ontstaat doordat tijdens de operatie gas wordt ingespoten in de buik en het middenrif omhoog wordt geduwd. Van het middenrif lopen zenuwbanen naar de schouders waardoor daar de pijn wordt gevoeld. Deze pijn zakt na enkele dagen af.

2.2.5   Angst

Coëlho's *Zakwoordenboek der geneeskunde* omschrijft angst als volgt:

> '... *een beklemmende, onaangename emotionele toestand veroorzaakt door sterke negatieve verwachtingen ('gevaar'); leidt tot verhoogde waakzaamheid, toegenomen activiteit van het autonome zenuwstelsel (hartkloppingen, beven e.d.) en spierspanning ...*' (Jochems & Joosten 2000)

Er zijn verschillende angsten. De patiënte kan in het algemeen bang zijn voor bijvoorbeeld de narcose, de operatie en de pijn. De angst kan ook het ziekzijn zelf betreffen, en de mogelijke gevolgen voor bijvoorbeeld de vruchtbaarheid en toekomstige zwangerschappen. Bij oncologiepatiënten kan de angst voortkomen uit onzekerheid over eventuele kwaadaardigheid van het weefsel. Ook de nabehandeling kan vragen en angst oproepen. Soms moet de patiënte haar toekomstverwachtingen aanpassen.

Gynaecologische patiënten kunnen jong of oud zijn, en in verschillende levenssituaties verkeren. Elke vrouw, elke situatie is uniek en vraagt om een persoonlijke benadering. De O&G-verpleegkundige is zich bewust van de complexe gevolgen die het ziekzijn en de operatie met zich mee kunnen brengen, zowel op fysiek als op psychosociaal vlak. Zij heeft de taak angst te verminderen of weg te nemen. De verpleegkundige kan de patiënte helpen de angst uit te spreken en eventueel andere zorg inschakelen (denk aan een medisch-maatschappelijk werker of een psycholoog of psychiater). Als het goed is, gaat de verpleegkundige een vertrouwensband aan met de patiënte waarin haar angst bespreekbaar wordt. Wanneer de patiënte zich op haar gemak voelt, zal zij sneller over angst willen praten. Vraag uit waar de angst vandaan komt en hoe de patiënte daar normaal gesproken mee omgaat. In de anamnese is al besproken hoe de patiënte in het dagelijks leven omgaat met veranderingen. Kom hierop terug. Geef voldoende uitleg over de operatie en de postoperatieve zorg. Dit kan eventuele doembeelden wegnemen. Alleen al het besef dat de angst kan worden uitgesproken, dat de verpleegkundige aanwezig is en luistert, werkt angstverminderend.

2.2.6   Ontslag

Voor iedere ingreep staat een bepaalde opnameduur. Vanaf het eerste moment van de opname wordt al gekeken naar de situatie na het ontslag. Zo wordt tijdens de anamnese gekeken of er voldoende mantelzorg aanwezig is om de patiënte na het ontslag te kunnen opvangen. Is er geen mantelzorg beschikbaar, dan zal tijdens de opname nazorg geregeld moeten worden.

De patiënte moet goed geïnformeerd zijn en het vertrouwen hebben dat ze ook naar huis kàn. De arts en de verpleegkundige voeren voor het ontslag een ontslaggesprek met de patiënte. Tijdens dit gesprek worden alle leefregels doorgenomen, met daarin ook aandacht voor de seksualiteit. Ook wordt duidelijk aangegeven waar de patiënte zich moet melden in geval van bijvoorbeeld een nabloeding, temperatuurverhoging of andere problemen. Dit kan haar een geruststellend gevoel geven. Alle vragen die de patiënte nog heeft, worden beantwoord zodat zij goed geïnformeerd naar huis gaat.

Goed informeren van een patiënte draagt bij aan haar zelfverzekerdheid om thuis verder te herstellen. Het ontslaggesprek is een belangrijk onderdeel van de opname, ook omdat patiënten beduidend eerder met ontslag gaan dan tien jaar geleden wat echter niet wil zeggen dat de herstelduur ook korter is. Het is ook van belang dat alle administratieve zaken goed geregeld zijn. Zo krijgt de patiënte voor ontslag een poli-afspraak mee en worden eventuele recepten uitgeschreven.

Als men de patiënte een ontslagevaluatie laat invullen en bespreken met een verpleegkundige, geeft dat haar de mogelijkheid feedback te geven op de opname. Het geeft haar het gevoel dat er naar haar geluisterd wordt en werkt kwaliteitsverbeterend voor de verpleegkundige zorgverlening.

Vrouwen die voor een dagbehandeling komen, krijgen aan het einde van het operatieprogramma van de operateur te horen wat de uitslag is en wat de adviezen zijn voor na het ontslag. Uiteraard moet de O&G-verpleegkundige ook dan de hierboven besproken verpleegkundige zorg geven.

2.2.7 Nazorg

Voor iedere gynaecologische ingreep staat een bepaalde herstelperiode. Het is van belang dat de patiënte thuis de rust en verzorging krijgt die zij nodig heeft. Na een buikoperatie zijn lichamelijke activiteiten slechts beperkt mogelijk en mogen de buikspieren niet zwaar belast worden. Vaak heeft de patiënte hulp nodig bij huishoudelijke taken, de zorg voor eventuele kinderen en de wondzorg. In veel gevallen neemt een mantelzorger deze hulp op zich. Soms kan dit echter niet, bijvoorbeeld wanneer iemand geen sociaal netwerk heeft of wanneer er complexe verpleegkundige zorg nodig is waarbij medische handelingen worden verricht. In zulke gevallen wordt de thuiszorg ingeschakeld; soms gaat de patiënte vanuit het ziekenhuis naar een andere instelling.

Op het moment dat de zorg wordt overgenomen door een extramurale zorgverlener, is een goede overdracht van belang. Voordat extramurale zorg kan worden ingeschakeld, moet de verpleegkundige een compleet beeld schetsen van de huidige situatie en de zorg die noodzakelijk is. Zij geeft dit alles door aan een bureau indicatiestelling, en dat legt vervolgens contact met een thuiszorgaanbieder. De verpleegkundige schrijft bovendien een uitgebreide overdracht die de patiënte meekrijgt voor de hulpverleners thuis. Dit alles bevordert de continuïteit van zorg. Als verpleegkundige ben je als een spin in het web en ben je verantwoordelijk voor de coördinatie van zorg.

Sommige ziekenhuizen wijzen de patiënte erop dat zij gebruik kan maken van een verpleegkundig belspreekuur als zij vragen heeft. In andere ziekenhuizen is de afspraak dat de patiënte als zij dit wenst na bijvoorbeeld twee weken wordt teruggebeld door de verpleegkundige van de afdeling. Deze vraagt dan naar de situatie van de patiënte na thuiskomst en beantwoordt eventuele vragen.

Door de korte opnameduur en het versneld met ontslag gaan worden verpleegkundigen op de afdeling steeds vaker geconfronteerd met telefonische vragen van ontslagen patiënten. Vaak gaat het om een telefoontje ter geruststelling, maar er kunnen zich ook spoedeisende zaken voordoen. Er wordt dus een beroep gedaan op het inschattingsvermogen van de verpleegkundige. De uitdaging is om in korte tijd, door de juiste vragen te stellen, inzicht te krijgen in de situatie en daar adequaat op te reageren. Op de afdeling moet bekend zijn welke procedures gevolgd moeten worden bij telefoontjes met vragen van ontslagen patiënten. Een ontslagen patiënte met klachten kan zich ook melden op de afdeling Spoedeisende hulp. Deze kan de specifieke kennis en kunde van de O&G-verpleegkundige inroepen om snel en goed de juiste hulp te verlenen.

2.3 Extirpatie van een bartholinklier

2.3.1 Indicatie

De bartholinklieren (glandulae vestibulares majores, vernoemd naar de Deense arts Caspar Bartholin Jr. (1655-1738)) monden uit aan de binnenzijde van de ingang van de vagina en scheiden slijm af. Als een ervan verstopt raakt, kan het slijm zich ophopen en treedt er een zwelling op. In tweede instantie kan de gezwollen klier ontstoken raken; men spreekt dan van een bartholinitis. Een ontstoken bartholinklier is erg pijnlijk.

2.3.2   Procedure

De behandeling bestaat eigenlijk niet uit het wegnemen van de klier (extirpatie), maar uit een 'buideling' (marsupialisatie). Ook bij ontstoken bartholinklieren bestaat de behandeling als regel uit het insnijden en af laten lopen van de pus. Als zich een cyste gevormd heeft, kan deze soms in zijn geheel verwijderd worden (extirpatie, excisie). Dit is echter moeilijk omdat de kliergang ver doorloopt in de schaamlip. Door uit de huid over de zwelling een wig te snijden, ontstaat een holte waaruit het slijm kan blijven aflopen. Is de cyste ontstoken, dan moet men zelfs niet trachten deze in zijn geheel te verwijderen. Openleggen en zorgen dat de klierbuisopening ook open blijft, is dan de juiste behandeling. Antibiotica zijn niet nodig. Ook dit noemt men marsupialisatie: de chirurg stulpt de cyste naar buiten en hecht de cystewand in in de huidrand. Eventueel kan een kleine drain (penrose- of handschoendrain) worden achtergelaten. Na enkele dagen zal het wondje gesloten en de cyste en eventuele daarmee gepaard gaande zwelling verdwenen zijn.

2.3.3   Postoperatieve zorg

Het achtergelaten draintje kan na enkele dagen verwijderd worden of valt er vanzelf uit. De wond moet droog verbonden worden. Een dagelijks zitbad wordt aangeraden indien en zolang de wond ontstoken is.
Bij de controle van de vitale functies moet men vooral op de temperatuur letten. Observeer tevens de afscheiding van de patiënte, let op de kleur, de geur en de hoeveelheid.

2.3.4   Risicofactoren/complicaties

Duidelijke uitleg omtrent het belang van een goede vaginale hygiëne is nodig om eventuele complicaties te voorkomen. De patiënte loopt kans op een recidief als zij de adviezen niet goed opvolgt. Aangeraden wordt om na iedere toiletgang met (lauwwarm) water te spoelen. Tevens moet de patiënte meerdere malen per dag een schoon maandverband gebruiken.

2.4   Plastische operaties aan de vulva en vagina

2.4.1   Introïtusplastiek

Oppervlakkige pijn in de vulva en/of pijn bij het vrijen (dyspareunie) kunnen worden veroorzaakt door vulvaire vestibulitis, door een strak gehechte en of slecht genezen episiotomie of door een stug hymen. Deze aandoeningen kunnen chirurgisch behandeld worden door de introïtus van de vagina te verwijden, maar deze ingrepen hebben alleen succes als men de patiënte begeleidt en aandacht besteedt aan de gedragscomponent. De opvatting dat vaginisme door een verwijdingsplastiek kan worden opgelost is onjuist, hierbij spelen meer factoren een rol.
Na een infibulatie kan de overblijvende introïtus zeer nauw zijn. Soms kan deze alleen hersteld worden door het littekenweefsel te klieven en opnieuw, wijder, te

hechten. Ook hierbij hebben de patiënte en haar omgeving beslist begeleiding en psychosociale ondersteuning nodig.

Een operatie aan de vulva en/of vagina is vaak beladen, schaamte en angst spelen een rol. Het is belangrijk dat de verpleegkundige zich bewust is van de functie en betekenis van de vulva en vagina, en aandacht heeft voor de vragen die kunnen leven bij de patiënte en haar partner over bijvoorbeeld seksualiteit.

De patiënte moet zich gedurende de eerste twee weken na de operatie aan een aantal regels houden om de wondgenezing te garanderen. Bij de nazorg moet de verpleegkundige de volgende instructies meegeven:

- niet baden of zwemmen (douchen mag wel);
- geen tampons gebruiken;
- geen coïtus hebben;
- niet fietsen;
- pijnbestrijding is noodzakelijk voor een goede wondgenezing, paracetamol is meestal afdoende, na de eerste twee dagen afbouwen;
- bij meer dan twee dagen bloedverlies moet de patiënte contact opnemen met de polikliniek gynaecologie;
- de hechtingen lossen vanzelf op binnen tien tot veertien dagen.

2.4.2 Hymenreconstructie

Met behulp van verschillende chirurgische technieken kan het maagdenvlies – de hymenale ring – hersteld worden. Anders dan de term 'maagdenvlies' doet vermoeden, is het geen echt vlies. Tijdens de embryonale ontwikkeling, tussen de zevende en de twaalfde week van de zwangerschap, vindt de aanleg plaats van het uitwendige geslachtsorgaan. Bij de man wordt het scrotum gevormd en bij de vrouw de labia minora en majora pudendi. In het midden blijft een slijmvliesplooi met een opening over, het hymen. Er zijn zeer grote variaties in de vorm van en de opening in het hymen, ook gerelateerd aan leeftijd.

Herstel van het maagdenvlies is op zichzelf geen rituele handeling, zoals vrouwenbesnijdenis dat is in sommige culturen. Het is van belang vanwege zijn symbolische betekenis: een intact maagdenvlies is voor de vrouw in kwestie een voorwaarde om haar plaats te kunnen innemen in de samenleving en van een sekseneutraal meisje een geslachtelijk wezen te kunnen worden. Niet aan deze voorwaarde voldoen kan grote gevolgen hebben voor het meisje en de familie.

Uit onderzoek blijkt dat veel jongens uit het Middellandse Zeegebied waarde hechten aan de maagdelijkheid van hun (toekomstige) vrouw in de huwelijksnacht. Doordat in onze multiculturele samenleving het aantal allochtone vrouwen in de fertiele levensfase stijgt, stijgt ook het aantal verzoeken tot een hersteloperatie van het maagdenvlies.

Bij de beantwoording van de vraag om hymenreconstructie en tijdens de behandeling is het belangrijk om het recht op autonomie en het respect voor niet-westerse culturen te waarborgen. De zorgverleners moeten zich realiseren wat maagdelijkheid betekent voor de patiënte in kwestie, haar partner en hun beider familie. Zij moeten zo veel mogelijk proberen de partner bij de voorlichting te betrekken: dit is van belang om goede voorlichting te kunnen geven en lichamelijke en psychosociale schade te voorkomen, rekening houdend met het principe dat beide geslachten gelijkwaardig zijn. In individuele gevallen kan men de vrouw met behulp van een spiegel informeren over hoe het maagdenvlies er uitziet.

Een hymenreconstructie wordt alleen uitgevoerd na uitvoerige counseling en als er geen enkele andere oplossing is. Aangezien echt herstel niet mogelijk is, streeft men naar een 'schijnoplossing' die het gewenste resultaat zal opleveren: een bloeding. Dit stuit sommige gynaecologen tegen de borst: zij zien het als bedrog.

Medisch-technisch zijn er verschillende opties. Allereerst is er het eenvoudige herstel, dat in de meeste gevallen wordt toegepast: het samenbrengen van de overblijfselen van het hymen. Deze eenvoudige ingreep moet zo kort mogelijk voor de geslachtsdaad plaatsvinden, dat wil zeggen ongeveer drie tot zeven dagen voor het huwelijk. Daarnaast kan men een doorscheurbaar biomateriaal inbrengen (alloplant). Ook dit is een tijdelijke maatregel die meestal kort voor het huwelijk wordt uitgevoerd. Ten slotte kan men ook kiezen voor een vaginaplastiek, een 'grote ingreep' waarbij de chirurg rondom een incisie maakt in het vagina-epitheel en beide zijden aan elkaar hecht. Dit moet ruim voor de huwelijksnacht gebeuren, zodat de wond eerst kan herstellen.

Het herstellen van het maagdenvlies is een dagbehandeling, onder lokale verdoving of slaapverdoving, die één tot twee uur duurt. De patiënten kunnen de volgende dag weer naar hun werk. De hechtingen zijn oplosbaar. De behandeling wordt meestal niet door de verzekering vergoed en wordt naast in een ziekenhuis ook in privéklinieken uitgevoerd.

Er zijn ziekenhuizen waar in plaats van een operatie de vrouw een vaginale zetpil wordt aangeboden. Deze pil wordt door de vrouw zelf ingebracht voor de huwelijksnacht en geeft na ongeveer een half uur een rode slijmerige afscheiding. De pil bestaat uit een soort gelatine die bij lichaamstemperatuur vloeibaar wordt. Ook op deze manier wordt de mythe in stand gehouden en werken artsen mee aan 'bedrog' – maar met een knipoog.

Wetenswaardigheden

- Bij 99,9% van de vrouwen is het hymen embryonaal aangelegd. Eén op de duizend vrouwen wordt dus geboren zonder maagdenvlies.
- Bij 44% van de vrouwen treedt tijdens de eerste vaginale penetratie geen bloedverlies op.
- Van de betrokken meisjes vindt 40% het oneerlijk dat de eis van maagdelijkheid alleen voor het vrouwelijk geslacht geldt.
- 25% keurt seks voor het huwelijk in een vaste relatie goed.
- 89% wil tijdens de huwelijksnacht 'bloeden', uit eerbetoon voor de ouders of uit angst voor straf en verstoting.
- 50% van de geïnterviewde meisjes zou verlangen dat een eigen dochter zich in de toekomst aan de norm houdt.

Bron: Nvog.

2.4.3   Labiumreductie, 'designervagina'

De vorm en de omvang van de labia pudendi kunnen zeer verschillend zijn. De labia minora zijn meestal dunner. De labia majora kunnen tegen elkaar aan liggen zodat aan de buitenkant de labia minora niet zichtbaar zijn. Ook zijn de labia minora soms groter dan de labia majora en steken ze naar buiten. Bij seksuele opwinding worden ze vaak dikker.

Bij grote labia minora is het vooral het cosmetische aspect dat klachten kan geven bij vrouwen. Ze kunnen door hun grootte ook klachten geven bij sporten zoals paardrijden. De labia minora kunnen door een operatie kleiner gemaakt worden. Omdat de ingreep meestal een cosmetisch karakter heeft, is het belangrijk om vóór de operatie duidelijk te krijgen welke verwachtingen de patiënte heeft en haar (nogmaals) de nodige informatie te geven. Bij de ingreep wordt de overtollige huid weggehaald. Vaak gebeurt dit niet rechtlijnig maar in een zigzagvorm, omdat anders het littekenweefsel klachten zou kunnen geven. De behandeling wordt meestal niet vergoed door de zorgverzekeraar.

2.5 Curettage

2.5.1 Therapeutische en diagnostische curettage

Curettage wordt niet alleen diagnostisch maar ook therapeutisch ingezet. Therapeutische curettage wordt onder andere toegepast na een *missed abortion*, na een incomplete spontane abortus, na een abortus arte provocatus en post partum bij persisterend bloedverlies.

Een abortus arte provocatus (AAP) heeft tot doel een zwangerschap of resten daarvan te verwijderen, meestal door middel van een zuigcurettage. Een AAP is, onder wettelijk bepaalde voorwaarden, bij een intacte graviditeit alleen geoorloofd binnen een zwangerschapstermijn waarbij de vrucht nog niet buiten het moederlichaam in leven kan blijven (24 weken).

Bij een diagnostische curettage (gefractioneerde curettage) neemt men weefsel uit cervix en uterus voor histopathologisch onderzoek. Voor de curettage gebruikt men metalen curettes, instrumenten die op een dunne lange lepel lijken. Deze worden tegenwoordig vaak vervangen door een eenmalig te gebruiken plastic curette, al dan niet in combinatie met een hysteroscoop.

Figuur 2.1   Een curette.

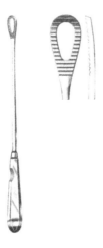

2.5.2   *Werkwijze*

VOORBEREIDING

Tijdens een curettage verwijdert men zowel fragmenten van het endometrium als andere weefselresten die zich in de baarmoeder bevinden. Om de curette via de baarmoederhals in de baarmoeder te krijgen, moet de baarmoederhals eerst opgerekt (gedilateerd) worden. Daarom noemt men deze procedure ook wel 'dilatatie en curettage'.

Afhankelijk van de leeftijd van de patiënte zal de gynaecoloog vooraf bloed laten onderzoeken op bloedgroep en Hb, en een elektrocardiogram laten maken. Vooraf wordt ook met de anesthesist over de verdoving gesproken. Een curettage kan uitgevoerd worden onder lokale, epidurale of algehele verdoving. Over het algemeen is dagopname wenselijk. Meestal gebruikt men een lichte algehele verdoving of narcose. Soms wordt de ingreep onder plaatselijke verdoving verricht en hoogst zelden wordt de patiënte epiduraal verdoofd.

De verpleegkundige neemt een korte anamnese af om de belangrijkste informatie te verzamelen. In het bijzonder staat zij stil bij de beweegredenen en de emoties van de patiënte omtrent de curettage. Bij een curettage in verband met een abortus wordt de bloedgroep bepaald en kruisbloed afgenomen in verband met een eventuele bloedtransfusie en wordt zo nodig anti-D-immunoglobuline toegediend.

PROCEDURE

Na de verdoving worden de benen, net zoals bij een gynaecologisch onderzoek, in beensteunen geplaatst. De vagina en de cervix worden ontsmet om infecties te voorkomen. De gynaecoloog plaatst eerst een speculum om de baarmoederhals te zien. De opening van de baarmoederhals wordt stapsgewijs verbreed. Men gebruikt daarvoor metalen staafjes met een steeds grotere diameter, de zogeheten stiften van Hegar. Als de baarmoederhals voldoende geopend is, brengt de gynaecoloog een curette in het cavum uteri en neemt met dit scherpe lepeltje weefselstalen van de binnenkant van de baarmoeder. Het verwijderde slijmvlies wordt in het laboratorium onder de microscoop onderzocht. Na de operatie bouwt de baarmoeder snel opnieuw een intacte slijmvlieslaag op. De hele ingreep duurt maar enkele minuten.

Bij een miskraam moeten er grotere weefselresten uit het cavum uteri verwijderd worden. Daarvoor gebruikt men een smalle kunststofbuis die net als een gewone curette in de baarmoederholte gebracht wordt. Via een zuigsysteem wordt het weefsel van de miskraam verwijderd zonder de baarmoederwand te kwetsen.

2.5.3   *Postoperatieve zorg*

OBSERVATIE

Na de operatie is het belangrijk het bloedverlies te observeren. Daarbij gaat het niet alleen om het vaginale bloedverlies, maar ook om intra-abdominaal bloedverlies dat kan optreden na een eventuele perforatie van de uterus. De buik zal in dat geval pijnlijk en bol zijn. Ook moet men de hartslag en de bloeddruk goed in de gaten houden.

De patiënte kan met ontslag als zij gegeten en gedronken heeft, niet misselijk geworden is, geürineerd heeft en mobiel is.

Om het ontstaan van resusantistoffen tijdens een volgende zwangerschap te voorkomen moeten patiëntes met een resusnegatieve bloedgroep na de ingreep 375 IE anti-D-immunoglobuline toegediend krijgen (de hoeveelheid wijkt af van die na een voldragen zwangerschap).

Bij een lichte narcose is de patiënte snel weer wakker. Soms heeft zij keelpijn door de tube die tijdens de operatie in de luchtpijp werd geplaatst, en ze kan misselijk zijn en overgeven. Als er geen complicaties zijn, mag zij dezelfde dag weer naar huis.

ONTSLAG

Voor het ontslag krijgt de patiënte instructies mee voor thuis. Bijvoorbeeld dat zij bij koorts of hevig bloedverlies contact met het ziekenhuis moet opnemen. Ook moet zij voorlichting krijgen over een eventuele volgende zwangerschap: het advies is om eerst een menstruatie af te wachten. Na een aantal weken zal zij moeten terugkomen op de polikliniek.

Bij de postoperatieve zorg hoort ook de aandacht voor de emoties. De patiënte kan opgelucht zijn, maar ook ongeloof, boosheid en gevoelens van leegte, verdriet of falen komen voor. De partner en de familie kunnen zich niet altijd makkelijk voorstellen welke gevoelens een miskraam of abortus oproept. De O&G-verpleegkundige ondersteunt de vrouw en haar omgeving, en geeft voorlichting en aanwijzingen die op de situatie en de persoon zijn afgestemd.

Over het algemeen kan de patiënte al na twee dagen haar gewone activiteiten hervatten. Het bloedverlies is de eerste week normaal, de patiënte kan zowel tampons als maandverband gebruiken. Bij buikpijn of krampen kan een pijnstiller helpen. In bad gaan mag. Vrijen mag zodra het bloedverlies begint te verminderen.

Het is moeilijk te voorspellen wanneer de eerstvolgende menstruatie na de ingreep zal optreden. Dat hangt af van de reden voor de curettage.

COMPLICATIES

Een curettage is een kleine ingreep die heel vaak uitgevoerd wordt. Een ingreep brengt echter altijd risico met zich mee. Gelukkig zijn ernstige complicaties zeldzaam.

De meest voorkomende complicatie is een perforatie van de baarmoederwand, wanneer de curette per ongeluk door de baarmoederwand heen is gegaan. Dit lijkt ernstiger dan het is, want bijna alle perforaties genezen spontaan. Als de gynaecoloog een perforatie vermoedt, zal hij meestal de ingreep stoppen. In sommige gevallen moet dan een nieuwe curettage gepland worden. Vaak wordt antibiotica gegeven.

Bij elke operatie treedt littekenvorming op; bij operaties in de baarmoeder kan dit gebeuren in de vorm van verklevingen in de baarmoeder. Deze – zeer zeldzame – complicatie noemt men het syndroom van Asherman. In ernstige gevallen kan het menstruatiebloed ten gevolge van de verklevingen niet naar buiten. Het syndroom kan ook tot vruchtbaarheidsproblemen leiden, wanneer de verklevingen innesteling verhinderen.

In zeer uitzonderlijke gevallen kunnen de vagina, baarmoeder of buik bij een curettage door bacteriën besmet worden. De kans op een infectie is vooral aanwezig bij miskramen waarbij afgestorven weefsel langere tijd in de baarmoeder aanwezig is.

Als laatste complicatie noemen wij de incomplete curettage, waarbij een rest van de miskraam achterblijft. Deze kan alsnog spontaan naar buiten komen, maar ook kan een tweede curettage nodig zijn.

Contact met de gynaecoloog moet worden opgenomen bij toenemende buikpijn, koorts, een bloeding of een afscheiding met een onaangename geur.

Figuur 2.2   Curettage.
A Aanhaken van de portio cervicis uteri en sondage. B Oprekken (dilatatie) van het cervicale kanaal met behulp van hegarstiften. C Curettage van het cavum uteri.

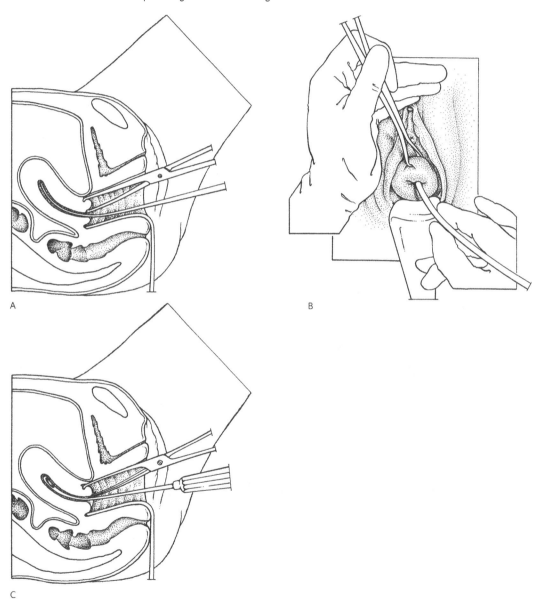

A

B

C

2.6   Prolaps- en fisteloperaties

2.6.1   Voorwandplastiek met reven van de blaashals

De voorwandplastiek vindt plaats ter correctie van een cystokèle, een verzakking van vaginavoorwand, urethra en blaas. Bij deze operatie wordt, nadat de vaginawand van de blaas is vrijgeprepareerd, het overtollige vaginaweefsel verwijderd. De blaas wordt in craniale richting van de cervix afgeschoven. Hierna wordt met behulp van horizontale reefhechtingen de uitstulping van de blaas opgeheven. Bij een zeer grote kèle wordt soms eerst een circulaire hechting gelegd. Soms worden enkele dwarse hechtingen onder de urethra gelegd (reven blaashals). Hierdoor komt het para-urethrale weefsel van weerszijden dichter bij elkaar te liggen en wordt de urethra extra ondersteund. Nadien wordt de vaginavoorwand gesloten. Na afloop van de operatie wordt de vagina meestal 24 uur getamponneerd om het bloeden te stoppen. Ter voorkoming van (over)vulling van de blaas wordt voor enkele dagen een verblijfskatheter ingebracht.

Figuur 2.3   Voorwandplastiek.

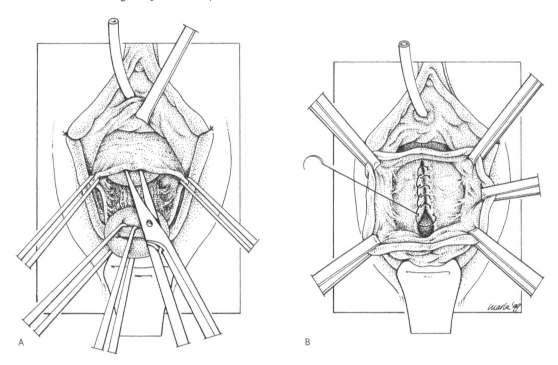

A

B

2.6.2   Achterwandplastiek

De achterwandplastiek vindt plaats ter correctie van een rectokèle, een verzakking van de vagina-achterwand en het rectum. Bij de achterwandplastiek wordt, nadat de vaginawand van het rectum is vrijgeprepareerd, overtollig vaginaweefsel verwijderd. De rectokèle wordt ingestulpt met horizontale reefhechtingen, soms met behulp van een circulaire hechting. Als de achterwandplastiek gepaard gaat met een levatorplastiek, wordt hierna vanuit de vagina naar beide zijden

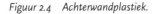

Figuur 2.4   Achterwandplastiek.

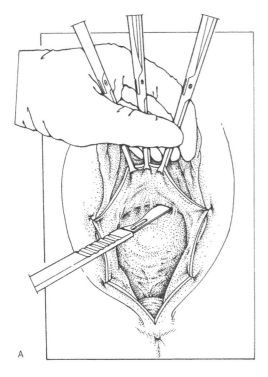

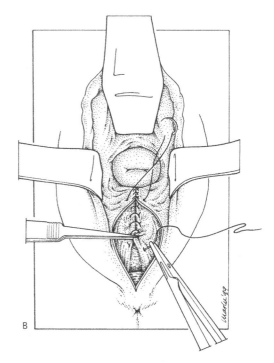

lateraal de fossa ischiorectalis geopend, een ruimte met losmazig bindweefsel en vetweefsel tussen het rectum en het os ischium. Vervolgens wordt beiderzijds de musculus levator ani opgezocht en worden de spierbundels ter rechter- en linkerzijde geapproximeerd (levatorhechtingen). Nadien wordt de vagina-achterwand gesloten. Ter versteviging van het perineum kunnen enkele hechtingen door de spier rond de introïtus, de musculus bulbocavernosus worden gelegd. Na afloop van de operatie wordt de vagina meestal 24 uur getamponneerd; een verblijfskatheter wordt eveneens voor 24 uur ingebracht.

2.6.3   Manchester-fothergilloperatie

Voor- en achterwandplastiek worden vaak tijdens dezelfde operatie uitgevoerd, soms in combinatie met een vaginale uterusextirpatie of een portioamputatie (manchester-fothergilloperatie).
Vaak wordt bij een prolaps een verlenging van de baarmoederhals aangetroffen, een zogeheten elongatio colli. In deze situatie kan het zinvol zijn de voor- en achterwandplastiek te combineren met een amputatie van de (verlengde) portio.
De van de portio naar de laterale bekkenwand lopende cardinale ligamenten en de sacro-uteriene ligamenten worden bij deze ingreep ingekort en aan de voorzijde van de portiostomp vastgehecht.

2.6.4   Vaginale enterokèleplastiek (operatie volgens McCall)

Deze ingreep wordt vaak verricht in aansluiting op een vaginale uterusextirpatie, ter preventie van het ontstaan van een enterokèle en ter voorkoming van een top-prolaps van de vagina. Het cavum Douglasi wordt verkleind door de sacro-uteriene ligamenten met elkaar te verbinden. Het is ook mogelijk om, na openen van de buikholte via de achterste fornix, het cavum Douglasi te verkleinen door middel van circulaire hechtingen. Bij deze ingreep kan de uterus in principe in situ blijven.

2.6.5   Abdominale enterokèleplastiek

De plastiek volgens McCall kan eventueel ook abdominaal worden uitgevoerd. Alternatieven zijn de plastieken volgens Moschcowitz en Halban. Bij de operatie volgens Moschcowitz wordt het cavum Douglasi gesloten met meerdere circu-laire hechtingen vanaf het diepste punt naar boven. Bij de operatie volgens Hal-ban worden in longitudinale richting plicerende hechtingen tussen vagina-ach-terwand en rectum aangebracht.
De abdominale enterokèleplastieken kunnen ook laparoscopisch worden uitge-voerd.

2.6.6   Operaties ter behandeling van vaginatopprolaps

SACROSPINALE FIXATIE VOLGENS AMREICH-RICHTER
Bij deze vaginale operatie wordt de vaginatop met onoplosbare hechtingen gefixeerd aan het (meestal) rechter ligamentum sacrospinosum. Een nadeel van deze ingreep is een deviatie van de vagina naar lateraal (rechts). Tevens bestaat het risico van beschadiging van de n. ischiadicus. De patiënte merkt een uitstra-lende pijn op in het desbetreffende been en soms krachtverlies. De klachten zijn vergelijkbaar met die van een patiënte met een hernia.

ABDOMINALE SACROCOLPOPEXIE VOLGENS RUST
Bij de abdominale sacrocolpopexie wordt de vaginatop met behulp van een implantaat gefixeerd aan het promontorium of aan één van de sacrale wervels. Deze operatie kan ook laparoscopisch worden uitgevoerd. Op lange termijn lijken

Figuur 2.5   Sacrocolpopexie.

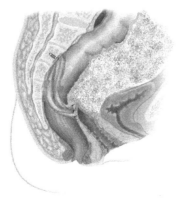

de resultaten van de laparoscopische benadering even goed als die van een laparotomie. Fixatie aan een botanker maakt het mogelijk het implantaat zeer laag te plaatsen (op het niveau van de derde sacrale wervel). Dit heeft als bijkomende voordelen dat de positie van de vagina in het kleine bekken optimaal wordt hersteld en dat een lage fixatie de kans op enterokèle minder groot maakt.

Figuur 2.6   Colpocleisis volgens Le Fort.
A de vagina-achterwand wordt vrijgeprepareerd van het rectum tot aan de portio. Vaak wordt een aantal levatorhechtingen gelegd; B de vaginavoorwand wordt vrijgeprepareerd van de blaas tot aan de portio; C door middel van een grote serie hechtingen worden de snijranden van de aan de voor- en achterzijde gedenudeerde vaginawand geapproximeerd; D na het knopen van de levatorhechtingen en het opbouwen van de bekkenbodem is de vagina afgesloten en resteren er links en rechs slecht twee kleine, met vagina-epitheel beklede kanaaltjes. De portio is niet meer toegankelijk voor inspectie; coïtus is niet meer mogelijk.

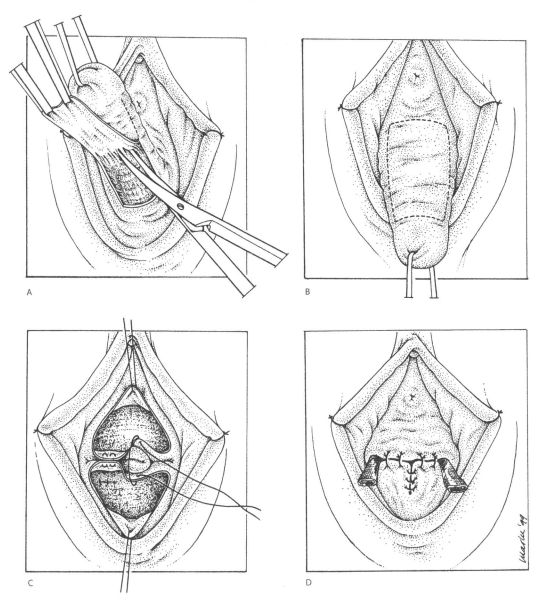

A

B

C

D

INFRACOCCYGEALE SACROPEXIE/INTRAVAGINALE SLINGPLASTIEK POSTERIOR

Bij deze minimaal invasieve methode wordt via een perineale incisie beiderzijds met een specifiek instrument (de IVS Tunneller®) een kunststof draagband (*sling*) ingebracht in de fossa ischiorectalis en langs het rectum gevoerd tot aan een dwarse incisie hoog in de vagina-achterwand. Het doel is met de draagband, die als een omgekeerde U door de fossa ischiorectalis langs het rectum loopt, de vagina-achterwand te fixeren. Nadelen zijn dat het rectum beschadigd kan worden ten gevolge van het 'blinde' karakter van de procedure, en dat er erosies kunnen ontstaan doordat het kunststof materiaal langs de vaginawand schuurt.

2.6.7 *Colpocleisis volgens Neugebauer-Le Fort, Conill of Labhardt*

Deze ingreep kan worden overwogen bij een totaalprolaps van uterus en/of vagina bij (zeer) oude patiënten met een verhoogd operatierisico. De vaginavoor- en achterwand worden aan elkaar gehecht en de geprolabeerde organen worden op deze wijze teruggebracht in het lichaam. De operatie kan eventueel onder lokale pijnstilling plaatsvinden. Nadien is coïtus niet meer mogelijk en kan ook directe diagnostiek, bijvoorbeeld bij vaginaal bloedverlies, niet meer plaatsvinden. Vooral de neugebauer-le-fortplastiek kan postoperatief aanleiding geven tot incontinentie voor urine ten gevolge van tractie aan de vaginavoorwand. Bij de conill-plastiek, waarbij de laterale zijden van de introïtus aan elkaar worden gehecht, is het risico op incontinentie waarschijnlijk kleiner.

Een andere partiële oblitererende procedure is de hoge perineoplastiek volgens Labhardt waarbij door het dwars sluiten van een U-vormige excisie in de introïtus een potlooddikke opening overblijft als toegang tot de dieper gelegen vagina.

2.6.8 *Spanningsvrije vaginale mat*

Bij een andere nieuwe techniek, toegepast bij een rediciefprolaps, wordt in plaats van een draagbandje een *mesh*, een spanningsvrije vaginale mat van kunststof, ingebracht. Dit matje bedekt de gehele achterwand en/of voorwand van de vagina.

Figuur 2.7   Een mesh aan de achterwand van de uterus.

1 sacro-uterien ligament; 2 sacrospinaal ligament; 3 arcus tendineus van de pelviene fascie.

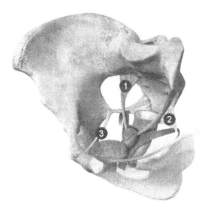

2.6.9 Fisteloperaties

Een fistel is een verbinding tussen twee holle organen. Meestal betreft het een fistel tussen blaas en vagina (vesicovaginale fistel) of tussen rectum en vagina (rectovaginale fistel). Een vesicovaginale fistel kan genezen door langdurige katheterisatie (ten minste tien dagen).

Een fistel kan operatief worden opgeheven. Daarbij wordt het fistelkanaal weggesneden en zo veel mogelijk weefsel rond de fistel gemobiliseerd. De chirurg tracht vitaal weefsel tussen de fistelopeningen te leggen en vervolgens de fistel te sluiten zonder dat er spanning op de wondranden komt te staan (zie paragraaf 6.4).

2.6.10 Pre- en postoperatieve zorg

PREOPERATIEF

Een vaginale voor- of achterwandplastiek kan geïndiceerd zijn vanwege een prolaps. In dat geval moet men, wanneer de patiënte wordt opgenomen voor de ingreep, tijdens de anamnese aandacht besteden aan de gevolgen van en, indien bekend, de oorzaak van de prolaps. Een prolaps kan sociale beperkingen en beperkingen op het gebied van de seksualiteit tot gevolg hebben, en zorgt vaak voor mictie- en defecatieklachten.

Een voor- of achterwandplastiek gaat vaak gepaard met een uterusextirpatie. Het is daarom belangrijk om te weten of iemand nog kinderwens heeft of niet. Voor de ingreep moet de patiënte bovendien goed geïnformeerd zijn over de gevolgen van de ingreep op seksueel gebied.

De overige preoperatieve zorg bij deze ingrepen komt overeen met wat beschreven is onder algemene preoperatieve zorg (zie paragraaf 2.2.1).

POSTOPERATIEF

Na de operatie heeft de patiënte een vaginale tampon in. Deze mag in principe bij zowel de voor- als de achterwandplastiek na 24 uur verwijderd worden. Het bloedverlies verdient extra aandacht. Ook na het verwijderen van de tampon moet hierop gelet worden.

In de algemene postoperatieve zorg (paragraaf 2.2.2) staat beschreven dat een katheter zo snel mogelijk verwijderd moet worden om de kans op urineweginfecties te minimaliseren. Bij een voorwandplastiek echter moet de katheter drie dagen in situ blijven. Vervolgens is het op gang komen van de mictie een belangrijk observatiepunt. Na het verwijderen van de katheter is er, wanneer de patiënte niet op tijd spontaan urineert, kans op urineretentie. Een volle blaas of een retentieblaas kan ook het resultaat van een voorwandoperatie beschadigen.

Bij een achterwandplastiek mag de katheter een uur na het verwijderen van de tampon verwijderd worden. De patiënte moet vervolgens binnen vier uur spontaan urineren. Wanneer de katheter verwijderd zou moeten worden op een laat tijdstip van de dag, wordt er vaak voor gekozen om hem tot de volgende ochtend te laten zitten.

Na een operatie is het soms moeilijk de blaas goed te legen. De oorzaak ligt bij de verandering van plaats of bij een vernauwing van de urinebuis. Dit komt zowel voor na operaties voor urine-incontinentie als na operaties voor een verzakking. Afhankelijk van de hoeveelheid geretineerde urine wordt de katheter langere tijd ingebracht. In een enkel geval gaat de patiënte met een katheter naar huis. Vrijwel altijd is het probleem tijdelijk. In uitzonderingsgevallen is het nodig dat de patiënte leert zichzelf te katheteriseren.

Bij een fistel uitgaande van de blaas (bijvoorbeeld een vesicovaginale fistel) is het van belang dat gebied rust te geven door middel van een katheter. De katheter blijft om die reden ook langere tijd in situ. In overleg met de arts zal de katheter na ongeveer tien dagen verwijderd worden; eventueel gaat de patiënte met katheter naar huis.

Een specifiek aandachtspunt bij een achterwandplastiek is dat de patiënte postoperatief geen zetpillen mag krijgen; deze kunnen schade opleveren aan het operatiegebied.

Na een operatie waarbij de darm betrokken is, kunnen er klachten ontstaan van het moeilijk kwijtraken van de ontlasting. Deze klachten verdwijnen meestal spontaan na drie tot zes maanden. Het is belangrijk om met regelmaat laxantia te geven om de ontlasting zo soepel mogelijk te maken en de defecatie op gang te brengen. Voor ontslag moet de defecatie goed op gang zijn.

2.7 Laparoscopie

In 1901 werd de eerste 'kijkoperatie' of laparoscopie gedaan, maar pas sinds 1980 heeft deze manier van opereren een enorme vlucht genomen. Aanvankelijk werd de laparoscopie met name voor diagnostiek gebruikt, maar het chirurgisch handelen per laparoscoop is tegenwoordig niet meer weg te denken binnen de gynaecologie en urologie. De ontwikkelingen op dit gebied volgen elkaar snel op en er komen veel nieuwe instrumenten op de markt. Steeds meer en steeds ingewikkeldere therapeutische ingrepen worden laparoscopisch uitgevoerd.

2.7.1 Procedure

De patiënte ligt horizontaal, bij voorkeur in de beensteunen. Het is aan te raden voor de ingreep een kogeltang, hulkaklem of uterusmanipulator op de cervix aan te brengen. Hiermee kan de uterus in de gewenste positie gebracht worden. Omdat normaal alle buikorganen tegen elkaar aan liggen, blaast men een gas de buikholte in om overdruk te creëren, en daarmee zicht en werkruimte. Dit gas (meestal CO_2) wordt aan het begin van de ingreep via een verresnaald in de buik gebracht. De verresnaald is een speciale holle naald die stomp wordt nadat hij door een weerstand heen geprikt is, zodat er geen scherp voorwerp in de buik ligt terwijl het gas inloopt. Nadat er genoeg gas (2 tot 4 l) is geïnsuffleerd, worden de trocarts ingebracht. Een trocart is een holle buis met daarin geschoven een staaf met een scherpe punt. Met dit scherpe binnengedeelte prikt men door de lagen van de buikwand heen en daarna wordt het zo snel mogelijk verwijderd. Er blijft

Figuur 2.8   Trocart.

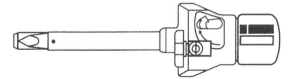

Figuur 2.9   Laparoscopische procedure.

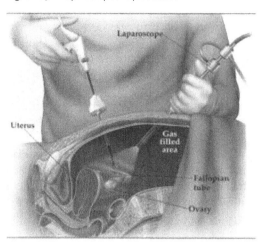

dan een holle, niet-scherpe buis over waardoorheen de instrumenten in de buik gebracht kunnen worden.

De trocart wordt ingebracht door een kleine incisie in de huid, van ongeveer 5 tot 12 mm in doorsnede. De eerste trocart wordt vaak aan de onderzijde van de navel geplaatst. Deze trocart wordt meestal blind ingebracht, maar kan ook 'open' (onder zicht) ingebracht worden. Door de eerste trocart gaat meestal de camera. Voor het inbrengen van de tweede trocart wordt de patiënte in trendelenburglig-ging gelegd om de darmen zo veel mogelijk uit het kleine bekken te laten vallen. Afhankelijk van de ingreep kunnen meerdere trocarts ingebracht worden. De plaats en het aantal van de openingen hangen af van het soort ingreep. De drie-dimensionale ruimte in de buik wordt tweedimensionaal afgebeeld op een moni-tor. Het manipuleren met de lange instrumenten vereist een goede oog-handco-ordinatie.

2.7.2   Indicaties en complicaties

VOORDELEN VAN EEN LAPAROSCOPISCHE INGREEP

Een laparoscopische ingreep heeft belangrijke voordelen boven een laparoto-mie.

De patiënte verblijft korter in het ziekenhuis, waardoor de ingreep ondanks het relatief dure instrumentarium goedkoper is. Postoperatief is er minder morbidi-teit (de patiënte heeft minder pijn, geneest sneller en kan eerder haar dagelijkse activiteiten weer oppakken) en het cosmetische resultaat is meestal beter (Darzi 2002). Mogelijk treedt er minder adhesievorming op in de buik. Een meta-analyse vond echter geen significant verschil in adhesies na laparotomie of laparoscopie (Wiseman 1998). Verder treden er bij de meeste laparoscopische operaties min-der complicaties op (zowel chirurgische als postoperatieve complicaties). Dit geldt echter niet voor de ingewikkeldere laparoscopische ingrepen zoals de laparo-scopisch geassisteerde vaginale uterusextirpatie (Garry 2004).

INDICATIES VOOR EEN LAPAROSCOPIE

De laparoscopie wordt gebruikt voor diagnostiek bij patiënten met buikklachten. Bij acute buikklachten kan worden beoordeeld of er een acute appendicitis, cholecystitis of adnexitis is. Verder kan een torsie van het ovarium of de tuba, dan wel een extra-uteriene graviditeit, laparoscopisch worden bevestigd of uitgesloten. Bij chronische buikklachten wordt de aanwezigheid van verklevingen en/of endometriose beoordeeld.

Ook wordt diagnostische laparoscopie gebruikt bij subfertiliteit. Dan wordt de doorgankelijkheid van de eileiders en de aanwezigheid van verklevingen en/of endometriose beoordeeld.

Therapeutische ingrepen die per laparoscoop uitgevoerd kunnen worden, zijn adhesiolyse, salpingo-ovariolyse, tubectomie, ovariëctomie, adnectomie, behandeling van een extra-uteriene graviditeit (tubotomie of tubectomie), endometriosebehandeling, refertilisatie, *second look*-operatie, laparoscopisch geassisteerde vaginale hysterectomie (LAVH), supravaginale hysterectomie (LASH), totale laparoscopische hysterectomie (TLH), myoomenucleatie, fimbrioplastiek, salpingostomie en lymfadenectomie.

CONTRA-INDICATIES VOOR EEN LAPAROSCOPIE

Een laparoscopische ingreep mag in principe alleen uitgevoerd worden als deze voor de patiënte ongeveer even veilig is als een open procedure. Het risico van een laparoscopie is hoger dan dat van een open ingreep wanneer er sprake is van een onderliggend lijden, zoals een ernstig cardiaal of pulmonaal probleem. In dat geval dient beoordeeld te worden of de ingreep wel laparoscopisch uitgevoerd moet worden en óf de ingreep überhaupt wel gedaan moet worden (denk aan een electieve sterilisatie). Het is namelijk lastig om een patiënte te beademen die én in trendelenburg ligt én een hoge intra-abdominale druk heeft.

Als er adhesies van darmen aan de buikwand verwacht worden, bijvoorbeeld na meerdere buikoperaties in de voorgeschiedenis of als er forse adipositas bestaat, kan dit een relatieve contra-indicatie zijn voor laparoscopie. Wel kan men dan overwegen om via 'open laparoscopie' de buik *à vue* in te gaan. Bij deze procedure maakt men een incisie van enkele centimeters in de mediaanlijn onder de navel, waarna het peritoneum wordt vrijgeprepareerd en à vue geopend. Vervolgens wordt in deze opening een 'stompe trocart' gehecht waardoorheen de laparoscoop wordt ingebracht (Hasson 1971).

Ook een situatie van ernstige spoed, bijvoorbeeld bij een intra-abdominale bloeding door een gerUptureerde extra-uteriene graviditeit, kan een reden zijn om voor een laparotomie te kiezen in plaats van een laparoscopie, omdat er dan geen tijd is een laparoscopische procedure op te zetten.

COMPLICATIES BIJ EEN LAPAROSCOPISCHE INGREEP

Zoals bij iedere ingreep kunnen er ook bij een laparoscopische ingreep complicaties optreden. De kans op complicaties neemt af met de ervaring van de operateur, maar wordt groter naarmate de ingreep ingewikkelder is.

Directe complicaties kunnen optreden bij het inbrengen van het instrumentarium (instrumentatie) of tijdens de ingreep. Ongeveer de helft van de complicaties treedt op bij het inbrengen van het instrumentarium (Jansen 1997; 2006). Visceraal letsel door het inbrengen van de trocarts komt voor in 0,44 tot 1,8 van de duizend ingrepen, maar gemiddeld vaker bij algemeen chirurgische procedures dan bij gynaecologische procedures. Vasculair letsel komt voor in 0,3 tot 0,9 van de duizend ingrepen, even vaak bij gynaecologische als bij chirurgische ingrepen (Jansen 2004; Rosen 1998).

De chirurgische complicaties die meestal gezien worden, zijn het beschadigen van de darm (gastro-intestinale laesies), het beschadigen van de ureter of blaas (urologische laesies) en het beschadigen van een bloedvat (bloeding, vasculaire laesies).

Een directe beschadiging van de darm, bij het inbrengen van het instrumentarium of door een van de instrumenten, moet direct gesloten worden. Soms worden darmlaesies echter niet opgemerkt. Een scherpe verwonding van de darm wordt meestal binnen drie dagen duidelijk. De patiënte krijgt dan steeds meer buikpijn, wordt misselijk en krijgt koorts. Hierna volgt al snel hoge koorts, ernstige misselijkheid en peritoneale prikkeling. Als er een perforatie is ontstaan door necrose als gevolg van coagulatie (bij een laser- of sealprocedure), krijgt de patiënte meestal pas na vier tot tien dagen klachten. De chirurg zal de perforatie in principe per laparotomie herstellen.

Blaaslaesies kunnen ontstaan bij het inbrengen van de instrumenten als de blaas vol was bij aanvang van de operatie of als er adhesies waren met de blaas. Meestal worden blaaslaesies tijdens de ingreep direct opgemerkt maar ze kunnen ook pas later aan de dag treden, net als darmlaesies. Een perforatie als gevolg van necrose door coagulatie wordt meestal opgemerkt doordat de patiënte na enkele dagen incontinent wordt, als er een fistel naar de vagina ontstaat. Bij langdurige ingrepen hoort een verblijfskatheter in situ te zijn. Kleine blaaslaesies sluiten zich meestal spontaan door de verblijfskatheter ongeveer een week in situ te laten.

Laesies in de ureters worden meestal niet direct herkend. Zij ontstaan meestal niet bij het inbrengen van de instrumenten maar bij de intra-abdominale procedure. De uroloog zal deze laesies in principe moeten herstellen.

In de buikwand kunnen bloedingen ontstaan, meestal als gevolg van de instrumentatie. De v. epigastrica inferior is hierom berucht. Het is daarom belangrijk de hulptrocarts in te brengen na transilluminatie (diafanoscopie) van de buikwand en onder direct zicht. Als een dergelijke bloeding blijft aanhouden, kan door de insteekopening een foleykatheter ingebracht worden, waarna de ballon tegen de wond gedrukt wordt. In principe kan een bloeding tijdens de ingreep met coagulatie, clips of hechting tot staan gebracht worden. Een bloeding in het operatiegebied kan gemaskeerd worden door de overdruk in de buik.

Mogelijke complicaties van de insufflatie met CO_2 zijn gasembolie en subcutaan emfyseem (dat zich zelfs tot in het gezicht kan uitbreiden).

In de trocartopeningen kan in zeldzame gevallen een littekenbreuk optreden, met name als dikke trocarts gebruikt zijn. Als er een hernia ontstaat, hoeft deze niet altijd klachten te geven. Postoperatieve infecties zijn zeldzaam. Meestal zijn het de insteekopeningen die geïnfecteerd zijn. De kans op trombose neemt toe bij langdurige ingrepen, waarbij de patiënte ook nog in trendelenburg ligt en een hoge druk in de buik heeft.

LAPAROSCOPIE IN DE ZWANGERSCHAP

Op dit gebied zijn geen grotere gerandomiseerde trials uitgevoerd. Die zijn echter wel noodzakelijk om definitieve conclusies te kunnen trekken. De ervaringen die gepubliceerd zijn, en die met name op retrospectief onderzoek gebaseerd zijn, wijzen erop dat laparoscopie bij zwangere patiënten verantwoord is. Voor de moeder lijkt het een veilige ingreep, als men afgaat op operatieduur, opnameduur en complicaties. Ook voor de foetus lijkt het veilig, als men kijkt naar groei-

Figuur 2.10   Hoogte van de fundus, gerelateerd aan het aantal weken zwangerschap.

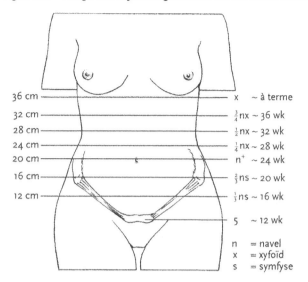

36 cm	x ~ à terme
32 cm	$\frac{3}{4}$ nx ~ 36 wk
28 cm	$\frac{1}{2}$ nx ~ 32 wk
24 cm	$\frac{1}{4}$ nx ~ 28 wk
20 cm	n^+ ~ 24 wk
16 cm	$\frac{2}{3}$ ns ~ 20 wk
12 cm	$\frac{1}{3}$ ns ~ 16 wk
	s ~ 12 wk

n = navel
x = xyfoïd
s = symfyse

vertraging, voortijdige bevalling, foetale nood en congenitale afwijkingen. Het is belangrijk dat de anesthesist de CO_2-spanning niet te hoog laat oplopen (de CO_2-spanning aan het eind van een ademteug moet onder de 40 mmHg gehouden worden).

De meeste beschreven laparoscopieën werden in het tweede trimester van de zwangerschap gedaan. Dit is ook de veiligste periode om laparotomisch te opereren. De grootte van de uterus neemt vanaf twaalf weken snel toe, en dit bepaalt waar de insteekopeningen gemaakt kunnen worden. Bij ingrepen na het tweede trimester wordt geadviseerd de eerste trocart in ieder geval open in te brengen. Bij een wat verder gevorderde zwangerschap dient de patiënte in *left lateral tilt* gelegd te worden om hypotensie door druk op de grote vaten te voorkomen.

Het risico op complicaties wordt meer bepaald door de aard van de ziekte dan door de aard van de ingreep. Weeënremmende middelen zijn alleen nodig als er uterusactiviteit gevonden wordt. Uiteraard moet de foetale conditie goed geobserveerd en bewaakt worden.

2.7.3   Gynaecologische laparoscopische ingrepen

DIAGNOSTISCHE LAPAROSCOPIE (EVENTUEEL MET TUBA-ONDERZOEK)

Indicatie
Acute of chronische buikpijn, echoscopische afwijking, subfertiliteit (dan met tuba-onderzoek).

Verpleegkundige voorbereiding
- Patiënte klaarmaken voor operatiekamer (prothesen uit, sieraden af, piercings uit).
- OK-kleding wordt aangegeven.
- Controleren of het de juiste ingreep voor patiënte betreft.
- Vragen of patiënte niet ziek is (bijvoorbeeld koorts heeft), of zij nog wat gegeten of gedronken heeft en of dat conform de afspraken is.

- Vragen of de ingreep patiënte duidelijk is; zo nodig wordt nog extra informatie verstrekt.
- Patiënte vragen de blaas te ledigen.

Procedure in het kort

De patiënte wordt onder algehele narcose gebracht. Na insufflatie en instrumentatie wordt de buik geïnspecteerd. In de ene hand heeft de operateur de camera, in de andere hand start hij meestal met de palpateur, een soort staafje waarmee hij structuren opzij kan duwen of kan optillen om eronder te kijken.

Complicaties

Er is een kleine kans op een complicatie door de narcose. Ook is er een klein risico op beschadiging van darm, bloedvat of blaas, vooral gerelateerd aan het inbrengen van de trocarts, en een kleine kans op infectie. Een ingreep kan mislukken, bijvoorbeeld door adhesies. Van tevoren moet besproken zijn of in dat geval een laparotomie gedaan moet worden.

Postoperatieve zorg

De patiënte heeft meestal algehele narcose gehad en zal nog wat suf zijn. Normale controles dienen gedaan te worden, zoals de pols en de bloeddruk. Op de buik zijn enkele (afgedekte) sneetjes zichtbaar; men dient erop te letten dat deze niet doorlekken. Het is normaal dat de patiënte pijn in het gebied van de schouders heeft. Dat komt doordat de buik opgeblazen is geweest met CO_2. Er blijft vaak wat gas achter onder het diafragma, wat door prikkeling schouderpijn kan veroorzaken. Dit restje gas wordt door het lichaam geresorbeerd. Ook kan de buikwand wat gevoelig zijn. Hier kunnen hematomen aanwezig zijn, enerzijds door het optillen van de buikwand als de trocarts worden ingebracht, anderzijds door een bloeding in de buikwand die de trocart kan veroorzaken.

Bovenstaande zorg geldt voor alle laparoscopische ingrepen. Bij de volgende te bespreken operaties wordt daarom alleen vermeld wat specifiek voor de betreffende ingreep van belang is.

LAPAROSCOPISCHE STERILISATIE

Zie ook paragraaf 2.8.4.

Indicatie

Wens tot definitieve anticonceptie.

Figuur 2.11   Het plaatsen van clips op de tubae.

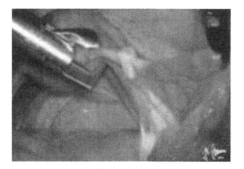

Verpleegkundige voorbereiding
Zie diagnostische laparoscopie.

Procedure in het kort
Als bij diagnostische laparoscopie, maar hierbij is de tweede trocart degene waardoorheen het sterilisatie-instrument past. Hiermee worden clips of ringetjes op beide tubae geplaatst om deze ondoorgankelijk te maken. Ook kan de eileider dichtgebrand worden (gecoaguleerd), maar dit wordt zo min mogelijk gedaan omdat dit niet te herstellen is.

Complicaties
Naast de algemene complicaties zoals deze zijn genoemd onder de diagnostische laparoscopie, kan de sterilisatie mislukken omdat zij technisch niet haalbaar is. Soms, bijvoorbeeld bij verklevingen in de buik, wegen de risico's niet op tegen het belang van deze electieve ingreep. De belangrijkste complicatie is een zwangerschap die na de ingreep ontstaat ten gevolge van een procedurefout of een spontane rekanalisatie (risico: twee tot vijf zwangerschappen per duizend ingrepen). Omdat het een electieve ingreep is, is het verstandig de procedure vast te leggen (bijvoorbeeld met – zo mogelijk digitale – fotografie).

Postoperatieve zorg
Zie diagnostische laparoscopie.

ADHESIOLYSE, SALPINGO-OVARIOLYSE

Indicatie
Adhesies in het kleine bekken of in de buik, subfertiliteit of buikklachten. Deze kunnen komen door bijvoorbeeld een chlamydia-infectie, of aanwezig zijn in het kader van endometriose. Vaak komt men er pas tijdens de ingreep achter dat er adhesies zijn.

Verpleegkundige voorbereiding
Zie diagnostische laparoscopie.

Procedure in het kort
Zie procedure bij diagnostische laparoscopie. Meestal is een derde insteekopening nodig. De adhesies kunnen doorgenomen worden met een klein schaartje. Dikkere adhesies, waarin bloedvaten verwacht worden, moeten eerst gecoaguleerd of geseald worden.

Complicaties
Zie diagnostische laparoscopie. De complicaties van adhesiolyse zijn gerelateerd aan de plaats waar men de adhesies opheft. Bij adhesies aan de darm is er bijvoorbeeld kans op een darmperforatie.

Postoperatieve zorg
Zie diagnostische laparoscopie. Vanwege de kans op tijdens de ingreep niet opgemerkte darmlaesies moeten bij een uitgebreide adhesiolyse de buik en de vitale functies van patiënte goed in de gaten gehouden worden.

EXTRA-UTERIENE GRAVIDITEIT (EUG)

Indicatie
Vermoeden van een buitenbaarmoederlijke zwangerschap. Een buitenbaarmoederlijke zwangerschap is een zwangerschap die niet in het cavum uteri gelokaliseerd is. Meestal is het embryo dan in de tuba ingenesteld.

Verpleegkundige voorbereiding
Naast de procedure beschreven onder diagnostische laparoscopie is het van belang of het een acute opname betreft in verband met het vermoeden van een bloedende EUG. Deze patiënten dienen extra gecontroleerd te worden op pols en bloeddruk, omdat zij door het intra-abdominale bloedverlies in shock kunnen raken. Een infuus kan nodig zijn. De bloedgroep en het Hb van de patiënte moeten van tevoren bepaald worden.

Procedure in het kort
De EUG dient verwijderd te worden. Als deze in de tuba gelokaliseerd is, kan een tubotomie of een tubectomie plaatsvinden. Bij een tubotomie wordt een kleine opening in de eileider gemaakt. Het zwangerschapsproduct wordt met behulp van een paktang en door middel van spoelen verwijderd. De tuba sluit meestal spontaan. Als de EUG groter is en te verwachten is dat een niet goed functionerende tuba zal resteren, kiest men liever voor een tubectomie, waarbij de hele tuba wordt weggehaald. Dit zal de kans op een recidief EUG verminderen.

Complicatie
Naast de algemene complicaties van een laparoscopie bestaat de mogelijkheid dat de EUG niet geheel verwijderd is.

Postoperatieve zorg
Als bij diagnostische laparoscopie. Gezien de kans op het achterblijven van een kleine rest van de zwangerschap met aanhoudende hormoonproductie zal men na tubotomie de gehaltes van het zwangerschapshormoon humaan bètachoriongonadotrofine (β-HCG) blijven bepalen totdat het hormoon verdwenen is. Bij

Figuur 2.12 Extra-uteriene graviditeit.

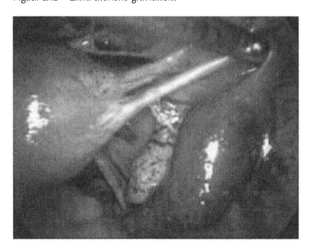

zogenoemde persisterende trofoblast is behandeling met methotrexaat of een heroperatie geïndiceerd. Bij een positieve bloedgroep wordt anti-D gegeven. De dosering is afwijkend van de dosis na een voldragen zwangerschap.

ENDOMETRIOSEBEHANDELING

Indicatie
Subfertiliteit door endometriose, buikpijn door endometriose, endometrioom.

Verpleegkundige voorbereiding
Zie diagnostische laparoscopie. Bij ernstige endometriose kan voorbereiding van de darmen nodig zijn.

Procedure in het kort
Een endometrioom (oftewel endometriosehaard) wordt meestal uitgepeld zodat een deel van het ovarium gespaard kan blijven. Losse endometriosehaarden worden zo veel mogelijk verwijderd door coagulatie.

Complicaties
Als bij diagnostische laparoscopie.
Endometriosehaarden kunnen zeer adhesief verbonden zijn met andere structuren, zodat er bij uitgebreide endometriose, waarbij ook meestal uitgebreide adhesiolyse nodig is, een groter risico bestaat op viscerale laesies tijdens de chirurgie.

Postoperatieve zorg
Bij ernstige endometriose wordt vaak een nabehandeling met LHRH-analogen gegeven, zodat de hormonale cyclus tijdelijk stilgelegd wordt, waardoor de activiteit van de endometriose vermindert en ontstekingsreacties rondom de haarden verminderen.

LAPAROSCOPISCHE CYSTECTOMIE

Indicatie
Een persisterende of groeiende cyste in het ovarium, al dan niet met klachten. Dergelijke cysten worden echoscopisch gediagnosticeerd. Bij verdenking op een maligniteit wordt in principe een proeflaparotomie gepland.

Verpleegkundige voorbereiding
Zie diagnostische laparoscopie.

Procedure in het kort
Als het kan wordt de cyste uit het ovarium gepeld, zodat het ovarium, met zijn functie, gespaard blijft.

Complicaties
Zie diagnostische laparoscopie.
Bij adnexchirurgie bestaat er een relatief groter risico dat de ureter beschadigd wordt, omdat die hier dicht in de buurt kan lopen.

Figuur 2.13   Uitpellen van een cyste uit het ovarium.

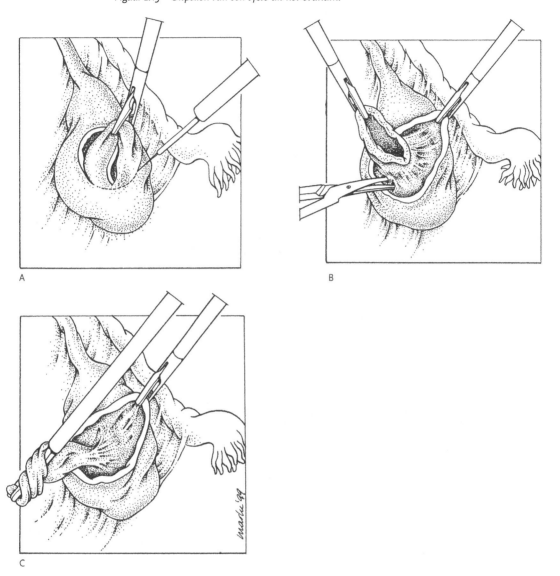

Postoperatieve zorg
Zie diagnostische laparoscopie.

LAPAROSCOPISCH GEASSISTEERDE VAGINALE HYSTERECTOMIE (LAVH) OF TOTALE LAPAROSCOPISCHE HYSTERECTOMIE (TLH)

Indicatie
Indicatie tot uterusextirpatie waarbij vaginale uterusextirpatie niet mogelijk lijkt.

Verpleegkundige voorbereiding
Zie diagnostische laparoscopie. Patiënte wordt verteld dat ze in principe maar zeer kort opgenomen zal worden.

Procedure in het kort
De uterus wordt gedeeltelijk of geheel laparoscopisch losgemaakt, het blaasperitoneum geopend, de blaas afgeschoven en de vagina voor en achter geopend. Bij een TLH wordt de uterus helemaal laparoscopisch verwijderd met de morcelator (een soort vermorzelaar) en via een van de insteekopeningen uit de buik gehaald. Bij een LAVH worden de laatste stappen vaginaal gedaan en kan de uterus meestal via de vagina verwijderd worden.

Complicaties
Viscerale laesies (blaas, ureter, darm) of bloeding.

Postoperatieve zorg
Aanvankelijk een katheter (meestal één dag). Let op urineproductie en -kleur.

ONCOLOGISCHE INGREPEN
In geval van een maligniteit zal er meestal een laparotomie gedaan worden, want oncologische chirurgie via de laparoscoop is nog niet algemeen geaccepteerd. In principe worden laparoscopische oncologische behandelingen alleen in onderzoeksverband gedaan.

2.8 Adnexoperaties

2.8.1 *Adhesiolyse*

Adhesiolyse is het verwijderen van adhesies. Adhesies kunnen ontstaan door onder andere endometriose, ontstekingen in het kleine bekken of eerdere operaties. Ontstekingen in het kleine bekken kunnen ontstaan door bijvoorbeeld een soa. Adhesies in de buik kunnen pijn veroorzaken doordat verschillende organen van positie veranderen. Een operatie is niet altijd nodig, maar kan wel een optie zijn om bijvoorbeeld de fertiliteit te bevorderen of pijnklachten te verminderen. Adhesies worden meestal door middel van een laserlaparoscoop verwijderd. De laser brandt de adhesies dan weg. Ook het klieven van adhesies via de laparoscoop is mogelijk.
De pre-en postoperatieve zorg is gelijk aan die van een laparoscopie. Het enige verschil is dat de patiënte bijna altijd een nachtje moet blijven, omdat er meer risico is op een nabloeding die ontstaat ten gevolge van de laserbehandeling. De patiënte heeft meestal meer pijnklachten ten gevolge van weefselschade dan bij een gewone laparoscopie. Geef goede pijnstilling.

2.8.2 *Tubectomie*

INDICATIE
De verwijdering van een eileider zal, vooral bij jonge vrouwen die nog zwanger willen worden, alleen gebeuren als daartoe echt noodzaak bestaat:
- bij een buitenbaarmoederlijke zwangerschap (EUG), indien deze niet conservatief behandeld kan worden;
- bij restafwijkingen na een eileiderontsteking (salpingitis);

- indien de eileider zodanig beschadigd of afgesloten is dat dit een risico is voor infectie of juist buitenbaarmoederlijke zwangerschap; vaak is er dan een gezwollen eileider met vochtophoping (hydrosalpinx);
- bij – zeldzame – gezwellen, uitgaande van de eileider;
- bij gezwellen van de eierstok.

PROCEDURE

Als regel kan een tubectomie via laparoscopische weg geschieden. Met name echter bij verklevingen of een groot gezwel – vooral als er kans is op kwaadaardigheid – zal men voor laparotomie kiezen.

POSTOPERATIEVE ZORG

Zowel laparoscopiewondjes als een laparotomiewond moeten droog worden verbonden. Na een laparoscopie kan de patiënte als regel direct een normaal dieet hebben en na een dag worden ontslagen. Na een laparotomie is hospitalisatie gedurende enkele dagen noodzakelijk en wordt het dieet langzaam uitgebreid, afhankelijk van de grootte van de ingreep. Een eventuele katheter à demeure wordt daags na de operatie verwijderd. Meestal zijn geen drains noodzakelijk, tenzij het operatiegebied bloedt of ontstoken is.

Het verwijderen van één tuba heeft weinig gevolgen voor de fertiliteit. Wanneer echter beide tubae worden verwijderd, kan de vrouw niet meer spontaan zwanger worden en zal zij zijn aangewezen op in-vitrofertilisatie. Als verpleegkundige moet je rekening houden met angst, verdriet en boosheid bij de patiënte. Zeker wanneer de tubectomie is verricht in verband met een EUG. Vraag zowel voor als na de ingreep goed door naar de gevoelens van de patiënte. De arts geeft uitleg over de verdere procedure wat betreft zwanger worden. De verpleegkundige gaat de gegeven voorlichting na en vult die eventueel aan.

2.8.3   Enkelzijdige en dubbelzijdige adnectomie

INDICATIE

- (Goedaardige) gezwellen (cysten).
- (Blijvende) ontsteking.
- Ter voorkoming van kanker bij vrouwen met een familiair bepaald verhoogd risico (zogenoemde profylactische adnectomie).
- Castratie bij vrouwen met een hormoongevoelige vorm van kanker (bijvoorbeeld borstkanker).

PROCEDURE

Doorgaans zal deze ingreep tegenwoordig geschieden per laparoscoop, waarbij het eventueel vergrote adnex uitgenomen kan worden via verwijding van één van de trocartincisies óf via een opening in de vagina. Bij (vermoeden van) ernstige verklevingen of als de afwijking te groot is, zal men kiezen voor een laparotomie. Indien kwaadaardigheid onwaarschijnlijk is, kan een dwarse pfannenstielincisie volstaan. Bij enige verdenking op kwaadaardigheid doet men er echter beter aan een mediane incisie te maken, zodat er voldoende ruimte is om de tumor adequaat te kunnen verwijderen – dus zonder dat deze openscheurt (*spill*) – en ook om eventuele uitzaaiingen te kunnen herkennen en verwijderen.

POSTOPERATIEVE ZORG

In het algemeen is een adnectomie een relatief kleine ingreep en zal het ontslag na een laparoscopie op de dag na de ingreep plaatsvinden, en na een (mini)laparotomie enkele dagen later. Zelden treden complicaties zoals ileus, blaasontsteking of nabloeding op.

De eileiders én ovaria (tezamen de 'adnexen' genoemd) zullen vooral bij jonge vrouwen die nog zwanger willen worden, alleen verwijderd worden als daartoe echt noodzaak bestaat:

- restafwijkingen na een ontsteking van de adnexa;
- bij een gezwel;
- zeer zelden bij een bloeding als gevolg van een buitenbaarmoederlijke zwangerschap of een andere afwijking;
- endometriose.

Het totaal verwijderen van de adnexen betekent castratie; de vrouw zal dus in de overgang komen indien de ingreep plaatsvindt vóór de natuurlijke overgang. Na verwijdering van de eierstokken komt een vrouw onmiddellijk in de overgang en is zij direct onvruchtbaar.

De verpleegkundige kan de patiënte maatregelen aanraden om eventuele overgangsklachten tegen te gaan: luchtige kleding bij opvliegers, niet-hormonale middelen om opvliegers tegen te gaan. Om osteoporose te voorkomen zijn op de eerste plaats goede lichaamsbeweging en voldoende kalkinname (melkproducten!) van belang. Als dit onvoldoende helpt, zijn kalktabletten en medicamenten ter stimulering van de kalkopbouw aan te raden.

De vrees voor hormonale substitutietherapie (in de vorm van oestrogeentabletten, pleisters of implantaten) vanwege ongewenste bijwerkingen zoals borstkanker en trombose, is ongegrond voor jonge vrouwen die vervroegd in de overgang komen. Hormoongebruik (zeker indien langer dan vijf jaar) moet om die reden wél afgeraden worden aan postmenopauzale vrouwen.

POSTOPERATIEVE ZORG

Zowel laparoscopiewondjes als een laparotomiewond moeten droog worden verbonden. Na een laparoscopie kan de patiënte als regel direct normaal eten en na een dag worden ontslagen. Na een laparotomie is hospitalisatie gedurende enkele dagen noodzakelijk en wordt, afhankelijk van de grootte, het dieet langzaam uitgebreid. Een eventuele katheter à demeure wordt daags na de operatie verwijderd. Meestal zijn geen drains noodzakelijk, tenzij het operatiegebied ontstoken is of bloedt.

VERPLEEGKUNDIGE ASPECTEN

Het verwijderen van de adnexen bij een jonge vrouw heeft grote gevolgen, zeker bij een dubbelzijdige adnectomie. Jongere patiëntes worden dan onvruchtbaar en raken direct in de overgang doordat de hormoonproductie van de ovaria wegvalt. Zij krijgen last van opvliegers, prikkelbaarheid, wisselende emoties en botontkalking, en ondergaan daarbij soms ook nog een rouwproces omdat hun kinderwens niet meer in vervulling kan gaan. Psychische begeleiding is soms gewenst. Een vrouw die al in de overgang zit, zal andere gevoelens hebben. Ze kan het gevoel hebben dat haar vrouw-zijn is aangetast doordat een deel van haar geslachtsorganen is verwijderd.

Als verpleegkundige kun je inspelen op de gevoelens van de patiënte. Stel gerichte vragen over die gevoelens om haar te kunnen helpen met de verwerking. Ook de partner speelt een rol in deze situatie: deze zal de gevoelens van zijn vrouw niet altijd herkennen en begrijpen. Het is belangrijk dat de partner goed blijft communiceren met zijn vrouw. De verpleegkundige kan dit stimuleren en zo nodig medisch-maatschappelijk werk aanbieden.

2.8.4 Sterilisatie

In Nederland worden per jaar ongeveer tienduizend sterilisaties bij vrouwen uitgevoerd.

Sterilisatie bij de vrouw is een vorm van definitieve anticonceptie. Beide eileiders worden afgesloten zodat transport van de eicel naar de baarmoeder niet meer mogelijk is. Omdat het een electieve ingreep is, stelt zij hoge eisen aan de indicatiestelling en de voorlichting.

Enerzijds moet men de vrouw erop wijzen dat het een definitieve vorm van anticonceptie is, en anderzijds dient men te bespreken dat er een kans bestaat op zwangerschap na sterilisatie. De betrouwbaarheid van sterilisatie bij de vrouw is vergelijkbaar met andere vormen van anticonceptie zoals correct toegepaste orale anticonceptie en het progesteron-iud.

STERILISATIE PER LAPAROSCOOP

De meest toegepaste methode is de sterilisatie per laparoscoop. Sterilisatie per laparotomie wordt alleen toegepast als sterilisatie per laparoscoop niet mogelijk is of als de sterilisatie wordt gecombineerd met een abdominale ingreep, bijvoorbeeld een sectio caesarea. Sterilisatie per culdotomie (het vaginaal openen van het cavum Douglasi) wordt nog slechts zelden toegepast. In opkomst zijn de hysteroscopische sterilisatietechnieken, waarbij vanuit het cavum uteri bijvoorbeeld een siliconenplug in de tubae wordt geplaatst.

Bij de laparoscopische sterilisatie sluit men de tubae af met fallopiusringen, filshieclips of door elektrocoagulatie. Als de laparoscoop is ingebracht, moet de tuba over het gehele traject te overzien zijn voordat zij kan worden afgesloten. Dit afsluiten gebeurt in het midisthmische deel, dus niet te dicht bij de overgang naar de uterus en niet te dicht bij de fimbriae. Het midisthmische deel is het slankste gedeelte van de tuba en kan daardoor het best worden afgesloten. Ook hersteloperaties zijn het best mogelijk als de sterilisatie in het midisthmische deel is verricht.

Bij fallopiusringen wordt met een speciaal ontworpen tang een lus van de tuba door een siliconenringetje getrokken, waardoor de tuba wordt afgesloten. Filshieclips zijn klemmetjes die over de tuba worden geplaatst. Bij coagulatie wordt de tuba dichtgebrand. Hierbij onderscheidt men unipolaire en bipolaire coagulatie. Bij unipolaire coagulatie wordt niet alleen het weefsel in de paktang maar ook het weefsel rondom de paktang gecoaguleerd, bij bipolaire coagulatie wordt alleen het weefsel dat zich in de paktang bevindt gecoaguleerd. Meestal zal worden gekozen voor bipolaire coagulatie, omdat hierbij de tuba minder ernstig wordt beschadigd en omdat het veiliger is voor de patiënte.

STERILISATIE PER LAPAROTOMIE

Bij een laparotomie kan gekozen worden voor fallopiusringen of filshieclips, of voor een partiële tubectomie volgens Pomeroy of Uchida. Bij de techniek volgens Pomeroy wordt een deel van de tuba verwijderd en worden de stompen afgesloten met resorbeerbaar hechtmateriaal. Bij de tubectomie volgens Uchida wordt

Figuur 2.14   Filshieclips en fallopiusringen.

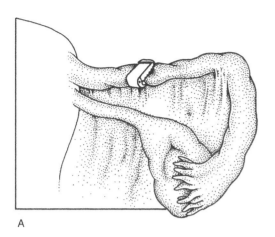
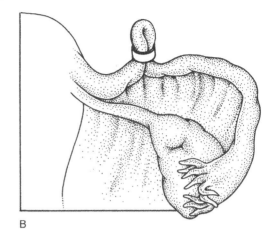

A
B

de uteriene stomp van de tuba in het ligamentum latum gebracht en de distale stomp met niet-resorbeerbaar hechtmateriaal afgesloten.

Bij sterilisatie door middel van een minilaparotomie wordt mediaan in de buik een verticale incisie gemaakt ter hoogte van de fundus uteri. De tubae worden door de incisie naar buiten gebracht en afgesloten.

STERILISATIE PER HYSTEROSCOPIE

Voordeel van de hysteroscopische sterilisatie is dat er geen narcose nodig is. De ingreep vindt poliklinisch plaats. In Nederland kennen we twee methoden.

Bij de Ovabloc®-methode wordt met een hysteroscoop vanuit het cavum uteri een katheter in de eileider geplaatst. Daardoorheen wordt siliconenvloeistof in de eileiders gespoten. De vloeistof stolt en sluit de eileiders af. Na drie maanden wordt met een hysterosalpingogram vastgesteld of de eileiders echt zijn afgesloten; hierna kan de sterilisatie als veilig worden beschouwd. De methode is alleen toepasbaar als de eileiders open zijn. Bij 4% van de geslaagde procedures blijkt in de follow-up dat het siliconenmateriaal uitgestoten of gebroken is.

Bij de Essure©-methode, die sinds 2003 in Nederland wordt uitgevoerd, wordt met een hysteroscoop vanuit het cavum uteri een soort veertje van nitinol (een legering van nikkel en titanium) in de eileiders geplaatst. In dit veertje bevinden zich miniscule polyester vezeltjes. Door de aanwezigheid van deze vezeltjes groeien de eileiders als het ware dicht. Na drie maanden wordt gecontroleerd of de eileiders inderdaad volledig zijn afgesloten. Als dat inderdaad het geval is, is de operatie geslaagd en is herstel van de vruchtbaarheid niet meer mogelijk. De ervaring met hysteroscopische sterilisaties is nog beperkt, maar met name de ervaring met de Essure©-methode neemt snel toe.

SPIJT NA STERILISATIE EN HERSTELOPERATIES

Vóór een sterilisatie dient de arts zich ervan te vergewissen dat de vrouw bewust en vrijwillig afstand doet van de mogelijkheid tot zwangerschap. Hij legt uit dat de ingreep in principe definitief is en dat herstel van de vruchtbaarheid, als dat al mogelijk is, aanzienlijk moeilijker is dan de sterilisatie zelf.

Hoe goed de voorlichting ook is, toch heeft 20% van de gesteriliseerde vrouwen op enig moment spijt van de sterilisatie. Risicofactoren zijn: jonger dan 30 jaar op het moment van de sterilisatie, geen vaste relatie op het moment van de sterilisatie, sterilisatie post partum of in het kraambed, sterilisatie als het jongste kind jonger dan 3 jaar is en sterilisatie uitgevoerd in combinatie met andere ingrepen.

Drie procent van de gesteriliseerde vrouwen verzoekt om een hersteloperatie. De kans op herstel is sterk afhankelijk van de resterende tubalengte en van de plaats waar de tuba is onderbroken. De kans is het grootst als het middelste deel van de tuba is vernietigd, en groter naarmate het vernietigde deel korter is. Filshieclips vernietigen 5 mm van de tuba, fallopiusringen en andere methoden meer dan 2 cm. Als men een zogenoemde istmisch-istmische anastomose kan maken is de kans op een intra-uteriene zwangerschap 85% en de kans op een EUG 2%.

Na hysteroscopische sterilisatie is herstel niet mogelijk. Wel kunnen deze vrouwen zwanger worden door middel van in-vitrofertilisatie.

VERPLEEGKUNDIGE ASPECTEN

De verpleegkundige moet in de anamnese vragen naar de reden van de sterilisatie en de situatie van de patiënte, omdat deze van belang zijn voor de emotionele gevolgen van de ingreep. Ook kan de verpleegkundige met de patiënte bespreken of de keuze voor sterilisatie haar eigen besluit is. Een sterilisatie op medische gronden in verband met een contra-indicatie voor zwangerschap zal bij een vrouw met kinderwens andere gevoelens teweegbrengen dan bij een patiënte die al een compleet gezin heeft.

Sinds juni 2004 worden sterilisatie en refertilisatie niet meer vergoed in het basispakket. De meeste zorgverzekeraars vergoeden beide operaties wel volledig wanneer de vrouw een aanvullende verzekering heeft.

2.9 Uterusoperaties

2.9.1 *Subtotale uterusextirpatie*

INDICATIE

Als de indicatie voor een hysterectomie niet van oncologische aard is, is een totale uterusextirpatie niet altijd nodig en kan de cervix in situ gelaten worden. Daar kunnen technische redenen voor zijn (de cervix kan niet zonder operatierisico bereikt worden, of meenemen van de cervix zou de operatieduur onnodig verlengen), of subjectieve redenen van de patiënte.

Er is veel geschreven en gesproken over het belang van een intacte cervix voor het voorkomen van een topverzakking en vooral over het verlies van seksuele gevoelens, maar uit onderzoek is geenszins gebleken dat het sparen van de cervix om die redenen voordeel biedt. Het in situ laten van de cervix is uiteindelijk vooral een subjectieve beslissing. Zeker is wel dat het gevoel vrouw te zijn kan worden aangetast door de verwijdering van een orgaan dat kenmerkend is voor de voortplantingsfunctie.

PROCEDURE

De operatie is eigenlijk precies dezelfde als bij de hieronder beschreven totale uterusextirpatie, alleen wordt op het laatst de cervix en niet de vagina doorgenomen. Om te voorkomen dat nog een restje endometrium achterblijft in de resterende cervix, dat aanleiding zou kunnen geven voor toch nog maandelijkse bloedingen, wordt de cervix van binnenuit uitgeboord of gecoaguleerd. De doorgesneden cervix wordt met oplosbaar hechtmateriaal gesloten.

POSTOPERATIEVE ZORG

Deze verschilt niet van die na een totale uterusextirpatie, met dien verstande dat vaginatopabcessen veel minder vaak voorkomen doordat de vagina niet geopend wordt. Omdat de cervix intact blijft, moeten deze patiënten er expliciet aan herinnerd worden dat zij gehoor moeten blijven geven aan de oproepen van het Bevolkingsonderzoek Baarmoederhalskanker.

2.9.2 Totale uterusextirpatie

INDICATIE

De baarmoeder wordt – in algemene termen – alleen dan verwijderd indien daardoor verlichting van klachten of verkleining van risico kan worden verkregen. De tijd ligt niet ver achter ons dat een uterusextirpatie (hysterectomie) om andere redenen, zoals psychische redenen en sterilisatiewens, werd uitgevoerd. De zorgverlener moet er rekening mee houden dat, al dan niet als gevolg van de praktijken uit het verleden, de vrouw aan wie zo'n ingreep wordt voorgesteld zich ongerust maakt over de indicatie en noodzaak ervan. Alvorens tot de ingreep te besluiten verdient het daarom aanbeveling zorg te dragen voor goede voorlichting, ampele bedenktijd en het aandragen van eventuele alternatieven. Indicaties voor hysterectomie kunnen zijn:

- goedaardige afwijkingen aan de baarmoeder, zoals vleesbomen (myomen);
- mechanische bezwaren (bijvoorbeeld druk op de blaas van een grote uterus myomatosus);
- hormonaal bepaalde en medicamenteus niet goed te behandelen bloedingsproblemen;
- verzakking (prolaps);
- (voorstadia van) kwaadaardigheid (endometrium- en cervixcarcinoom, sarcoom).

PROCEDURE

Doorgaans wordt de gehele baarmoeder weggenomen, inclusief lichaam (corpus) en hals (cervix). De ingreep kan op klassieke wijze plaatsvinden via een buiksnede (mediane incisie of pfannenstielincisie) of via de vagina, maar wordt steeds vaker geheel laparoscopisch uitgevoerd – totale laparoscopische hysterectomie (TLH) – of in combinatie met de vaginale methode: laparoscopisch geassisteerde vaginale hysterectomie (LAVH)}. In ieder geval wordt zo dicht mogelijk langs de uterus gewerkt om te voorkomen dat de omliggende structuren, zoals blaas, ureters en rectum, beschadigd worden (zie paragraaf 2.7.3).

Als het niet nodig is om ook de adnexen te verwijderen, dan snijdt men de vaatsteel tussen adnexen en uterus separaat door. Worden de adnexen wél meegenomen, dan blijven ze met de vaatsteel verbonden aan de uterus en wordt de vaatsteel meer proximaal doorgenomen aan de andere zijde van de adnexen. Aan de voorzijde van de uterus wordt de blaas, die gedeeltelijk op de uterus ligt en hiermee verbonden is door losmazig bindweefsel, zorgvuldig van de uterus afgeprepareerd. Aan de achterzijde bevindt zich vlak onder de uterus het rectum, en de operateur moet ervoor zorgen ook hier buiten te blijven. Als de vaatvoorziening links en rechts van de uterus is doorgenomen, hangt de uterus tenslotte alleen nog aan de vaginatop. Hiervan wordt hij afgenomen door de vagina circulair door te snijden. De vaginatop wordt dan óf gesloten met enkele oplosbare hechtingen óf omzoomd. In het laatste geval blijft er een open verbinding van de buikholte naar de vagina bestaan, waardoorheen eventueel oud bloed of ontste-kingsvocht kan draineren.

Uiteraard moet de techniek van uterusextirpatie worden aangepast indien de indicatie kanker is (zie de paragrafen 2.11 en 8.7).

POSTOPERATIEVE ZORG

Direct na de operatie is een blaaskatheter en soms een drain noodzakelijk. Of de patiënte langzaam of snel gemobiliseerd kan worden, hangt af van de gebruikte operatietechniek: laparotomie of laparoscopie. Meestal wordt zij ontslagen op de zesde, respectievelijk derde dag na de operatie. Met name indien patiënte niet zo snel gemobiliseerd wordt, moet men aandacht besteden aan tromboseprofylaxe: subcutane injecties met laagmoleculaire heparine, passieve en actieve mobilisa-tie in bed, en bij een verhoogde kans op trombose eventueel ondersteunende maatregelen met statische of dynamische steunkousen.

Bij ontslag krijgt de patiënte het advies gedurende zes weken niet zwaar te tillen en geen intravaginaal seksueel contact te hebben. Na enkele weken kan er opnieuw wat (vers) bloedverlies optreden als gevolg van het oplossen van de hechtingen door de vaginatop. Blaasontsteking (cystitis) is een vaak optredende complicatie na deze operatie. Bij koorts, malaise en/of buikpijn – zeker als deze ongeveer één week na de ingreep optreedt – moet een vaginatopabces uitgesloten worden.

VERPLEEGKUNDIGE ASPECTEN

Preoperatief

Het verwijderen van de uterus kan het gevoel van vrouw-zijn aantasten, maar dit hoeft niet. Sta hierbij stil wanneer je de anamnese afneemt. Soms is er nog spra-ke van kinderwens. Het is goed hiervan op de hoogte te zijn.

Postoperatief

De eerste dag postoperatief zal de katheter verwijderd worden en moet de patiën-te na zes uur geürineerd hebben. De drain wordt, na overleg met de arts, verwij-derd zodra deze niet meer productief is.

Let op de stemming van de patiënte. Het verwijderen van de uterus kan als een groot verlies ervaren worden. Het gevoel vrouw te zijn kan aangetast zijn. Er zijn echter ook patiëntes die het een hele opluchting vinden: eindelijk 'dat ding' eruit.

Casus

Mevrouw Janssen is 40 jaar, getrouwd en heeft vier kinderen. De kinderen zijn alle via een keizersnede geboren. Mevrouw wordt opgenomen op de af-deling gynaecologie voor een LAVH. De reden is dat zij hevige menstruaties heeft. Ze heeft verschillende soorten medicatie gebruikt, maar deze hielpen niet afdoende.

Mevrouw wordt op 3 mei geopereerd. Hierna heeft ze veel pijnklachten. Op 4 mei is mevrouw nog erg ziek; ze kan moeilijk naar het toilet lopen. Ver-der is ze misselijk en duizelig. Ondanks de medicatie is de pijn in de buik flink aanwezig. Ze heeft geen koorts en de pols en tensie zijn goed. De tweede dag na de operatie gaat het nog niet lekker en is mevrouw niet op-geknapt. Ze heeft een bolle buik en bij het beluisteren van de peristaltiek   >>

>> hoort men gootsteengeluiden. Een dieet van niets per os wordt voorgeschreven. Men denkt aan een ileus. Er zijn tekenen van infectie door gestegen temperatuur. Men besluit een buikoverzichtsfoto te maken, een echo van de buik, een punctie en laboratoriumonderzoek te laten doen. Op 6 mei moet mevrouw opnieuw voor een operatie. Er wordt een laparotomie uitgevoerd waaruit blijkt dat ze drie darmperforaties heeft ten gevolge van de laparoscopie. De vier sectio's in de voorgeschiedenis zijn, vanwege de adhesies die zich hebben gevormd, een risicofactor voor het ontstaan van een perforatie.

2.9.3 Correcties van liggingsafwijkingen

CORRECTIES VAN RETROVERSIE OF -FLEXIE

Operatieve behandelingen ter correctie van retroversie of -flexie worden niet meer uitgevoerd, behalve ter correctie van een gefixeerde retroflexie. Deze kan aanleiding geven tot buikklachten en diepe dyspareunie (zie paragraaf 6.2). In deze situatie kan na adhesiolyse een antefixatie van de uterus worden overwogen. Adhesiolyse en antefixatie kunnen laparoscopisch worden uitgevoerd.

SUSPENSIEPROCEDURES

Suspensieoperaties worden uitgevoerd ter behandeling van stressincontinentie.

Retropubische blaashalssuspensie volgens Burch
Na opening van de preperitoneaal gelegen ruimte tussen symfyse en blaas, het cavum Retzii, wordt beiderzijds het ligament van Cooper aan de bovenrand van

Figuur 2.15   Colposuspensie volgens Burch.
In het cavum Retzii wordt het para-urethrale weefsel vrijgeprepareerd. De laterale vaginale fornices worden vanuit de vagina gepresenteerd. De positie van de blaas en van de urethra is duidelijk door palpatie van de ballon van de transurethrale katheter die zich in de blaas bevindt. Links en rechts worden para-urethraal enkele hechtingen gelegd die gefixeerd worden aan het ligament van Cooper. Er ontstaat een 'verende' draadsuspensie van het para-urethrale gebied; de transmissie van de intra-abdominale druk is weer adequaat. Aan de linkerzijde is het weefsel te strak tegen het ligament van Cooper aangetrokken (overcorrectie); rechts ontstaat, wanneer de hechting geknoopt wordt zonder verdere tractie, een goede suspensie.

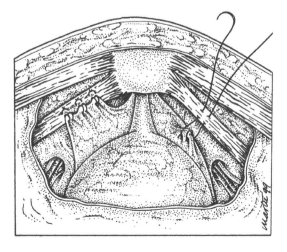

het os pubis geïdentificeerd. De vagina wordt door een toucherende vinger of pelotte opgeduwd waardoor het para-urethrale weefsel kan worden gepresenteerd. Beiderzijds wordt dit weefsel met enkele hechtingen verbonden aan het corresponderende ligament van Cooper, waardoor een urethra- en blaashalselevatie wordt bereikt en het continentiemechanisme wordt hersteld. De operatie volgens Burch kan ook laparoscopisch worden uitgevoerd, maar de resultaten op lange termijn lijken minder gunstig bij deze benadering.

Tension free vaginal tape (TVT)

De TVT-procedure is een minimaal invasieve ingreep waarbij in de vaginavoorwand mid-urethraal een kleine incisie wordt gemaakt. Vervolgens wordt onder het vagina-epitheel naar para-urethraal een klein tunneltje vrijgeprepareerd. Eveneens worden twee kleine huidincisies gemaakt, net boven de symfyse ter weerszijden van de mediaanlijn. Met behulp van een speciale geleider wordt vanuit de vaginale incisie links en rechts langs de urethra een kunststof tape achter de symfyse langs naar de huidincisie geleid. De tape komt op deze wijze spanningsvrij onder de urethra te liggen, als een U-vormige draagband. Op deze wijze wordt een adequate suspensie verkregen. Tijdens de ingreep wordt met behulp van cystoscopie gecontroleerd of geen perforatie van de blaas is veroorzaakt bij het doorvoeren van de sling met de geleider. De langetermijnresultaten lijken vergelijkbaar met de retropubische blaashalssuspensie volgens Burch.

Tension free obturator tape (TOT)

Deze operatie is vergelijkbaar met de TVT-procedure. De draagband wordt bij de TOT-procedure in plaats van achter de symfyse beiderzijds meer naar lateraal

Figuur 2.16   Suspensiesystemen tegen stressincontinentie.

Positie van bandjes die in het kleine bekken kunnen worden aangebracht tegen klachten van stressincontinentie: via het cavum retropubicum (TVT) of via het foramen obturatum (TOT).

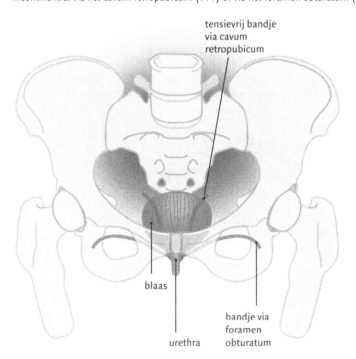

tensievrij bandje
via cavum
retropubicum

blaas

bandje via
foramen
obturatum

urethra

geleid, door het foramen obturatum. Cystoscopische controle tijdens de ingreep is bij de TOT-procedure niet nodig. Het is nog niet zeker of de langetermijnresultaten van de TOT even goed zijn als die van de TVT.

De keuze voor een specifieke operatie is afhankelijk van de anatomische situatie, de leeftijd van de patiënte, de expertise van de operateur en uiteraard de wens van de patiënte. Ook is van belang of het een eerste operatie is of een recidief betreft.

PESSARIUMTHERAPIE

Pessariumbehandeling wordt vooral overwogen bij oudere vrouwen die niet meer geopereerd willen worden of bij wie operatie een te hoog risico met zich meebrengt. Ook bij een geringe prolaps kan een pessarium worden overwogen. Bij jonge vrouwen komt pessariumbehandeling in aanmerking wanneer er nog sprake is van kinderwens.

Figuur 2.17   Drie soorten pessaria.
Van boven naar beneden: urethrapessarium, donutpessarium en modelleerbaar hodgepessarium met steunvlak.

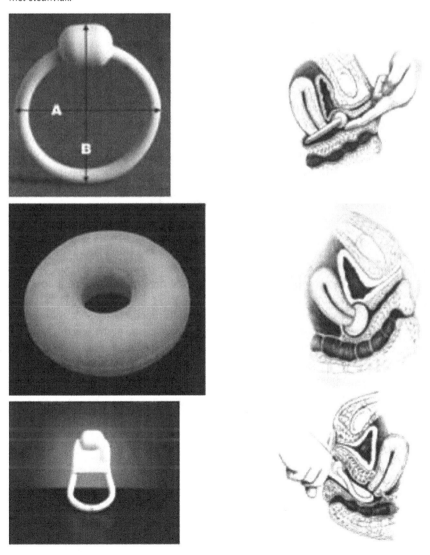

Pessariumbehandeling kan zinvol zijn bij een cystokèle, descensus uteri of stress-incontinentie. Er zijn meerdere typen pessaria verkrijgbaar van porselein of kunststof, deels met een eigen indicatiegebied. Pessariumbehandeling is vaak weinig zinvol bij een recto- en/of enterokèle en bij een zwakke bekkenbodem. Een goed passend pessarium wordt door de vrouw niet gevoeld. Een pessarium dient minimaal enkele malen per jaar te worden gereinigd, waarbij ook controle op decubitus plaatsvindt. Decubitus ten gevolge van chronische druk door het pessarium wordt vooral gezien in de achterste fornix. Andere veel voorkomende bijwerkingen zijn fluorklachten en bloedverlies ten gevolge van irritatie van de vaginawand.

VERPLEEGKUNDIGE ASPECTEN

Preoperatief
De preoperatieve zorg is afhankelijk van het soort ingreep. Bij de medische anamnese is het belangrijk duidelijk te krijgen dat het om stressincontinentie gaat en niet om urge-incontinentie. Als verpleegkundige is het goed om te weten dat er voordat de patiënte op de afdeling komt vaak al meerdere alternatieven geprobeerd zijn, zoals het aanmeten van een pessarium. Er gaat vaak lange tijd overheen voordat men overgaat tot opereren, en dit kan ervoor zorgen dat mevrouw gespannen is en hoge verwachtingen heeft of juist moedeloos is geworden.

Postoperatief
De postoperatieve zorg is de gebruikelijke postoperatieve zorg na een vaginale of laparoscopische ingreep. Na deze ingrepen is het van belang om extra alert te zijn op de urineproductie. Het katheterisatiebeleid na een suspensieprocedure is gelijk aan het beleid na een voorwandplastiek (zie paragraaf 2.6.10). Ook moet er gelet worden op symptomen van het aanprikken van de blaas als mogelijke complicatie. De urine is dan vermengd met bloed.
Na de ingreep moet de patiënte geadviseerd worden met regelmaat te urineren. Soms treedt nog ongewild urineverlies op. In de eerste dagen en weken na de ingreep ontstaat soms een nieuwe klacht: urge-incontinentie. De patiënte heeft dan zeer vaak aandrang om te urineren. Meestal is dit tijdelijk, maar een enkele keer niet. Het is een complicatie die ook bij andere incontinentieoperaties voorkomt.
De TVT-ingrepen zijn vaak poliklinische behandelingen. Wat met name belangrijk is, is dat de patiënte binnen drie uur geürineerd heeft.
Als advies voor thuis moet men de patiënte aanraden met regelmaat te urineren. De patiënte moet goed drinken, en niet denken dat zij minder mag drinken zodat zij minder vaak naar het toilet hoeft. Het is van belang om met regelmaat te urineren om uitrekking van de blaas en eventuele beschadiging aan het operatiegebied te voorkomen. De patiënte moet de tijd nemen op het toilet en goed uitplassen.

Casus
Mevrouw Booms is 39 jaar, getrouwd en heeft twee dochters van 5 en 7 jaar. Na haar eerste bevalling kreeg ze last van urine-incontinentie. Hier maakt ze zich niet zo veel zorgen om, omdat het vaker voorkomt na een bevalling. >>

>> Maar na de tweede bevalling wordt het ongewilde urineverlies erger. Bij alles wat ze doet verliest ze urine. Hoesten, lachen, tillen en rennen lukken niet zonder urineverlies. Mevrouw laat zich niet kennen en gaat door met haar dagelijkse bezigheden. Sporten doet ze echter niet meer en ook met vrijen werkt de incontinentie belemmerend.

Na een half jaar besluit mevrouw Booms naar de huisarts te gaan. Deze stuurt haar door naar de uroloog, die haar na een aantal consulten naar een gynaecoloog verwijst. Daar wordt een cystokèle vastgesteld. In overleg met de gynaecoloog besluit mevrouw een TVT en een voorwandplastiek te ondergaan. Zij houdt acht weken rust na de operatie en heeft daarna geen klachten meer.

Mevrouw is erg blij dat ze de operatie heeft ondergaan. Ze ervaart dat stressincontinentie geen 'oudevrouwenkwaal' is en dat meer vrouwen klachten hebben dan ze van tevoren had gedacht.

2.9.4 Myoomenucleatie

Vleesbomen (myomen) in de spierwand van de baarmoeder komen voor bij wel 30% van de blanke vrouwen en bij meer dan 50% bij zwarte vrouwen. Ze worden ingedeeld naar hun ligging, die met behulp van echoscopie gemakkelijk bepaald kan worden. Met name de vleesbomen die (bijna) in het cavum uteri groeien, kunnen aanleiding geven tot overmatig bloedverlies, buikpijn en onvruchtbaarheid. In zulke gevallen is behandeling wenselijk.

De initiële behandeling bestaat uit het al dan niet medicamenteus beteugelen van het bloedverlies en eventueel een (anti)hormonale injectie. Als de vleesbomen klein zijn en onder het endometrium liggen, kunnen ze vaak hysteroscopisch via de cervix worden verwijderd. Zijn de vleesbomen groter of liggen ze dieper in de baarmoederwand, dan zal een buikoperatie nodig zijn. De vleesbomen worden dan via een incisie in de baarmoeder uitgepeld, waarna de wond weer wordt gesloten. Deze ingreep kan laparoscopisch gebeuren of via laparotomie. Gezien het grote wondoppervlak in de uterus kan er ruim bloedverlies optreden. De nieuwe operatietechnieken zoals selectieve embolisatie geven deze complicatie niet.

VERPLEEGKUNDIGE ASPECTEN

Preoperatief
Naast de algemene preoperatieve zorg moet de verpleegkundige tijdens de anamnese aandacht besteden aan de reden van de operatie, de klachten als gevolg van de myomen, de operatie zelf en eventuele complicaties als gevolg van de operatie. Daarbij moet men nagaan of de patiënte de informatie ontvangen heeft, en deze eventueel aanvullen. Myomen worden vaak bij toeval ontdekt, en met name bij vrouwen die (nog) geen kinderen hebben. Veelvoorkomende klachten als gevolg van de myomen zijn dysmenorroe en hypermenorroe. Als gevolg van bloedarmoede kan de patiënte zich vermoeid en kortademig voelen. Een enkele keer komt het voor dat er sprake is van lage rugpijn, pijn bij de mictie en dyspareunie.

De patiënte moet goed geïnformeerd worden over deze operatie. Het kan namelijk voorkomen dat tijdens de operatie veel bloedverlies optreedt en er besloten moet worden de gehele uterus te verwijderen. Een andere complicatie bij myoomenucleatie is het ontstaan van adhesies die de kans op zwangerschap kunnen verkleinen.

Postoperatief
De postoperatieve zorg na een myoomenucleatie komt overeen met die na een laparoscopische ingreep. Wanneer de ingreep is overgegaan in een uterusextirpatie, hangt de nazorg af van de manier waarop de uterus verwijderd is. Bij een uterusextirpatie moet de verpleegkundige postoperatief extra aandacht besteden aan de psychische gevolgen voor de patiënte. Wanneer de zorg verder gaat dan het verpleegkundig handelen, moet er doorverwezen worden. Te denken valt aan een seksuoloog, psycholoog of medisch-maatschappelijk werkende.
Afhankelijk van het hemoglobinegehalte postoperatief zal de patiënte ijzertabletten of een bloedtransfusie moeten krijgen.

Casus

Mevrouw Postjes is 50 jaar en Jehova's getuige. Mevrouw heeft grote myomen die verwijderd moeten worden en daarom ondergaat zij een myoomenucleatie. Tijdens de operatie treedt er veel bloedverlies op en wordt er gekozen voor een abdominale uterusextirpatie. Mevrouw komt terug van de operatie en heeft 1,5 liter bloed verloren. Ze heeft nadrukkelijk aangegeven geen bloed te willen in verband met haar geloofsovertuiging. De verpleegkundige doet de controles in verband met bleek zien en zweten. De temperatuur is 37,5 °C, de pols 120 en de tensie 90/50. Mevrouw voelt zich niet goed en vloeit ruim. De controles worden regelmatig gedaan en er wordt geconstateerd dat de pols blijft stijgen en de tensie daalt. Mevrouw moet worden opgenomen op de intensive care.

Verwerkingsvragen
- Welke overwegingen waren er om deze mevrouw wel te opereren? Welke argumenten pleiten tegen opereren?
- Ga na welk beleid in jouw ziekenhuis gevoerd wordt met betrekking tot het weigeren van bloedtransfusies.
- Welke gedachten en gevoelens komen er bij jou boven? In hoeverre bepalen ze je handelen?
- Welke interventies zou jij, in deze situatie op dit moment, voorstellen?

2.10 Vaginale oncologische ingrepen

2.10.1 *Eenvoudige vulvectomie*

INDICATIE
- Premaligne afwijking (met vulvaire intra-epitheliale neoplasie (VIN)).
- Cosmetische redenen (dan meestal slechts labiumcorrectie), zie paragraaf 2.4.3.

PROCEDURE

Alleen de oppervlakkige huid wordt weggenomen, de clitoris wordt gespaard. In het algemeen kan de huid primair worden gesloten zónder gebruik te maken van huidlappen. Meestal zal voor korte tijd een draintje worden achtergelaten.

POSTOPERATIEVE ZORG

Na een eenvoudige vulvectomie kan als regel de katheter à demeure snel verwijderd worden. De wond wordt zo nodig droog verbonden. Vulvaoperaties geven in het algemeen opmerkelijk weinig pijnklachten.

2.10.2 Radicale vulvectomie

INDICATIE

- Vulvacarcinoom.
- Melanoom van de vulva (zeldzaam).

PROCEDURE

Bij deze operatie wordt – als bij elke oncologische ingreep – getracht de tumor zo ruim mogelijk te verwijderen, met medenemen van alle weefsel waarin de tumor zich kan verspreiden. Bij tumoren van de vulva betekent dit dat niet alleen de tumor zelf maar ook de vulvahuid eromheen, alsmede het onderliggende vetweefsel én de lymfeklieren uit de lies, moeten worden weggenomen.

Tot voor kort werden al deze weefsels als één geheel weggenomen en bleef er een grote wond over, die vaak moeizaam genas. Tegenwoordig past men de uitgebreidheid van de ingreep aan aan de individuele patiënt:

- alleen een ruime excisie, direct rond de tumor, bij zeer kleine tumoren;
- alleen vulvectomie aan één kant indien de tumor zich niet dicht bij het midden bevindt (en er dus weinig kans is op doorgroei naar de vulva aan de andere kant). In dit geval kan de clitoris vaak gespaard blijven;
- een vulvectomie aan beide kanten, waarbij dan meestal de clitoris, die hier tussenin ligt, moet worden meegenomen. Niet zelden kan de wond alleen gesloten worden door gebruik te maken van huidflappen, meestal afkomstig van de binnenzijde van het bovenbeen;
- in alle gevallen zal minstens een poortwachterklierprocedure moeten plaatsvinden om lymfeklieruitzaaiingen naar de liezen uit te sluiten;
- als er lymfeklieruitzaaiingen blijken te zijn of indien er geen poortwachterklieren kunnen worden ontdekt, kan een totale lymfadenectomie noodzakelijk zijn, met verwijdering van alle lymfeklieren in beide liezen (lieskliertoilet).

POSTOPERATIEVE ZORG

Een radicale vulvectomie leidt om verschillende redenen vaak tot wondproblemen:

- de patiëntes zijn vaak op leeftijd;
- ze hebben relatief vaak diabetes mellitus;
- het gebied smet makkelijk;
- de wonden zijn groot, met vaak slecht doorbloede huid(lappen);
- als gevolg van gestoorde lymfeafvloed treden vaak lymfoedeem en ontsteking op.

Mobilisatie is vaak een probleem. Drains moet men bij voorkeur vacuüm houden, zodat de wondoppervlakken goed tegen elkaar liggen en er geen lymfokèle ontstaat. Zolang er nog oedeem bestaat, moet de katheter à demeure in situ blijven.

Er moet goed gelet worden op het *uiteenvallen van de wond*. Deze wonddehiscentie treedt bij ongeveer een derde van de patiëntes na enkele dagen op. Goed schoonhouden bevordert de zogenoemde secundaire wondgenezing. Op de lange duur geeft dit eigenlijk altijd in alle gevallen een goed cosmetisch en functioneel resultaat.

Tevens moet men goed opletten dat er geen *roodheid* ontstaat, als teken van ontsteking. Dit kan in enkele uren gebeuren en moet snel met antibiotica behandeld worden.

Uiteraard betekent een radicale operatie in dit gebied veel voor een vrouw. Zij moet gesteund worden in het waarnemen en accepteren van de wond en later het litteken, en van de functionele gevolgen. Wat dit laatste betreft is er, ook bij oudere vrouwen, aandacht nodig voor het zelfbeeld, dat aangetast wordt als gevolg van de verminkende ingreep, voor de uitval van de clitoris en waarmee het clitorale orgasme bemoeilijkt wordt maar wel mogelijk blijft, en ook voor de veranderde anatomie waardoor naast seksuele disfunctie (zie ook paragraaf 11.7.3) ook mictieproblemen kunnen optreden in de zin van 'sproeien'.

VERPLEEGKUNDIGE ASPECTEN

Patiënten die worden opgenomen voor een chirurgische behandeling vanwege een vulvacarcinoom moeten rekening houden met een opnameduur van een aantal weken, eventueel nog langer bij patiënten met een slechtere lichamelijke conditie. Bijvoorbeeld vaataandoeningen en diabetes kunnen leiden tot een vertraging in het genezingsproces. Tijdens de verpleegkundige anamnese moet extra aandacht besteed worden aan de huidige thuissituatie. Patiënten hebben na de opname meestal uitgebreide thuiszorg nodig op het gebied van wondverzorging en huishoudelijke hulp. Tevens moet men uitgebreid stilstaan bij het psychosociale aspect van de ingreep. Patiënten zijn vaak bang en onzeker over de operatie en het verloop van de verdere ziekte. Ook hebben zij vaak last van schuldgevoelens omdat ze de klachten al veel langer hadden. De mogelijkheid van psychosociale ondersteuning door een medisch-maatschappelijk werker kan al tijdens de anamnese met de patiënte besproken worden. Uitgebreide voorlichting omtrent de operatie en de daaropvolgende dagen kan de patiënte wat minder angstig maken.

Preoperatief

De specifieke preoperatieve zorgverlening is erop gericht om veelvoorkomende postoperatieve complicaties te voorkomen. Ter voorkoming van lymfoedeem krijgen patiënten voor de operatie reeds elastische kousen aangemeten. De arts spreekt meestal een tromboseprofylaxe af, bijvoorbeeld in de vorm van fraxiparine of heparine.

Omdat patiënten met een vulvacarcinoom meestal ouder dan 60 jaar zijn en door de langdurige immobilisatie na de operatie een verhoogd risico hebben voor de ontwikkeling van decubitus, moet er zo mogelijk een antidecubitusmatras voor de patiënte worden geregeld.

Sommige operateurs stellen het op prijs als de patiënte preoperatief geschoren wordt. Men moet dan in de omgeving van de tumor zéér voorzichtig te werk gaan.

Postoperatief

Het voornaamste aandachtspunt na een operatie vanwege een vulvacarcinoom is regelmatige controle van de vitale functies. Dit is echter niet het enige. De patiënte komt na de operatie terug op de afdeling met een katheter à demeure, bedoeld om het wondgebied zo droog mogelijk te houden en irritatie door urine te voorkomen. De katheter blijft meestal enkele dagen in situ totdat de vulvawond zo veel mogelijk gesloten is. Goede observatie van de diurese gedurende de eerste dagen is bedoeld om eventuele onder- of overvulling vroegtijdig te signaleren.

Bij een lieskliertoilet krijgt de patiënte twee redondrains. Het is belangrijk hierbij de productie van het wondvocht goed te noteren. Zo kunnen eventuele belemmeringen in de afvoer van wondvocht bijtijds worden gesignaleerd. Verstopping van een redondrain kan de wondgenezing ongunstig beïnvloeden. De drains blijven meestal ongeveer een week op hun plaats, totdat de afvloed van lymfevocht beperkt blijft tot enkele tientallen milliliters per 24 uur.

De lieswonden worden luchtig afgedekt met gaas. Minimaal tweemaal per dag moeten deze gazen aseptisch worden verschoond. Bij de wondverzorging moet men letten op zwelling, hematomen en het ontstaan van wonddefecten en/of infecties.

Gezien de leeftijd van de patiënten dient men zo snel mogelijk te starten met het mobiliseren om complicaties van bedrust te voorkomen. Patiënten met een lieskliertoilet dienen licht gebogen te mobiliseren om niet te veel druk op de lieswonden uit te oefenen. In bed kan de fowlerligging er tevens voor zorgen dat de lieswonden zo min mogelijk onder druk komen te staan.

Als er dicht in de omgeving van het rectum is geopereerd moeten defecatieproblemen worden voorkomen door een vezelrijk dieet en zo nodig een laxans.

Lymfoedeem

Na een lieskliertoilet kan er na korte of langere tijd (soms snel na de behandeling, soms pas na een aantal jaar) lymfoedeem in de benen ontstaan. Het is van groot belang de patiënte goed voor te lichten over bepaalde regels die zij preventief in acht moet nemen. Elke beschadiging van de lymfebanen kan het evenwicht in de lymfecirculatie verstoren en lymfoedeem tot gevolg hebben. Belangrijke aandachtspunten zijn:

- voorkom wondjes aan voeten en benen (niet injecteren in de benen, goede voetverzorging via pedicure);
- vermijd hoge temperaturen (ga niet naar de sauna en niet met de benen in de volle zon zitten);
- vermijd lang staan; lopen is prima;
- draag bij vochtophoping in de benen op maat gemaakte elastische kousen.

NAZORG

Omdat tijdens een vulvectomie schade aan de urethra kan ontstaan, kunnen de richting van de urinestraal of de wijze van urineren na de operatie veranderd zijn. Men moet de patiënte uitleggen dat dit door de operatie komt en niet ernstig is.

De totale wondgenezing neemt meestal een aantal weken in beslag. De vulvawond en de lieswonden genezen niet altijd primair: dan gaan patiënten met nog niet geheel gesloten wonden naar huis.

Voor het acceptatieproces is het erg belangrijk om de patiënte te betrekken bij de wondverzorging. Zij hoeft niet meteen al de eerste dag zelf de wonden te bekijken, maar als je als verpleegkundige de patiënte vertelt wat je ziet, wat je doet en waarom, bereid je haar voor op de uiteindelijke confrontatie met haar spiegel-beeld. Die eerste confrontatie met de wond is meestal een emotionele gebeurte-nis. Je kunt met de patiënte bespreken wanneer die eerste confrontatie zal plaats-vinden, en eventueel haar partner hierbij betrekken. Belangrijk is ook dat de eerste confrontatie met de wond nog tijdens de opname plaatsvindt. Patiënten zijn soms erg angstig voor de eerste aanblik. Het is dan belangrijk na te vragen waar zij bang voor is, zodat je eventuele waandenkbeelden omtrent de wond kunt ontkrachten.

De verpleegkundige nazorg voor patiëntes met een vulvacarcinoom is dus vooral gericht op de confrontatie met en acceptatie van de wond. Ook de verwerking van het ziekteproces verdient echter zeker aandacht. De onzekerheid omtrent de uit-slag, en de lange weg die zij meestal nog moet gaan, vergt zowel geestelijk als lichamelijk veel van een patiënte. Verpleegkundigen die werken met kankerpa-tiënten hebben een belangrijke rol in de psychosociale begeleiding van de patiën-te en haar naasten. Laagdrempeligheid is van groot belang, de patiënte moet het gevoel hebben dat zij altijd bij de verpleegkundige terecht kan. Zo nodig moet de verpleegkundige de mogelijkheid van maatschappelijk werk of psychologische ondersteuning voorleggen aan de patiënte. De verwerking van kanker is een ingrijpend proces; de patiënte hoeft daar niet alleen in te zijn.

VERPLEEGKUNDIGE ZORG BIJ GYNAECOLOGISCHE RADIOTHERAPIE

Patiënten die een behandeling met radiotherapie ondergaan, moeten goed geïn-formeerd worden over de mogelijke bijwerkingen. Maar zoals vaak het geval is met bijwerkingen, hoeft niet iedere patiënte hier in dezelfde mate mee gecon-fronteerd te worden. Het is belangrijk de patiënte duidelijk te maken dat de ernst en mate van de bijwerkingen geen verband houden met het wel of niet slagen van de behandeling, en dat de bijwerkingen van bestraling meestal reversibel zijn. De bijwerkingen van bestraling van het kleine bekken kunnen de volgende zijn.

- Algehele malaise, waarvan een van de oorzaken is dat bestraling leidt tot een verhoogde weefselafbraak, zodat er veel afvalstoffen in het bloed komen. Het herstellen van het bestraalde weefsel en het opruimen van gedode kankercel-len kost het lichaam veel energie. Ook de spanning en angst over de ziekte en het beloop daarvan kunnen leiden tot extra vermoeidheid.
- Misselijkheid en/of braken, meestal gepaard gaande met gebrek aan eetlust. Mogelijke oorzaken hiervoor zijn de gedeeltelijke bestraling van het spijsver-teringskanaal, emotionele spanning en de verhoogde celafbraak in het bloed.
- Huidreacties, waarvoor met name de liezen, de schaamstreek en het peri-neum extra gevoelig zijn. De lichtste vorm van schade is erytheem, dat tot uiting komt als een rode, warme en gevoelige huid. De huidreactie kan ech-ter erger worden, en in sommige gevallen vormen zich blaren en gaat de huid kapot: men noemt dit natte desquamatie. Meestal is de huid binnen vier tot zes weken na afloop van de bestraling genezen, zelfs als zij kapot is gegaan.
- Haarverlies door bestraling van behaarde lichaamsdelen. Het haarverlies is meestal tijdelijk, maar kan ook blijvend zijn, afhankelijk van de hoeveelheid bestraling op het behaarde lichaamsdeel.
- Blaasklachten zijn het gevolg van irritatie, zwelling of beschadiging van het blaasslijmvlies. De patiënte heeft bijvoorbeeld pijn bij het plassen, blaas-krampen of kan de urine niet ophouden.

- Vaginale klachten zijn het gevolg van irritatie en zwelling van het vaginale slijmvlies en van de slijmvormende klieren. Er kunnen tijdelijke klachten ontstaan, zoals pijn bij het plassen en schimmelinfecties. Sommige klachten kunnen blijvend zijn, hierbij valt te denken aan een vernauwde droge vagina, wat tot problemen kan leiden tijdens de geslachtsgemeenschap.
- Schade aan het darmslijmvlies kan diarree als mogelijk gevolg hebben.

AANVULLENDE VERPLEEGKUNDIGE AANDACHTSPUNTEN

Patiënten met een vulvacarcinoom moeten goed geïnstrueerd worden over het belang van een goede vulvaire hygiëne. Dit is belangrijk tijdens, maar ook na de behandeling. De hiernavolgende aandachtspunten moeten met de patiënte worden besproken om de gevoelige huid van de vulva te verzorgen.

- Houd de vulva zo droog mogelijk.
- Was de vulva zonder zeep of gebruik, indien dit wel gewenst is, in overleg met de arts een zeepvrije wasemulsie die speciaal bedoeld is voor de uitwendige geslachtsorganen.
- Draag katoenen ondergoed.
- Draag niet-knellende kleding.
- Gebruik geen inlegkruisjes.
- Slaap zonder onderbroek.

Seksualiteit

De behandeling van een vulvacarcinoom kan een zeer grote invloed hebben op de seksualiteit van de patiënte. Het is daarom belangrijk om de patiënte te laten weten dat seksualiteit een bespreekbaar onderwerp is in de verpleegkunde. Reeds tijdens het anamnesegesprek kan de verpleegkundige de patiënte vragen of deze seksuele problemen ervaart. Daarnaast is het belangrijk dat zij nagaat of de patiënte de door de arts gegeven informatie over de gevolgen van de behandeling voor de seksualiteit heeft begrepen. Als de patiënte daar prijs op stelt, kan de verpleegkundige aanvullende mondelinge en schriftelijke informatie geven. Wees erop bedacht dat deze vragen ook pas een tijd na de operatie gesteld kunnen worden. Zie verder paragraaf 11.7 voor de specifieke gevolgen van de verschillende behandelingsmethoden.

2.10.3 *Colpectomie*

Verwijdering van (een deel van) de vagina wordt colpectomie genoemd, naar het Griekse woord voor schede, *kolpos*. Deze ingreep heeft bijna altijd ernstige gevolgen voor de seksualiteit, en vaak ook voor de blaas- en endeldarmfunctie.

INDICATIE

Gedeeltelijke of gehele verwijdering van de schede kan noodzakelijk zijn bij:

- aanpassing aan de nieuwe genderidentiteit in het kader van vrouw-man-transseksualiteit;
- premaligne afwijkingen (vulvaire intra-epitheliale neoplasie (VIN), dat wil zeggen dysplasie van het vagina-epitheel);
- vaginacarcinoom;
- recidief carcinoom (dan vaak na endometriumcarcinoom).

PROCEDURE

Bij VIN of een klein toprecidief hoeft vaak alleen de top van de schede verwijderd te worden. Dit kan langs vaginale weg of langs abdominale weg.

Bij een carcinoom vindt als regel een totale colpectomie plaats, waarbij de benadering van zowel vaginale als abdominale kant is. Er kan eventueel gekozen worden voor een reconstructie met darm van de patiënte, meteen of achteraf.

POSTOPERATIEVE ZORG

Mictie- en defecatieproblemen kunnen optreden als gevolg van het afprepareren van de boven de schede gelegen blaas en het daaronder gelegen rectum. Een katheter à demeure is geïndiceerd tot patiënte goed kan uitplassen. Omdat dit vaak enige tijd kan duren, heeft een suprapubische katheter de voorkeur.

2.10.4   Conisatie en diathermische lusexcisie

Tot voor enkele decennia was het wegsnijden van een conus uit de cervix de enige chirurgische behandelingsmogelijkheid voor lokale afwijkingen aan de cervix. Als gevolg van deze ingreep traden vaak complicaties op: dichtgroeien van de baarmoedermond (cervixstenose), wat problemen gaf voor afvloed van menstruatiebloed enerzijds en met zwanger worden anderzijds, maar ook onvoldoende sluitfunctie bij een eventuele zwangerschap (cervixinsufficiëntie) en daardoor vroeggeboorte. Hoewel er nog wel indicaties bestaan voor deze ingreep, zal in het merendeel van de gevallen de behandeling toch bestaan uit diathermische lusexcisie (*large loop excision of the transformation zone*, LLETZ) of laserexcisie. Deze behandelingsmogelijkheden hebben niet de nadelen van een conisatie.

Figuur 2.18   Exconisatie van de portio cervicis uteri.
A Conisatie van de portio cervicis uteri. B Diepe (1) en platte (2) conus.

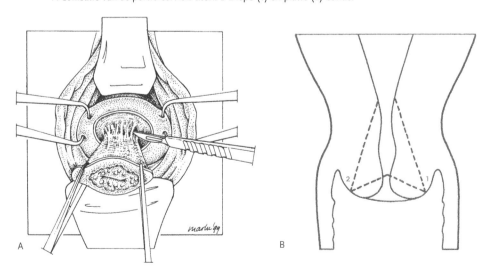

INDICATIES VOOR CONISATIE

- Bij een endocervicale premaligne afwijking (dysplasie van het naar binnen gelegen cilinderepitheel).
- Bij een recidief ectocervicale premaligne afwijking.
- Indien een maligniteit vermoed wordt maar niet zeker is: een biopt kan dan vaak onvoldoende de exacte invasiediepte aangeven.

Bij de genoemde indicaties is het doorgaans voldoende een conusvormig deel uit de cervix te snijden. Acht de operateur dit onvoldoende of onmogelijk, dan kan hij ervoor kiezen de gehele cervix te verwijderen (portioamputatie of trachelectomie).

PROCEDURE CONISATIE

Met behulp van mes en diathermie wordt de cervix kegelvormig uitgesneden. Om het bloeden te stelpen wordt ter weerszijden van de cervix een hechting gelegd, gecoaguleerd en bloedstelpend materiaal achtergelaten.

INDICATIES VOOR DIATHERMISCHE LUSEXCISIE OF LASEREXCISIE

- Dysplasie van het ectocervicaal epitheel (CIN).
- Bloedingen als gevolg van ectropion (uitstulping van het endocervicale epitheel).

PROCEDURE DIATHERMISCHE LUSEXCISIE OF LASEREXCISIE

De lusexcisie wordt doorgaans poliklinisch verricht onder lokale verdoving, maar soms kan locoregionale analgesie of zelfs algehele narcose nodig zijn. Na verdoving wordt met behulp van een elektronische lus of van een laserstraal het gehele gebied na de ingang van de cervix (de transformatiezone) geëxcideerd. Nadat zo nodig het bloeden is gestelpt door middel van coagulatie wordt soms een oplosbare bloedstelpende tampon achtergelaten; zelden is een vaginale tampon noodzakelijk.

Figuur 2.19   Diathermische lusexcisie van de portio cervicis.

A De cervixlaesie is goed zichtbaar; met een lusje wordt het afwijkende weefsel diathermisch weggesneden.

B Langs de rand resteren nog enkele gebiedjes met een afwijkend aspect; deze worden verwijderd.

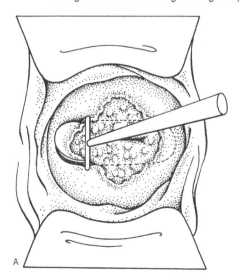
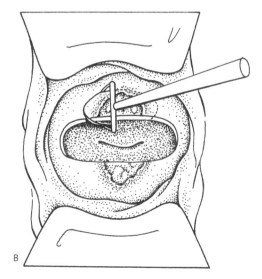

POSTOPERATIEVE ZORG

Als de ingreep al niet poliklinisch geschiedt, kan de patiënte meestal na een dag naar huis. Ze moet erop gewezen worden dat ze wat 'weefsel' kan verliezen. Dat is dan het bloedstelpende materiaal dat tegen de cervix is aangelegd. De eerstvolgende menstruatie is meestal heftiger dan gebruikelijk. Men moet de patiënte afraden tampons te gebruiken of vaginaal seksueel contact te hebben zolang er nog afscheiding is (drie tot zes weken).

2.10.5 Radicale vaginale trachelectomie volgens Dargent

De standaardoperatie voor baarmoederhalskanker is de abdominale radicale hysterectomie volgens Wertheim-Meigs/Okabayashi (zie paragraaf 2.11.1). Deze ingreep heeft als nadeel – speciaal bij jonge vrouwen – dat zwangerschap hierna is uitgesloten. Daniel Dargent (gynaecoloog te Lyon, 1937-2005) zocht naar een mogelijkheid om baarmoederhalskanker radicaal te opereren en tóch de uterus en daarmee de vruchtbaarheid te behouden. Hij ontwikkelde, op basis van reeds bekende technieken, de vaginale radicale baarmoederhalsverwijdering. Hierbij wordt langs vaginale weg wél de cervix tezamen met het omringende steunweefsel verwijderd, maar kan het corpus uteri gespaard blijven en weer teruggehecht aan de vagina. Hoewel een uterussparende ingreep ook mogelijk is via de laparascoop, is die minder logisch en meer traumatisch voor de patiënt.

INDICATIE

Alvorens tot baarmoedersparende radicale verwijdering van de cervix over te gaan, moet aan een aantal voorwaarden worden voldaan:
- er is sprake van een klein cervixcarcinoom;
- er zijn geen uitzaaiingen, met name geen lymfekliermetastasen;
- patiënte heeft kinderwens.

PROCEDURE

Alvorens de trachelectomie uit te voeren, onderzoekt men eerst de lymfeklieren. Omdat de ingreep als regel vaginaal geschiedt, is laparoscopische dissectie van alle bekkenlymfeklieren de meest logische stap. Sommige klinieken hebben ook ervaring met een poortwachterklierprocedure in dit gebied. De poortwachterklier is de lymfeklier die als eerste wordt aangedaan. Een vriescoupe van deze klier wordt onderzocht op maligniteit. Men hoeft dan alleen bij negatieve lymfeklieren over te gaan tot radicale trachelectomie.

Bij de radicale vaginale trachelectomie neemt de operateur via de schede het bovenste deel (1 à 2 cm) van de schede weg, samen met nagenoeg de gehele baarmoederhals en het steunweefsel ter linker- en rechterzijde daarvan (de parametria, waarheen tumorcellen zich eventueel zouden kunnen verspreiden). Bij deze procedure worden ook de blaas en de ureters losgemaakt van de baarmoederhals. Na het uitnemen van de baarmoederhals wordt het bovenste deel van de baarmoederhals, dat is blijven zitten, weer vastgehecht aan de top van de schede. Voordat dit gebeurt, wordt ook nog een bandje ('cerclage') aangebracht rond de rest van de baarmoederhals om te voorkomen dat bij een eventuele zwangerschap voortijdig ontsluiting zou ontstaan. De baarmoederhals wordt hierbij nog voldoende opengehouden om te kunnen menstrueren en zwanger te worden. Zekerheidshalve wordt aan het eind van de operatie een dunne katheter achtergelaten in de opening van de baarmoederhals, die één of twee dagen na de operatie pijnloos verwijderd kan worden.

POSTOPERATIEVE ZORG

In het algemeen herstellen vrouwen na een radicale vaginale trachelectomie sneller dan na een abdominale radicale hysterectomie. De blaasfunctie kan echter ook hier gestoord zijn, en bij het verwijderen van de (suprapubische) blaaskatheter moet men dan ook goed letten op blaasretentie (met behulp van eenmalige katheterisatie of echoscopie).

Mobilisatie is direct mogelijk en, bij afwezigheid van een abdominaal litteken op de laparoscopielittekentjes na, meestal niet pijnlijk. Wel moet men bedenken dat de patiënte, ook al heeft zij geen zichtbare grote littekens, toch een volledige radicale ingreep heeft ondergaan, waarbij zowel de bekkenklieren zijn verwijderd als blaas, ureters en rectum zijn vrijgelegd.

2.11 Abdominale oncologische ingrepen

2.11.1 *Radicale uterusextirpatie*

De radicale hysterectomie, of uterusextirpatie, is vernoemd naar Ernst Wertheim (gynaecoloog in Wenen, 1864-1920), althans voor wat betreft het gedeelte waarbij de baarmoeder zo ruim mogelijk wordt weggenomen. Al in Wertheims tijd echter was het duidelijk dat óók de omringende bekkenlymfeklieren moesten worden verwijderd om een recidief in dat gebied te voorkomen. Omdat Joe Vincent Meigs (gynaecoloog in Boston, 1892-1963) het belang hiervan nog eens onderstreepte, wordt zijn naam vaak toegevoegd aan die van Wertheim en spreekt men doorgaans van de wertheim-meigsoperatie. Vervolgens zijn aan de operatie ook de namen verbonden van Wilhelm Latzko (Oostenrijks gynaecoloog die van Wenen naar New York vluchtte, 1863-1945) en Hidekazu Okabayashi (gynaecoloog in Kyoto), omdat zij de methode zodanig verfijnden dat er met name aan de blaas minder schade ontstaat en een betere lokale controle wordt verkregen. Hoe zij ook wordt uitgevoerd, de operatie heeft tot doel de baarmoederhalskanker zo volledig mogelijk en mét eventuele lymfeklier(micro)metastasen te verwijderen.

INDICATIE

- Cervixcarcinoom dat beperkt is tot de cervix of slechts uitbreidt naar de vaginatop.
- Ingroei van baarmoederkanker in de baarmoederhals.

PROCEDURE

Anders dan bij een gewone hysterectomie wordt bij de radicale uterusextirpatie juist niet vlak op de uterus geprepareerd, maar wordt het gehele steunweefsel rondom de cervix vrijgelegd en meegenomen. Bovendien worden ook alle bekkenlymfeklieren verwijderd. Aldus wordt alle weefsel meegenomen waarin zich eventuele beginnende uitzaaiingen kunnen nestelen. De radicale techniek betekent wel dat nabijgelegen structuren zoals blaas, rectum en ureters vrijgelegd moeten worden. De kans op complicaties zoals de volgende is dan ook groter.

- Blaasletsel tijdens de operatie of – als gevolg van necrose – postoperatief.
- Ureterletsel tijdens de operatie of – als gevolg van necrose – postoperatief.
- Rectumletsel tijdens de operatie of – als gevolg van necrose – postoperatief.

- Overmatig bloedverlies.
- Ophoping van lymfevocht in de onderste extremiteiten (lymfoedeem) of in het kleine bekken (lymfokèle).
- Beschadiging van de zenuwen die blaas en rectum verzorgen, waardoor blaasledigingsstoornissen en obstipatie ontstaan.

De wertheim-meigs-okabayashi-operatie wordt meestal uitgevoerd via een mediane incisie tussen symfyse en navel, maar men volgt ook wel de procedure volgens Ernest Maylard (chirurg te Glasgow, 1855-1947), waarbij men een dwarse incisie onder in de buik maakt en de rechte buikspieren (musculi recti) doorneemt om meer operatieruimte te creëren. Laatstgenoemde toegangsweg heeft cosmetische voordelen en geeft ook een goed zicht op het operatieterrein in het kleine bekken. Aan het einde van de operatie wordt vaak bloedstelpend materiaal in de vorm van cellulosepluis of cellulosematjes achtergelaten. Dit materiaal vormt een skelet voor de stolsels en bevordert ook de stolling zelf. Drains blijken geen nut te hebben om lymfokèles of infecties te voorkomen, en worden dan ook doorgaans niet gebruikt. Bij een maylardincisie legt men wel een drain tussen de buikspieren om een zogenoemd subfasciaal hematoom te voorkomen. De spieren worden niet terug aan elkaar gehecht maar groeien vanzelf naar elkaar toe. Omdat de blaasfunctie als gevolg van het geheel vrijleggen van blaas en rectum de eerste dagen na de operatie gehinderd is, wordt een suprapubische blaaskatheter ingebracht. Deze biedt de mogelijkheid om na spontane mictie eenvoudig de blaasretentie te controleren en geeft weinig hinder als hij langer – zelfs thuis

Figuur 2.20   Preparaat van een radicale hysterectomie.
Boven de cervix (waaraan nog juist de tumor zichtbaar is) en links en rechts daarvan zijn de parametria uitgestrekt. Bovenaan het baarmoederlichaam zijn hechtingen geplaatst rond de stompen van de eileiders.

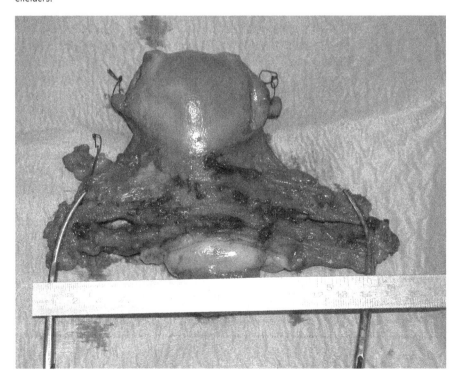

– zou moeten blijven zitten. In de toekomst kunnen zenuwsparende operatie-technieken er hopelijk voor zorgen dat ontledigingsstoornissen minder vaak voorkomen. De nieuwe technieken hebben tot nu toe wél een onomstotelijk gunstig effect op de instandhouding van de vaginale seksuele respons, maar of de blaas- en rectumfunctie intact blijven, moet nog blijken.

Helaas moet zo'n 20% van de patiënten na een wertheim-meigs-okabayashi-operatie nabehandeld worden met chemoradiatie, een combinatie van tegelijk gegeven chemotherapie én radiotherapie. Dit is meestal nodig omdat er positieve – dat wil zeggen kankercellen bevattende – lymfeklieren zijn aangetroffen, soms omdat de tumor is doorgegroeid tot bij of in de parametria. Een niet te verwaarlozen groep patiënten krijgt dus te maken met de nadelige gevolgen van zowel de radicale chirurgie als de chemoradiatie.

Helaas zijn lymfekliermetastasen niet betrouwbaar vast te stellen met beeldvormende technieken zoals CT en MRI. Als men voorafgaand aan de operatie een laparoscopische lymfeklierdissectie zou uitvoeren, aangevuld met een poortwachterklierprocedure zoals die bij andere tumoren al gebruikelijk is, zou men de patiëntes kunnen identificeren die toch chemoradiatie moeten hebben en dus geen radicale uterusextirpatie hoeven te ondergaan. Deze benadering wordt in Nederland helaas nog weinig toegepast.

POSTOPERATIEVE ZORG

De belangrijkste aandachtspunten na een radicale hysterectomie zijn preventie van:
- trombose;
- lymfoedeem;
- blaasretentie.

Ter preventie van trombose krijgt de patiënte subcutane injecties met laagmoleculair heparine, passieve én actieve mobilisatie in bed, en eventueel statische of dynamische steunkousen ter ondersteuning. Vlotte mobilisatie is in dit kader ook van groot belang. De blaasfunctie kan gestoord zijn en bij het verwijderen van de (suprapubische) blaaskatheter moet dan ook goed gelet worden op blaasretentie (met eenmalige katheterisatie of echoscopie).

Het is van belang om na de operatie aandacht te besteden aan de verwerking van de diagnose kanker. De patiënte moet het ongewenste verlies van de baarmoeder – ook emotioneel – afwegen tegen de gewenste verwijdering van de kanker.

Bij ontslag worden adviezen gegeven ten aanzien van blaasfunctie (regelmatig plaats nemen op het toilet en geduldig wachten op urineafvloed, ook zónder aandrang), defecatie (eventueel ondersteund met laxantia) en het bedacht zijn op ontstekingsverschijnselen of zelfs abcesvorming als teken van blaasontsteking of pelviene infectie. Op langere termijn moet lymfoedeem worden voorkomen door steunkousen en zo nodig lymfedrainage. Inschakelen van een lymfoedeemteam of -specialist is hierbij van grote waarde gebleken. Hierdoor kunnen verdere complicaties zoals erysipelas mogelijk worden vermeden.

2.11.2 Adnectomie

Bij een adnectomie worden in het algemeen zowel eileiders (tubae) als eierstokken (ovaria) verwijderd, maar deze organen kunnen ook afzonderlijk worden verwijderd. Indien beiderzijds een ovariëctomie wordt verricht, is er sprake van castratie en komt de vrouw direct in de overgang (zie paragraaf 2.8.3).

2.11.3 Debulking

Bij de behandeling van een ovariumcarcinoom is het belangrijk de tumor niet alleen zo veel mogelijk maar ook zo goed mogelijk te verwijderen. Er mogen geen tumorresten achterblijven, en zeker niet resten groter dan 1 cm in doorsnede. In daartoe gespecialiseerde centra lukt dit in 60 tot 80% van de gevallen. Vaak moeten dan behalve de tumor ook aangedane buikorganen zoals darm, milt of blaas worden verwijderd, al dan niet gedeeltelijk. Gelukkig is het slechts zelden nodig een stoma aan te leggen. Er zijn grote onderzoeken gaande om te kijken of men niet beter eerst enkele chemotherapiekuren zou kunnen geven om de tumor eerst te laten slinken en zo de kans op volledige verwijdering te vergroten.

INDICATIE
- Gevorderd ovariumcarcinoom.
- Recidief ovariumcarcinoom.

PROCEDURE
Bij een debulking worden naast de vaak sterk vergrote en misvormde eierstokken en alle uitzaaiingen daarvan in principe óók de baarmoeder (hysterectomie) en het vetschort (omentectomie) verwijderd. Lymfeklieren worden alleen verwijderd als ze vergroot zijn.

Indien er ingroei is in andere buikorganen, worden ook deze (gedeeltelijk) meegenomen. Als een deel van de blaas moet worden gereseceerd, kan deze meestal weer eenvoudig gesloten worden. Hetzelfde geldt voor de dunne of dikke darm, waarvan de delen bijna altijd direct aan elkaar kunnen worden gehecht, en voor de maag, die weer gehecht kan worden. De alvleesklier (pancreas) moet na een gedeeltelijke resectie voorzichtig dichtgehecht worden om lekkage van etsende alvleeskliersappen te voorkomen. Tot slot kan het nodig zijn de milt te verwijderen wegens tumoringroei of vanwege een bloeding die kan ontstaan door een kapselruptuur als het vetschort (omentum) door de tumor aan de milt verkleefd ligt.

De operatie wordt verricht via een lange mediane incisie van symfyse tot sternum. Aan het einde van de ingreep kan het nodig zijn een drain achter te laten. In verband met de langdurige narcose en omdat het omentum langs de maag verwijderd wordt, wordt een maaghevel gegeven. Uiteraard is een (transurethrale) blaaskatheter nodig.

PREOPERATIEVE ZORG
Als een patiënte met een ovariumcarcinoom opgenomen wordt, heeft ze al heel wat onderzoeken achter de rug. Voor de vrouw en haar familie breken nu onzekere tijden aan: hoe groot is de tumor, zal de operatie slagen, wat betekent de nabehandeling?

Tijdens de opname is verpleegkundige begeleiding van groot belang, en het verdient de voorkeur het opnamegesprek te laten doen door een verpleegkundige die de komende dagen aanwezig is op de afdeling. In dit opnamegesprek is het van belang niet alleen de feitelijke informatie te bespreken, maar ook de beleving van de patiënte aan bod te laten komen:
- hoe ziet de patiënte haar eigen situatie;
- hoe is de thuissituatie (verzorging, aandacht, mantelzorg);
- wil de patiënte gesprekken met maatschappelijk werk;
- is de patiënte op de hoogte van haar medische situatie en de gevolgen van de ingreep.

Meting van temperatuur, pols, tensie, eventueel zuurstofsaturatie, lengte en gewicht bieden uitgangswaarden voor de komende periode. Samen met de arts zal de verpleegkundige voorlichting geven over de op handen zijnde operatie en/of chemotherapie. Een uitgebreide darmvoorbereiding vindt doorgaans niet meer plaats. Wel geeft men de patiënte preoperatief een klysma. Ook scheren doet men niet meer op de afdeling. Als dat nodig is, gebeurt het op de operatiekamer om infectie van snijwondjes te voorkomen. Tromboseprofylaxe is van groot belang omdat deze patiëntes meer risico hebben op trombose: ze hebben een kwaadaardige aandoening, zijn bedlegerig én ondergaan een bekkenoperatie. Doorgaans krijgen zij subcutaan laagmoleculair heparine, ondersteund met steunkousen, soms met pneumatische drukkousen.

Tot slot moet men goed op de voeding letten. Meestal is de voedingstoestand van deze patiënten al slecht bij aanvang van de behandeling: vaak hebben zij darmproblemen en ascites, waardoor eiwitverlies optreedt. De kans op ondervoeding is reëel. Eiwitrijke voeding is aan te raden en eventueel moet men overgaan op sondevoeding. Indien ook dit niet mogelijk is (bij ileus!) moet men tijdig starten met parenterale of intraveneuze voeding.

POSTOPERATIEVE ZORG

Als gevolg van de lange narcose, fors bloedverlies en de gecompliceerdheid van de ingreep zal de direct postoperatieve zorg vaak plaatsvinden op de intensive care. Daar wordt op de eerste plaats gezorgd voor het stabiliseren van de waterzouthuishouding en de longfunctie. Verder is de zorg gericht op het herkennen c.q. voorkomen van:

- ileus/maagretentie;
- nabloeding;
- infectie (darmperforatie, naadlekkage);
- trombose.

Als men voorziet dat orale voedselinname gedurende meer dan een paar dagen niet mogelijk zal zijn, is het nuttig snel te starten met totale parenterale voeding (TPV), mede gezien de vaak slechte voedingstoestand. Hiertoe wordt dan een centrale intraveneuze lijn in de hals achtergelaten, in de v. jugularis of de v. subclavia.

Indien het omentum of de tumor langs de maag is verwijderd of als er sprake is geweest van uitgebreide chirurgie aan of langs de darmen, is een maaghevel in de eerste dagen postoperatief aan te raden.

Bij een groot mediaan litteken moet men alert zijn op tekenen van een platzbauch: plotselinge pijn, vochtverlies via de wond, zwelling of uitstulping van de wond.

Een verblijfskatheter is nodig zolang de patiënte nog niet gemobiliseerd is.

VERPLEEGKUNDIGE ASPECTEN

Direct postoperatief zijn met name de klinische conditie van de patiënte en de begeleiding van haar en haar naasten belangrijke aspecten van de verpleegkundige zorg. De wondverzorging is met name belangrijk, maar ook mondverzorging en decubituspreventie zijn van belang. Na enkele dagen verschuift de aandacht naar mobilisatie en verzelfstandiging. Dit is niet alleen belangrijk om complicaties te voorkomen maar ook voor het psychisch welbevinden van de patiënte.

Bij het ontslaggesprek evalueert de verpleegkundige de opname met de patiënte en kijken zij naar de verstrekte informatie: is deze duidelijk en of behoeft zij aanvulling? Patiënten krijgen advies met betrekking tot de algemene dagelijkse levensverrichtingen (ADL). De adviezen zijn onder andere tot het volgende bezoek aan de arts geen coïtus te hebben, niet in bad te gaan (om infectie te voorkomen), niet auto te rijden (omdat dit extra druk op de wond geeft, maar ook omdat de rijvaardigheid verminderd kan zijn door concentratieproblemen), geen zware huishoudelijke taken te doen en geen zware dingen te tillen (maximaal 3 kg). Men moet de patiënte instrueren om bij temperatuurverhoging, verandering van de wond, vloeien en pijn contact op te nemen met het ziekenhuis. Het is nuttig patiënten te wijzen op zelfhulpgroepen (bijvoorbeeld de Stichting Olijf) of herstelprogramma's (bijvoorbeeld de cursus Herstel & Balans van de Integrale Kankercentra).

Uiteindelijk wordt ook dit gesprek gerapporteerd in het zorgdossier om de continuïteit van zorg te waarborgen.

2.11.4   *Stageringsoperatie voor ovariumcarcinoom*

De meeste ovariumcarcinomen worden gevonden in een laat stadium en hebben zich daarom reeds uitgebreid, vooral intra-abdominaal. In die gevallen is de bovenbeschreven debulkingsoperatie aangewezen; men hoeft dan uiteraard niet te zoeken naar tekenen van metastasering.

In circa 20% van de gevallen is er op het eerste oog sprake van een ovariumcarcinoom in een vroeg stadium, bijvoorbeeld wanneer slechts één eierstok aangedaan lijkt. In deze gevallen is het wél van belang alle mogelijke metastaseplaatsen te onderzoeken. Ovariumcarcinoom metastaseert bij voorkeur naar:

- de andere eierstok;
- para-aortale lymfeklieren en in mindere mate lymfeklieren in het kleine bekken;
- omentum;
- buikvlies.

Een stageringsoperatie heeft tot doel juist die voorkeurslokalisaties goed te onderzoeken en weg te nemen.

INDICATIE
- Patiënten bij wie al is vastgesteld dat er sprake is van ovariumcarcinoom dat beperkt lijkt.
- Patiënten met een zogenoemde borderlinetumor van de eierstok, indien er tekenen zijn van uitzaaiing of tevens carcinoom.

PROCEDURE
Om de gehele buikholte te kunnen inspecteren, en met name om adequaat het omentum en de para-aortale lymfeklieren te kunnen verwijderen, moet de buik geopend worden over de gehele lengte tussen symfyse en xifoïd. De ingreep begint in principe met de verwijdering van de andere eierstok – als de patiënte nog kinderwens heeft, verwijdert men de eierstok niet maar neemt men een biopsie. Het omentum wordt minstens langs de dikke darm (colon transversum) doorgenomen of anders geheel weggenomen door het ook van de maag los te maken. De klieren langs de aorta worden weggenomen, en ook uit het kleine

bekken worden eventueel vergrote klieren verwijderd. Ten slotte worden her en der biopten genomen van het buikvlies.

Het zal niet zelden voorkomen dat deze operatie verricht moet worden bij patiënten bij wie in eerste instantie een simpele eierstokoperatie (biopt, cystectomie, adnectomie) heeft plaatsgevonden, veelal via een dwarse pfannenstielincisie. Als dan daarna de diagnose eierstokkanker is vast komen staan kan een tweede litteken, c.q. een grote laparotomie, worden voorkomen door de ingreep laparoscopisch te verrichten. Dit is nog slechts in een enkele kliniek in Nederland mogelijk, maar biedt de patiënte wel het voordeel van minder littekens, geen tweede laparotomie en een vlot herstel.

POSTOPERATIEVE ZORG

Indien het omentum is verwijderd langs de maag, is een maaghevel in de eerste uren postoperatief aan te raden. Drains zijn doorgaans niet nodig. Bij een groot mediaan litteken moet, zeker als het een tweede operatie in korte tijd betreft, gelet worden op tekenen van een platzbauch: plotselinge pijn, vochtverlies via de wond, zwelling of uitstulping van de wond. Een verblijfskatheter is nodig zolang patiënte nog niet gemobiliseerd is. Men moet streven naar snel herstel en een goede voedingstoestand, zodat de meestal noodzakelijke aanvullende chemotherapie niet uitgesteld hoeft te worden.

Literatuur

Adviezen na een gynaecologische operatie [informatiefolder]. Amsterdam: VU medisch centrum, 2005.

Beerthuizen RJ. Anticonceptie. Utrecht: Nederlandse Vereniging voor Obstetrie en Gynaecologie, 2005. www.nvog.nl > voorlichting> patiëntenvoorlichting > gynaecologie > algemene gynaecologie.

Bump RC, Mattiasson A, Bo K, Brubaker LP, DeLancey JO, Klarskov P, et al. The standardization of terminology of female pelvic organ prolapse and pelvic floor dysfunction. Am J Obstet Gynecol 1996;175:10-7.

Darzi A, Mackay S. Recent advances in minimal access surgery. BMJ 2002;5:31-4.

Dries I. Basisboek obstetrie- en gynaecologieverpleegkunde. Maarssen: Elsevier Gezondheidszorg; 2003.

Garry R, Fountain J, Mason S, Hawe J, Napp V, Abbott J, et al. The eVALuate study: Two parallel randomised trials, one comparing laparoscopic with abdominal hysterectomy, the other comparing laparoscopic with vaginal hysterectomy. BMJ 2004:328:129.

Haan N de, Spelt M, Göbel R, redactie. Leerboek obstetrie & gynaecologie voortplantingsverpleegkunde. Maarssen: Elsevier gezondheidszorg, 2006.

Hasson HM. Open laparoscopy: A modified instrument and method of laparoscopy. Am J Obstet Gynecol 1971;110:886-7.

Heineman MJ, Evers JLH, Massuger LFAG, Steegers EAP, redactie. Obstetrie en gynaecologie: De voortplanting van de mens. 6e dr. Maarssen: Elsevier gezondheidszorg, 2007.

Hillis SD, Marchbanks PA, Tylor LR, Peterson HB. Poststerilization regret: findings from the US Collaborative Review of Sterilization. Obstet Gynecol 1999;93:889-95.

Inspectie voor de gezondheidszorg. Advies sterilisatie bij mensen met een geestelijke handicap (herzien advies december 1998). Den Haag: Inspectie voor
de gezondheidszorg, 2005.

Jansen FW, Kolkman W, Bakkum EA, Kroon CD de, Trimbos-Kemper TC, Trimbos JB. Complications of laparoscopy: An inquiry about closed- versus open-
entry technique. Am J Obstet Gynecol 2004;190:634-8.

Jansen FW, Trimbos-Kemper TC. Gynaecologische laparoscopie: De basis.
Noordwijk: Laurier, 2006.

Jansen FW. Laparoscopische chirurgie in de gynaecologie Leiden: Thesis, 1997.

Jelovsek JE, Maher C, Barber MD. Pelvic organ prolapse. Lancet 2007;369:1027-
38.

Kamina P. Anatomie gynécologique et obstétricale. Paris: Maloine, 1974. p. 108
(fig. 117).

Kolkman W. Laparoscopic surgery in gynecology. Leiden: Thesis, 2006.

Lammes FB. Praktische gynaecologie. 7e dr. Houten/Diegem: Bohn Stafleu Van
Loghum, 2000.

Maher CF, Qatawneh AM, Dwyer PL, Carey MP, Cornish A, Schluter PJ. Abdominal sacral colpopexy or vaginal sacrospinous colpopexy for vaginal vault
prolapse: a prospective randomized study. Am J Obstet Gynecol 2004;190:20-
6.

Nilsson CG, Kuuva N, Falconer C, Rezapour M, Ulmsten U. Long-term results of
the tension-free vaginal tape (TVT) procedure for surgical treatment of female stress urinary incontinence. Int Urogynecol J Pelvic Floor Dysfunct
2001;12 Suppl 2 S5-8.

Nuchterbeleid [informatiefolder]. Amsterdam: VU medisch centrum, 2005.

Nygaard IE, McCreery R, Brubaker L, Connolly A, Cundiff G, Weber AM, et al.
Abdominal sacrocolpopexy: A comprehensive review. Obstet Gynecol
2004;104:805-23.

Peterson HB, Xia Z, Hughes JM et al. The risk of pregnancy after tubal sterilization: Findings from the US Collaborative Review of sterilization. Am J Obstet
Gynecol 1996;174:1161-70.

Petros PE. Vault prolapse II: Restoration of dynamic vaginal supports by infra-
coccygeal sacropexy, an axial day-case vaginal procedure. Int Urogynecol J
2001;12:296-303.

Plas-de Koning YWCM van der, Vierhout ME. Weinig recidieven in een follow-
uponderzoek na vaginale enterokèleplastiek. Ned Tijdschr Geneeskd
2001;145:366-70.

Rosen DM, Lam AM, Chapman M, Carlton M, Cario GM. Methods of creating
pneumoperitoneum: A review of techniques and complications. Obstet
Gynecol Surv 1998;53:167-74.

Ulmsten U, Henriksson L, Johnson P, Varhos G. An ambulatory surgical procedure under local anesthesia for treatment of female urinary incontinence.
Int Urogynecol J Pelvic Floor Dysfunct 1996;7:81-5.

Vierhout ME, Lammes FB. Praktische gynaecologie. 8e dr. Houten/Diegem:
Bohn Stafleu Van Loghum, 2005.

Vierhout ME. Diagnostiek van de uterovaginale prolaps. Ned Tijdschr Geneeskd
2004;148:2432-6.

Vierhout ME. Stijging van het aantal operaties wegens stressincontinentie. Ned
Tijdschr Geneeskd 2005;149:1704-6.

Weiden RMF van der, Bergkamp ABM. Sacrocolpopexie met osteofixatie van het implantaat aan de derde sacrale wervel. Nederlands Tijdschrift voor Obstetrie & Gynaecologie 2002;115:172-3.

Weiden RMF van der, Withagen MIJ, Bergkamp ABM, Mannaerts GGH. A new device for bone anchor fixation in laparoscopic sacrocolpopexy: The Franciscan laparoscopic bone anchor inserter. Surg Endosc 2005;19:594-7.

Wiseman DM, Trout JR, Diamond MP. The rates of adhesion development and the effects of crystalloid solutions on adhesion development in pelvic surgery. Fertil Steril 1998;70:702

World Health Organization. Medical eligibility criteria for contraceptive use. 3rd ed. Geneva: WHO, 2004. http://www.who.int.

Websites

http://www.minvws.nl > Onderwerpen > Abortus > Feiten en cijfers.

http://www.nvog.nl. NVOG-richtlijnen en documenten.

http://www.rutgersnissogroep.nl. Kenniscentrum seksualiteit.

http://www.stisan.nl. Stichting Samenwerkende Abortusklinieken Nederland.

http://www.urolog.nl. UROlog, the urology website.

3 Endocriene ziektebeelden

R. Schats

3.1 Inleiding

De mens is een zoogdier dat in de regel één jong tegelijk ter wereld brengt. Blijkbaar biedt deze strategie zowel moeder als kind evolutionair voordeel. Erfelijke eigenschappen die leiden tot de geboorte van bijvoorbeeld drie- en vierlingen hebben zulke slechte overlevingskansen dat Moeder Natuur die uit de populatie heeft laten verdwijnen. Het doel van de menstruele cyclus is om via een uitgekiend terugkoppelingsmechanisme ervoor te zorgen dat slechts één follikel de gelegenheid krijgt om tot ovulatie te komen. De aldus vrijgekomen eicel kan bevrucht worden in de eileider. Na een reis van ongeveer vijf dagen komt de bevruchte eicel in de baarmoeder aan als blastocyste en nestelt zich in. De zwangerschap begint.

Men mag niet uit het oog verliezen dat het primaire doel van de menstruele cyclus de totstandkoming van een zwangerschap is. Het wrange is dat vrouwen, zeker in onze westerse wereld, slechts een paar maal in hun leven zwanger willen worden. Gedurende het overgrote deel van hun vruchtbare levensperiode streven vrouwen helemaal geen zwangerschap na. Integendeel, zij doen er van alles aan om via anticonceptiemaatregelen (de pil, het spiraaltje enzovoort) niet zwanger te raken.

Men kan zich dus afvragen hoe 'natuurlijk' de menstruele cyclus bij de mens eigenlijk is. Het is niet onwaarschijnlijk dat het eigenlijk een soort 'welvaartsverschijnsel' is. Zo vanzelfsprekend is het niet om elke maand een follikel te laten rijpen, die te laten springen, vervolgens niet zwanger te willen worden en dientengevolge te menstrueren. Hippocrates, de vader van de wetenschappelijke geneeskunde, beschreef menstruatie als de bloedige tranen van de baarmoeder vanwege een niet-ontvangen zwangerschap.

Dit vastgesteld hebbende, moeten we ons afvragen hoe het dan vroeger zal zijn geweest – en nog steeds bij de zogeheten 'natuurvolken'. Meisjes kwamen later in de puberteit omdat de voeding minder goed was, en werden bovendien veelal uitgehuwelijkt. Ze werden dan op vrij jonge leeftijd voor het eerst zwanger na een korte periode van menstrueren. Na de geboorte startte de moeder uiteraard met het geven van borstvoeding, simpelweg omdat er niets anders was. Baby's werden echter veel vaker aangelegd dan tegenwoordig: wel vijftien tot twintig keer per dag in plaats van vijf tot zeven keer. Daardoor werd de prolactinespiegel in het bloed op een zodanig niveau gehouden dat de menstruele cyclus werd onderdrukt. Pas als de borstvoeding stopte, wat meestal pas na vier of vijf jaar gebeurde, keerde de menstruele cyclus terug. Bij een goede vruchtbaarheid ontstond dan wederom snel een zwangerschap. Dit herhaalde zich zo'n vijf à zes keer gedurende het reproductieve leven van een vrouw, zij maakte in haar leven dus maar een beperkt aantal menstruaties door. Deze 'natuurlijke' situatie zien we ook terug bij bijvoorbeeld bavianen in gevangenschap: in de natuurlijke situatie zijn bavianenvrouwtjes zwanger of geven hun jong borstvoeding, maar in gevangenschap houdt men ze zonder mannetjes en kunnen ze dus niet zwanger worden. Dan menstrueren ze met een cyclus die veel overeenkomst vertoont met die van de mens. Dientengevolge doet men bij bavianen, als nauw aan de mens verwante primaten, veel onderzoek naar onder andere endometriose. Na één jaar menstrueren blijkt 10 tot 15% van de bavianenvrouwtjes endometriose in de buikholte te hebben ontwikkeld. Endometriose, kortom, is een aandoening die beschouwd kan worden als een direct gevolg van het welvaartsverschijnsel menstrueren.

3.2 Endocriene ontwikkeling

3.2.1 Regulatie van de menstruele cyclus

De organen die een rol spelen bij de regulatie van de menstruele cyclus zijn, ingedeeld naar niveau:
- centrale organen: hersenschors (cortex), hypothalamus en hypofyse;
- doelorgaan: ovaria;
- eindorganen: uterus, cervix uteri, vagina.

Deze indeling is niet geheel compleet, maar voor het begrip wel praktisch. De menstruele cyclus wordt gereguleerd door een aantal endocriene klieren. Dit zijn klieren die hun product direct in de bloedbaan afscheiden ('interne' secretie). Tegenover de endocriene klieren staan de exocriene klieren, die hun product afscheiden buiten het lichaam (zoals zweet) of in een hol orgaan (zoals spijsverteringssappen in de maag). De stoffen die door endocriene klieren gemaakt worden, noemt men hormonen. Interne regelmechanismen, vaak berustend op terugkoppeling (feedback), zorgen ervoor dat er niet te veel en niet te weinig van een bepaald hormoon wordt aangemaakt. Het lichaam streeft namelijk in principe altijd naar homeostase, een situatie waarin alles in evenwicht is. Een voorbeeld: de hypofyse maakt ACTH, dat de bijnier aanzet tot de productie van cortisol. Cortisol komt in de bloedbaan terecht en belandt zodoende ook bij de hypofyse. De hypofyse is in staat om te reageren op de cortisolconcentratie: als deze te hoog wordt, verlaagt hij de ACTH-aanmaak, zodat de bijnieren minder cortisol gaan maken. Dit mechanisme heet negatieve terugkoppeling. Negatief, omdat de stijgende hormoonspiegel in principe zichzelf tegenwerkt, zodat het resultaat niet een almaar stijgende maar een biologisch optimale hormoonspiegel is. Terugkoppeling omdat het systeem als het ware zichzelf controleert.

HORMONEN
Endocriene klieren maken hormonen – stoffen die lichaamsprocessen coördineren en deze over het algemeen veel sneller laten verlopen. Hormonen zijn enzymen of 'biokatalysatoren', die reacties beïnvloeden maar er zelf niet aan deelnemen.
Globaal zijn er twee hoofdgroepen hormonen: peptidehormonen en steroïdhormonen. Het schildklierhormoon valt een beetje buiten deze indeling. Het is een apart hormoon dat jodiumatomen in zijn molecuulstructuur heeft.
Steroïdhormonen ('vethormonen') zijn stoffen die als gemeenschappelijk 'skelet' of basismodel het cholesterolmolecuul hebben. Zij oefenen hun werking uit nadat ze via diffusie de cel zijn binnengegaan.
Peptidehormonen zijn korte – of zelfs hele lange – ketens van aminozuren, soms gekoppeld aan suikergroepen. Zij binden aan een receptor op de celmembraan

en activeren van daaruit stoffen in het cytoplasma die op hun beurt weer de cel-
kern aanzetten tot verdere activiteit.
De volgende hormonen spelen een rol in de menstruele cyclus:
- follikelstimulerend hormoon (FSH);
- luteïniserend hormoon (LH);
- oestradiol;
- progesteron.

Figuur 3.1 toont hoe de concentraties van deze hormonen verlopen in een normale cyclus van 28 dagen, gerekend vanaf de eerste dag van de menstruatie. In
het begin van de cyclus is de FSH-spiegel het hoogst. Dit is nodig om de rijping
van een aantal follikels in gang te zetten. Door die rijping komt de productie van
oestradiol op gang, het hormoon dat geproduceerd wordt door groeiende follikels. Nu is de mens zoals gezegd een zogeheten mono-ovulator: in de regel komt
slechts één follikel volledig tot rijping en ovulatie (veel andere zoogdieren, zoals
hond, kat en konijn, zijn multi-ovulatoren). Verantwoordelijk hiervoor zijn de
hypothalamus en de hypofyse, die de oestradiolspiegel 'meten' en de FSH-spiegel naar beneden bijstellen om te voorkomen dat uiteindelijk meer dan één follikel zal gaan doorgroeien. Dit is een heel subtiel mechanisme; nog steeds is niet
helemaal duidelijk wat nu precies bepaalt welke follikel zal doorgroeien en tot
eisprong zal komen. In ieder geval is duidelijk dat de selectie heeft plaatsgevonden rondom cyclusdag acht à negen. De dominante follikel is dan echoscopisch
reeds goed herkenbaar.

*Figuur 3.1   Verloop van de hormoonspiegels van FSH, LH, progesteron en oestradiol tijdens de
menstruele cyclus.*

IU = International unit (synoniem: internationale eenheid of IE). ng = Nanogram. pmol = Picomol.
l = liter.

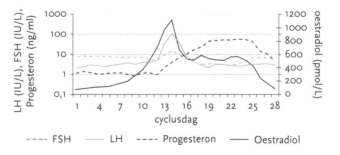

Figuur 3.2   Ovarium met dominante follikel op cyclusdag negen.
De follikel meet 14,5 × 11,6 mm.

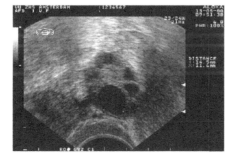

Figuur 3.3   De spiegels van FSH en oestradiol tijdens de menstruele cyclus.

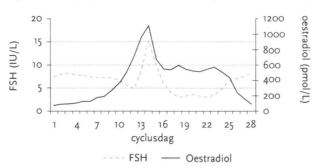

De dominante follikel gaat steeds meer oestradiol produceren. Daardoor daalt de FSH-spiegel steeds verder zodat de andere follikels, voorzover ze nog een kans hadden, zeker te gronde gaan (atresie). FSH en oestradiol zijn min of meer elkaars tegenpolen: als de oestradiolspiegel stijgt, daalt de FSH-spiegel en vice versa.

De toegenomen concentratie oestradiol in deze fase is verantwoordelijk voor de opbouw van het endometrium en de productie van cervixslijm. Vlak vóór de ovulatie zijn de eigenschappen van het cervixslijm zodanig dat zaadcellen er meer dan 48 uur in kunnen overleven. De snel stijgende oestradiolspiegel maakt het neuro-endocriene systeem instabiel, zodat er een enorme uitstoot van LH ontstaat. Deze LH-piek wordt in de regel begeleid door een FSH-piekje. De precieze betekenis van de LH-piek en het FSH-piekje is nog steeds niet duidelijk: ze zijn vanuit het streven naar homeostase en het negatieve terugkoppelingsmechanisme eigenlijk niet goed te begrijpen en ze vormen in de hele endocrinologie de enige uitzondering op dat principe. Het is wel een heel belangrijke uitzondering. De LH-piek zet de allerlaatste fasen van de follikel- en eicelrijping in gang en zorgt ervoor dat via een proces van verslijming (biologisch gezien hetzelfde proces waardoor in de herfst de bladeren van de bomen vallen) de eicel los in de follikel komt te liggen, zodat de eicel kan vrijkomen zodra de follikelwand barst. Met andere woorden: zonder LH-piek geen voortplanting.

De LH-piek duurt maar kort (24 tot 36 uur), en na dit heftige endocrinologische gebeuren komen de LH- en FSH-spiegels tot rust. Na de eisprong verandert de gebarsten follikel, die voor de eisprong grote hoeveelheden oestradiol produceerde en onder andere voor een goede opbouw van het endometrium zorgde, in een corpus luteum (letterlijk 'geel lichaam', de kleur is daadwerkelijk geel door de geproduceerde steroïden). Het corpus luteum gaat overwegend progesteron produceren. Progesteron (Grieks: 'voor de zwangerschap') is het hormoon dat het endometrium – en de rest van het lichaam – in gereedheid brengt om een zwangerschap te laten ontstaan. Progesteron stimuleert het endometrium om verder uit te rijpen (secretiefase) en stelt de lichaamstemperatuur ongeveer een halve graad hoger in. De iets hogere temperatuur laat een aantal biologische processen sneller en effectiever verlopen, zodat de omstandigheden optimaal zijn om een bevruchte eicel zich te laten innestelen.

Het corpus luteum heeft een voorgeprogrammeerde levensduur van ongeveer twaalf dagen. Als er geen zwangerschap ontstaat, zal het corpus luteum te gronde gaan en zullen de progesteron- en oestradiolspiegels sterk dalen. Het endometrium kan dan niet meer in stand blijven en wordt afgestoten: de menstruatie begint. De cyclus begint opnieuw doordat de FSH-spiegel gaat stijgen als de progesteron- en oestradiolspiegels dalen. Daarmee worden de follikels voor de volgende cyclus aangezet tot groei.

Ontstaat er wel een zwangerschap, dan wordt het corpus luteum 'gered' door het hormoon humaan choriongonadotrofine (HCG), dat wordt geproduceerd door de trofoblast van de zich ontwikkelende zwangerschap. Doordat de levensduur van het corpus luteum wordt gerekt, wordt ook de productie van progesteron en oestradiol voortgezet zodat de zwangerschap zich verder kan ontwikkelen.

De menstruele cyclus is, met zijn elkaar afwisselende negatieve en positieve terugkoppelingen, waarschijnlijk het ingewikkeldste regelmechanisme in de endocrinologie. Het is goed te begrijpen dat er in zo'n ingewikkeld mechanisme gemakkelijk stoornissen optreden. Om deze stoornissen te begrijpen moet men kennis en inzicht hebben in een aantal fasen van de embryologische ontwikkeling van zowel het hormonale systeem als de inwendige en uitwendige geslachtsorganen.

3.2.2 *Embryologische ontwikkeling*

GESLACHTSDIFFERENTIATIE

Alvorens te spreken over de differentiatie van de beide geslachten dienen wij ons af te vragen wat het geslacht van een individu bepaalt. De verschillen tussen de twee geslachten treden aan de dag op een aantal ontwikkelingsniveaus, waarbij het volgende niveau in het algemeen voortkomt uit het voorafgaande.

Primair wordt het geslacht bepaald door de chromosomale configuratie. Dit is het chromosomale geslacht. Een bevruchte eicel met twee X-chromosomen zal zich in het algemeen ontwikkelen tot een vrouwelijk individu, terwijl een zygote met een X- en een Y-chromosoom zich zal ontwikkelen tot een mannelijk individu. Het chromosomenpatroon bepaalt echter niet de hele ontwikkeling tot man of vrouw, maar slechts de ontwikkeling van gonade tot ovarium of testis. Daarbij is gebleken dat het individu zich in principe ontwikkelt tot een vrouwelijke verschijningsvorm (fenotype), tenzij een aantal factoren de ontwikkeling tot man in gang zet. Het vrouwelijke fenotype is dus het basispatroon bij de mens, en alleen invloeden vanuit het Y-chromosoom of van buitenaf kunnen de ontwikkeling van dit patroon verhinderen.

Dit basispatroon geldt niet alleen voor de ontwikkeling van de gonade zelf, maar ook voor die van de secundaire geslachtsorganen. Het is de testis die deze ontwikkeling afbuigt in mannelijke richting: bij het ontbreken van testes ontwikkelen de secundaire geslachtsorganen zich in vrouwelijke richting. In de puberteit ontwikkelt het kind zich dan uiteindelijk tot man of vrouw onder invloed van de door de gonaden geproduceerde steroïden.

De tot nu toe besproken geslachtsverschillen zijn zuiver morfologisch. Naast deze aspecten, waarin men het chromosomale, gonadale, hormonale en fenotypische geslacht kan onderscheiden, is er ook nog de sekse zoals die bepaald wordt door de opvoeding en de sekse zoals die door het individu zelf beleefd wordt. Deze laatste twee aspecten vallen buiten het bestek van dit hoofdstuk.

DE PRIMAIRE GESLACHTSORGANEN

De aanleg van de gonaden bij de mens begint 26 dagen na de conceptie, wanneer twee plooien in het coeloomepitheel zich gaan verdikken tot genitale plooien. Kort hierna migreren de gonocyten of oergeslachtscellen vanuit de dooierzak naar de genitale plooien. Zodra deze migratie naar het kiemepitheel is voltooid, treedt het verschil op tussen testis- en ovariumontwikkeling. Wanneer de oergeslachtscellen een XY-chromosomenpatroon hebben, verplaatsen deze cellen zich vanuit het kiemepitheel naar de dieper gelegen lagen. De XY-geslachtscellen gaan een nauw contact aan met de mesenchymcellen, waardoor buisjes ontstaan. De oergeslachtscellen komen nu in de buisjes te liggen. Uit de buisjes ontwikkelen zich de zaadbuisjes. De cellen van de wand veranderen in sertolicellen. Bindweefselcellen tussen de buisjes worden deels tot steunweefsel, deels tot leydigcellen. Met het vinden van de aansluiting van de zaadbuisjes op de bijbal wordt de ontwikkeling van de testis voltooid.

Bij het chromosomaal vrouwelijke individu gaan de oergeslachtscellen zich tussen het kiemepitheel vermenigvuldigen (mitose). Deze buitenste laag wordt tot een schors (cortex). Aan het eind van de derde week beginnen de eerste oergeslachtscellen hun meiotische delingsproces. Reeds vroeg in deze deling komt dit proces weer tot stilstand en treedt er een ruststadium in. Om de, in het ruststadium verkerende, geslachtscellen – die thans oöcyten worden genoemd – leggen zich twee tot drie uit het mesenchym afkomstige cellen. Dit zijn de voorlopers van de latere granulosacellen. Dit conglomeraat van oöcyt en twee à drie mesenchymcellen wordt primordiale follikel genoemd. Aan het eind van het tweede trimester van de zwangerschap zijn alle oergeslachtscellen in oöcyten overgegaan. Er zijn er dan in totaal ongeveer zes miljoen in beide ovaria samen. Dit aantal neemt vanaf dit moment alleen nog maar af. In het tweede trimester begint ook de eerste verdere uitgroei van primordiale follikels. Deze follikels gaan echter allemaal te gronde en wel zo snel dat er bij de geboorte in totaal nog slechts één à twee miljoen over zijn.

DE SECUNDAIRE GESLACHTSORGANEN
De embryologie van de secundaire geslachtsorganen valt uiteen in de ontwikkeling van de buizenstelsels van Wolff en Müller enerzijds en de ontwikkeling van de sinus urogenitalis anderzijds. Uit de omgeving van de sinus urogenitalis ontwikkelen zich bij de man de penis, de urethra, de prostaat en het scrotum, bij de vrouw het onderste twee vijfde deel van de vagina, de urethra, de labia majora en minora pudendi en de clitoris. Uit de gangen van Wolff ontstaan bij de man de epididymis, de ductus deferens en de vesiculae seminales, terwijl bij de vrouw uit de gangen van Müller de tubae, de uterus en het bovenste drie vijfde deel van de vagina ontstaan. Op het moment dat de ontwikkeling van de gonaden op gang komt, fungeert de oernier als nier van het embryo. De uitvoergang hiervan eindigt in de sinus urogenitalis. Deze uitvoergang is de gang van Wolff. Vanuit deze gang groeit de definitieve ureter terug naar de zich ontwikkelende definitieve nier. Deze ontwikkeling geldt voor rechts en links. Iets later dan de gangen van Wolff ontstaat een tweede paar buizen, evenwijdig aan de gangen van Wolff. Deze buizen worden de gangen van Müller genoemd. Zij krijgen aanvankelijk geen contact met de sinus urogenitalis, maar eindigen juist hierboven.

Tot zover is de aanleg van de secundaire geslachtsorganen van het mannelijke en het vrouwelijk individu gelijk. Hoe de ontwikkeling nu verdergaat, is afhankelijk van het al dan niet tot ontwikkeling komen van een testis. Ontstaat deze niet, of wordt hij in een zeer vroeg stadium weggehaald, dan ontwikkelt zich het vrouwelijke systeem. Alleen de invloed van de testis kan de ontwikkeling van dit vrouwelijke grondpatroon ombuigen in mannelijke richting. De embryonale testis doet dit met behulp van een tweetal hormonen: *Müllerian-inhibiting factor* (MIF) en testosteron. MIF doet de gangen van Müller verdwijnen (zonder MIF ontwikkelen deze zich verder tot uterus en tubae). Testosteron zorgt ervoor dat de gangen van Wolff blijven bestaan: zonder testosteron zouden deze verdwijnen. Uit de gangen van Wolff ontwikkelen zich het grootste deel van de bijbal, de zaadleider en de zaadblaasjes. Deze verdere ontwikkeling van de gangen van Wolff is grotendeels onafhankelijk van testosteron.

In het vrouwelijke patroon versmelten de onderste delen van de gangen van Müller, de tussenwand verdwijnt en uit het samengesmolten gedeelte ontwikkelen zich het corpus uteri, de cervix uteri en het bovenste drie vijfde deel van de vagina. Stoornissen in deze samensmelting of in het verdwijnen van de tussenwand kunnen leiden tot een heel scala van congenitale uterusafwijkingen.

De genitalia externa ontwikkelen zich uit de sinus urogenitalis en enkele omgevende structuren. Ook voor de genitalia externa geldt dat zij zich ontwikkelen tot het vrouwelijk grondpatroon, behalve bij een functionerende testis of als er op een andere manier testosteron aanwezig is. Het bovenste deel van de vagina is zoals gezegd afkomstig van de gangen van Müller, het onderste deel van de sinus urogenitalis. Uit een verdikking aan de buikzijde, het tuberculum genitale, ontwikkelt zich bij het vrouwelijke embryo de clitoris. Ter weerszijden van de sinus urogenitalis bevinden zich twee plooien met daarnaast een wal: de genitale wallen. De beide plooien ontwikkelen zich tot de labia minora pudendi, de beide genitale wallen tot de labia majora pudendi.

De ontwikkeling in mannelijke richting wordt veroorzaakt door testosteron. Bij het mannelijke embryo wordt de urethra gevormd uit de beide genitale plooien en een groeve aan de basis van het tuberculum genitale. Het tuberculum zelf groeit zeer sterk uit en ontwikkelt zich tot de penis, inclusief de glans penis. De beide genitale wallen komen door de fusie van de genitale plooien dicht tegen elkaar aan te liggen en vormen het scrotum, waarin later in de zwangerschap de testikels zullen indalen.

HET ENDOCRIENE SYSTEEM

De hypothalamus ontstaat vanaf de twaalfde zwangerschapsweek, uit de middenhersenen. De hypofysevoorkwab ontwikkelt zich uit het zakje van Rathke, dat afkomstig is uit het dak van de embryonale keelholte. Een gespecialiseerd bloedvatsysteem zorgt voor een snelle verbinding tussen de hypothalamus en de hypofysevoorkwab. In de hypothalamus wordt onder andere *gonadotrophin-releasing hormone* (GnRH) gemaakt. GnRH is al vroeg aantoonbaar in de menselijke foetale hypofyse, namelijk in de negende à elfde zwangerschapsweek. Ongeveer in de elfde zwangerschapsweek kunnen in de foetale hypofyse de gonadotrofe cellen worden onderscheiden van andere cellen. De gonadotrofe cellen produceren dan de gonadotrofinen LH en FSH, een productie die in het midden van de zwangerschap een hoogtepunt bereikt. De productie van grote hoeveelheden gonadotrofinen toont dat de hypofyse op dat moment tot volledige ontwikkeling is gekomen. Dat is op zichzelf bijzonder, omdat na de geboorte zowel de hypothalamus als de hypofyse in een soort winterslaap gaan, waar ze pas weer uit ontwaken als de puberteit start. Dit is van groot belang om het mechanisme van de puberteitsontwikkeling bij de mens goed te begrijpen: de mens is een zoogdier dat er heel lang over doet om volwassen, en daarmee vruchtbaar, te worden.

3.2.3 Puberteitsontwikkeling en stoornissen

DE GESLACHTSORGANEN

Bij vrouwelijke neonaten vindt men in het ovarium behalve primordiale en preantrale follikels ook reeds enige antrale follikels (Latijn *antrum* = voorportaal, het begin van de vorming van follikelvloeistof). Het ovarium wordt in de periode van de geboorte tot de volwassenheid steeds zwaarder. Deze gewichtstoename wordt veroorzaakt door toename van het aantal antrale follikels enerzijds en toename van het steunweefsel (stroma) anderzijds. Gedurende de groeiperiode komen er veel follikels tot ontwikkeling, zoals ook reeds in het foetale stadium het geval was. Geen van deze follikels bereikt echter de grootte van het preovulatoire stadium. Wel neemt het aantal antrale follikels in de loop van de tijd toe. De ontwikkeling van de follikels komt dus steeds verder, met als tweede gevolg dat atretisch geworden grotere follikels aanzienlijk gaan bijdragen aan het ovariële stroma. Aan het begin van de puberteit, wanneer de stimulatie van het ovarium door gonadotrofinen toeneemt, ontstaan de eerste preovulatoire follikels. Pas wanneer het endocriene systeem zover ontwikkeld is dat als gevolg van de oestrogeenproductie een LH-piek kan ontstaan, heeft de eerste ovulatie plaats met aansluitend de vorming van het eerste gele lichaam (corpus luteum). Van de één tot twee miljoen primordiale follikels die bij de geboorte nog aanwezig waren, zijn er ten tijde van de eerste menstruatie nog ongeveer driehonderdduizend over.

De vrouwelijke secundaire geslachtsorganen ondergaan tussen de geboorte en het begin van de puberteit geen duidelijke veranderingen. Uterus, vagina en vulva zijn echter de doelorganen van oestrogenen, en zodra in de ovaria de productie van oestrogenen op gang komt, beginnen zij te groeien en zich verder te ontwikkelen. De lengteverhouding tussen corpus uteri en cervix, die bij het prepuberale kind 1 : 2 is, verschuift geleidelijk naar 2 : 1 in de vruchtbare levensfase. De groei van het corpus wordt voornamelijk veroorzaakt door toename van spierweefsel. Naarmate het endometrium meer onder invloed van oestrogenen komt te staan, zal ook dit groeien. De oestrogeenproductie is aanvankelijk continu maar wordt naarmate de puberteit voortschrijdt meer cyclisch. Zo ontstaat op een bepaald moment een oestrogene onttrekkingsbloeding: de eerste menstruatie oftewel menarche. De eerste 'menstruaties' zijn meestal anovulatoir, dat wil zeggen dat er geen ovulatie aan voorafgegaan is. Meestal ontstaan er in het eerste jaar na de menarche ook ovulatoire bloedingen, echte menstruaties. De gemiddelde leeftijd waarop in Nederland bij meisjes de menarche optreedt is 12,4 jaar, met een spreiding van 10 tot 16 jaar.

Onder invloed van de oestrogene activiteit komt de cervixslijmproductie op gang en ontstaat de fysiologische fluor vaginalis, die in de puberteit verder toeneemt. Ook het vagina-epitheel wordt onder invloed van oestrogenen verder opgebouwd. Geleidelijk ontwikkelen zich intermediaire en oppervlakkige lagen, waardoor het aspect van het epitheel van rood naar roze verandert. Ook de vagina zelf toont wat meer afscheiding ten gevolge van transsudatie (zweten) en oppervlakkige afschilfering, zoals bij de huid.

De vulva ontwikkelt zich eveneens verder. Deze ontwikkeling is er voornamelijk één van de labia minora pudendi en de clitoris. Bij prepuberale meisjes bedekken de labia majora de labia minora. Onder invloed van oestrogenen en kleine hoeveelheden androgenen ontwikkelen de labia minora zich sterk, zodat zij duidelijk zichtbaar worden tussen de labia majora. Ook de clitoris vertoont een lichte groei tijdens de puberteit, onder invloed van de kleine hoeveelheden androgenen die nu gemaakt gaan worden. De ontwikkeling van de mamma wordt later besproken (zie paragraaf 3.3.2).

HET HORMONALE SYSTEEM

Tussen de twintigste en zesentwintigste week van de zwangerschap scheidt de foetale hypofyse grote hoeveelheden LH en FSH af. Deze hoeveelheden dalen in de tweede helft van de zwangerschap en à terme zijn de LH- en FSH-spiegels in de navelvene zeer laag. Waarschijnlijk is dit grotendeels het gevolg van negatieve terugkoppeling door oestrogenen die in de placenta gevormd worden. Deze oestrogenen vallen na de geboorte weg, en na ongeveer een week zien we dan ook de plasmaspiegels van met name FSH en in mindere mate LH sterk stijgen. Deze stijging bereikt bij meisjes na drie maanden zijn hoogtepunt, daarna nemen de spiegels geleidelijk weer af tot zij 3 à 4 jaar zijn.

Gedurende de puberteit stijgen de spiegels van FSH en LH in het bloed geleidelijk. Het eerste teken dat de puberteit op handen is, is een nachtelijke verhoging van het LH. Dit dag-nachtritme is voor jongens en meisjes in het begin van de puberteit hetzelfde. Later verdwijnt het weer. Aan het eind van de puberteit bereiken de gonadotrofinen volwassen waarden. Hoe de puberteitsontwikkeling tot stand komt, is bij lange na nog niet opgehelderd. De uterus, de ovaria en de hypofyse zijn reeds zeer vroeg in staat om op maximale capaciteit te werken. De puberteit lijkt in gang te worden gezet door een afnemende gevoeligheid van de hypothalamus voor oestrogenen. De verminderde gevoeligheid uit zich in een toegenomen secretie van GnRH. Hierdoor gestimuleerd gaat de hypofyse meer van FSH en LH produceren. Pas wanneer de oestrogeenspiegels voldoende hoog zijn, treedt negatieve terugkoppeling op: in de hypothalamus daalt de GnRH-secretie weer en er stelt zich een nieuw evenwicht in. Men zou de puberteit kunnen uitleggen als een rijpingsfase die zich voornamelijk in de hypothalamus voltrekt, wat een cascade van effecten tot gevolg heeft totdat zich een nieuw evenwicht heeft ingesteld.

STOORNISSEN IN DE PUBERTEITSONTWIKKELING

Stoornissen in de puberteitsontwikkeling kunnen worden ingedeeld in een laat optredende (pubertas tarda) en een te vroeg optredende puberteit (pubertas praecox). Pubertas tarda leidt, behalve tot een vertraging in de ontwikkeling van secundaire en tertiaire geslachtskenmerken, tot een primaire amenorroe. Pubertas praecox leidt tot het te vroeg optreden van de ontwikkeling van de secundaire en tertiaire geslachtskenmerken. Men spreekt van *pubertas praecox vera* wanneer de hypothalamus vroegtijdig rijp is, wat gepaard gaat met een vervroegd vermogen tot voortplanting. Men spreekt van *pseudopubertas praecox* wanneer andere organen, bijvoorbeeld hypofyse of ovarium, zich te vroeg ontwikkelen; hierbij is er geen sprake van een vervroegd vermogen tot voortplanting.

De oorzaken van pseudopubertas praecox zijn meestal perifeer of exogeen: een oestrogenenproducerende tumor van het ovarium of het slikken van 'de pil'. Een oorzaak die zeker genoemd moet worden is het adrenogenitaal syndroom oftewel congenitale bijnierhyperplasie (zie ook paragraaf 9.5). Door een totaal of gedeeltelijk tekort aan het enzym 21-hydroxylase is de bijnier niet in staat om voldoende cortisol aan te maken. De ACTH-spiegel zal dientengevolge sterk stijgen en de bijnier aanzetten tot productie van meer hormonen, met als gevolg een overmaat aan androgeen. Deze overmaat veroorzaakt bij de vrouwelijke foetus een ontwikkeling van de secundaire geslachtskenmerken in mannelijke richting. Bij jongetjes ontstaat een pseudopubertas praecox en bij meisjes een incompleet beeld: vervroegd optreden van geslachtsbeharing maar geen mamma-ontwikkeling en geen menarche.

De oorzaken van pubertas praecox vera liggen op centraal en intermediair niveau. Bij congenitale hypothyreoïdie komt een echte pubertas praecox voor. De oorzaak is duister, maar correctie van de onderliggende oorzaak (substitutietherapie met schildklierhormoon) doet de pubertas praecox als sneeuw voor de zon verdwijnen. Allerlei cerebrale afwijkingen en gebeurtenissen kunnen aanleiding geven tot het ontwikkelen van een pubertas praecox vera. Zo zien we het beeld ontstaan na encefalitis, na meningitis, na een geboortetrauma of premature geboorte, en vooral bij hydrocefalus van de derde ventrikel. Het is niet geheel duidelijk hoe men zich het mechanisme moet voorstellen dat de hypothalamus vroegtijdig rijp doet worden. Voor het overgrote deel van alle gevallen van pubertas praecox vera wordt geen oorzaak gevonden (men noemt deze gevallen idiopathisch).

De behandeling van pubertas praecox dient erop gericht te zijn om de ontwikkeling tot staan te brengen en om een premature menarche en een te kleine lichaamslengte te voorkomen. Zo mogelijk stelt men een causale therapie in, dat wil zeggen dat de onderliggende oorzaak wordt aangepakt. Bij pubertas praecox vera zal men proberen met behulp van medicatie de secretie van FSH en LH tegen te gaan. De beste middelen op dit moment zijn GnRH-agonisten. Deze medicijnen onderdrukken de FSH- en LH-secretie door de hypothalamus minder gevoelig te maken.

3.3 Cyclusstoornissen

3.3.1 *Classificatie*

Wanneer een patiënte zich op het spreekuur meldt met een afwijking van het normale bloedingspatroon, dan geeft het type menstruatiestoornis meestal al een goede aanwijzing in welke richting de oorzaak van het afwijkende patroon moet worden gezocht. Het is daarom van groot belang de verschillende cyclusstoornissen te classificeren. Wij kennen de volgende cyclusstoornissen:

- amenorroe – onderverdeeld in primair en secundair;
- oligomenorroe;
- polymenorroe;
- menorragie/hypermenorroe;
- hypomenorroe;
- metrorragie;
- intermenstrueel bloedverlies;
- postmenopauzaal bloedverlies.

De eerste drie hebben meestal een endocrinologische oorzaak, de laatste twee berusten heel vaak op organische oorzaken. Menorragie/hypermenorroe, hypomenorroe en metrorragie kunnen zowel endocriene als organische oorzaken hebben. Wanneer organische oorzaken zijn uitgesloten bij oligomenorroe, polymenorroe, menorragie/hypermenorroe, hypomenorroe en metrorragie spreekt men in het algemeen van disfunctioneel bloedverlies.

AMENORROE
We spreken van amenorroe wanneer een vrouw in de vruchtbare levensfase gedurende zes maanden geen vaginaal bloedverlies heeft ervaren. De amenorroe is primair wanneer de vrouw nooit eerder vaginaal bloedverlies heeft gehad, zij is secundair wanneer dat wel het geval is geweest. Aangezien voorafgaand aan en vroeg in de puberteit een situatie zonder bloedverlies fysiologisch is, spreken we pas van primaire amenorroe wanneer een vrouw op haar zestiende verjaardag nog niet heeft gemenstrueerd.

OLIGOMENORROE

Oligomenorroe bestaat wanneer de cyclusduur, gerekend van de eerste dag van de menstruatie tot de eerste dag van de volgende menstruatie, meer dan zes weken maar minder dan zes maanden bedraagt. Zijn de tussenpozen soms korter en soms langer dan zes maanden, dan spreekt men van oligoamenorroe.

POLYMENORROE

Polymenorroe bestaat wanneer de cyclus in het algemeen korter is dan 21 dagen.

MENORRAGIE/HYPERMENORROE

Menorragie is de klinische benaming van een menstruatie die zo lang duurt en/of zo hevig is dat zij overmatig menstrueel bloedverlies tot gevolg heeft. Hoewel het begrip menorragie oorspronkelijk was gereserveerd voor een te langdurige menstruatie en de te hevige menstruatie als hypermenorroe werd aangeduid, is dit onderscheid niet meer gebruikelijk. In de kliniek wordt onder beide begrippen hetzelfde verstaan.

HYPOMENORROE

Hypomenorroe is een weinig voorkomende klacht, waarvan men spreekt wanneer de menstruatie korter duurt dan drie dagen.

METRORRAGIE

Metrorragie is de klinische benaming voor onregelmatig en dientengevolge onvoorzien uterien bloedverlies. Wanneer dit bloedverlies zich voordoet tussen als zodanig herkenbare menstruaties dan spreekt men van intermenstrueel bloedverlies.

INTERMENSTRUEEL BLOEDVERLIES

De term 'menstruatie' wordt hierbij in brede zin gebruikt. Ook bloedingen tussen twee onttrekkingsbloedingen, bijvoorbeeld tijdens pilgebruik, worden aangeduid als intermenstrueel bloedverlies. Wanneer menstruaties deels wel en deels niet herkenbaar zijn, bezigt men wel het begrip 'menometrorragie'.
Een bijzondere vorm van het intermenstrueel bloedverlies is de contactbloeding: een bloeding die optreedt door mechanische prikkeling van het corpus of de cervix uteri. Dit zal veelal het gevolg zijn van een coïtus, maar kan bijvoorbeeld ook optreden doordat de ontlasting (scybala) in een vol rectum de cervix prikkelt.

POSTMENOPAUZAAL BLOEDVERLIES

Postmenopauzaal bloedverlies is, zoals de term aangeeft, bloedverlies in de postmenopauze. Het treedt op na een bloedingsvrij interval van ten minste een jaar na de menopauze: dat is de laatste vaginale bloeding van de vruchtbare levensfase.

3.3.2 Diagnostiek

ANAMNESE

Speciële anamnese

Het eerste doel van de anamnese is zo snel mogelijk een onderscheid te maken tussen organische en niet-organische cyclusstoornissen. Het is daarbij van belang dat de stoornis die bestaat op het moment dat de anamnese wordt afgenomen, wordt bekeken in het licht van het voor de patiënte gebruikelijke *spontane* patroon. Aangezien bijvoorbeeld pilgebruik een normaal cycluspatroon afdwingt, is het van belang na te gaan hoe de cyclus vóór het pilgebruik is geweest. Na het uitvragen en classificeren van de thans bestaande cyclusstoornis vraagt men naar het cycluspatroon, beginnend bij de eerste spontane vaginale bloeding (de menarche) tot aan het begin van het huidige patroon.

Blijkt er sprake te zijn van intermenstrueel, postmenopauzaal, menorragisch of metrorragisch bloedverlies, dan wel van een contactbloeding, dan zal de anamnese zich verder uitbreiden in de richting van meer algemene symptomen. Is er sprake van polymenorroe, metrorragie, menorragie, hypermenorroe of ook hypomenorroe, dan moet men eerst zoeken naar aanwijzingen voor het al dan niet ovulatoir zijn van de cyclus, aangezien deze cyclusstoornissen bij ovulatoire cycli in het algemeen organische oorzaken hebben. Zijn de cycli anovulatoir, dan zal de stoornis veelal van hormonale oorsprong zijn.

Aanwijzingen dat een cyclus ovulatoir is, krijgt men door te vragen naar de pijnlijkheid van menstruaties. Menstruaties die pijnlijk zijn, worden meestal voorafgegaan door een eisprong. Anovulatoire bloedingen zijn in het algemeen pijnloos, al is het mogelijk dat ze wel als pijnlijk worden ervaren wanneer het vaginale bloedverlies om de een of andere reden met emoties is beladen. Anderzijds worden menstruaties die wél werden voorafgegaan door een ovulatie lang niet altijd als pijnlijk ervaren.

Een andere aanwijzing voor het al of niet ovulatoir zijn van een cyclus kan verkregen worden wanneer patiënte zelf een omslag opmerkt in de vaginale afscheiding van een gladde dradentrekkende substantie naar een melkachtige, niet-dradentrekkende afscheiding. Bestaat de indruk dat er sprake is van een ovulatoire bloeding, dan vragen we verder in de richting van mogelijke organische oorzaken.

Hoewel menorragieën vaak gepaard gaan met het nodige sociale ongemak, is metrorragie voor een vrouw in de regel eerder reden om snel een arts te consulteren. Het onvoorziene karakter van de metrorragie maakt het onmogelijk erop te anticiperen, met voor de vrouw soms gênante gevolgen. De metrorragie laat zich gemakkelijker als een pathologische bloeding onderkennen en wordt vaak geassocieerd met een uteriene maligniteit. Menorragieën ontstaan als regel geleidelijk, waardoor het veel moeilijker is om een onderscheid te maken tussen wat normaal is en wat pathologisch. Wanneer de menstruatie langer dan zeven dagen duurt, gepaard gaat met verlies van forse stolsels en dientengevolge vaak secundaire dysmenorroe, wanneer de vrouw 's nachts handdoeken of luiers gebruikt om doorlekken te voorkomen of beaamt dat zij liever niet van huis gaat tijdens de menstruatie om sociale repercussies te ontlopen (denk aan frequent wisselen van tampon of verband, of aan doorlekken), dan mag men in redelijkheid aannemen dat er sprake moet zijn van menorragieën. Lang niet altijd hoeft dat te resulteren in een Hb-daling, maar een laag hemoglobine- en serumijzergehalte is als regel wel het objectieve bewijs van de menorragie. Aangenomen wordt dat er een gerede kans op een anemie is wanneer de hoeveelheid bloedverlies per menstruatie de 80 ml overschrijdt. Helaas is er vooralsnog geen eenvoudige, goedkope en praktische methode om het menstruele bloedverlies te meten.

Organische metrorragieën zijn niet aan een leeftijd gebonden en kunnen voorkomen op de kinderleeftijd, in de vruchtbare levensfase en na de menopauze. Een metrorragie vóór de puberteit komt zelden voor. Vaginaal bloedverlies op de kinderleeftijd wordt meestal veroorzaakt door een afwijking van de vaginawand, zoals een colpitis door een corpus alienum in de vagina of (heel zeldzaam) een maligniteit van de vaginawand. In de fertiele levensfase kan een metrorragie berusten op een benigne cervixafwijking (poliep, endo- of ectocervicitis), een cervicale maligniteit of een afwijking in het corpus uteri (endometriumpoliep, endometriumcarcinoom of chorioncarcinoom).

Hoewel postmenopauzaal bloedverlies niet ovulatoir van karakter is, moet onze aandacht ook hierbij in de eerste plaats uitgaan naar organische afwijkingen, met name endometriumcarcinoom en seniele hemorragische colpitis.

Wanneer men de indruk heeft dat er van anovulatie sprake is, dan zullen de gedachten veeleer gaan in de richting van een persisterende follikel (vooral bij adolescenten), cyclisch anovulatoire bloedingen (eveneens vooral in de puberteit en de adolescentie) of polycysteusovariumsyndroom (PCOS). De anamnese zal zich dan verder vooral richten op de symptomen van PCOS: sinds de menarche reeds bestaande oligomenorroe of perioden van amenorroe, neiging tot vetzucht, hirsutisme en insulineresistentie.

Functionele metrorragieën treden dikwijls op bij het begin en aan het einde van de vruchtbare levensfase. Door het uitblijven van een LH-piek ontstaan dan persisterende follikels en wordt het endometrium continu door oestrogenen gestimuleerd in afwezigheid van progesteron. Het gevolg hiervan is hyperproliferatie en eventueel hyperplasie van het endometrium. Dit leidt vroeg of laat tot een doorbraakbloeding, omdat de vascularisatie de groei van het endometrium niet kan bijhouden zodat hier en daar in het endometrium necrotische plekjes beginnen op te treden. Ook kan het tot een onttrekkingsbloeding komen doordat de oestrogeenspiegel snel daalt. Ook na langdurig pilgebruik en lactatie kan cyclusherstel op zich laten wachten en kan zich hetzelfde probleem van de persisterende follikel voordoen. Vaak is er in de periode die aan de metrorragie voorafging sprake geweest van gespannen borsten, slijmerige fluor en gewichtstoename door vochtretentie; symptomen die van persisterende oestrogeenstimulatie getuigen.

Amenorroe en oligomenorroe berusten zelden op organische afwijkingen. Bij deze stoornissen denken we primair aan endocrinologische afwijkingen, vooral wanneer de amenorroe secundair is ontstaan na een periode met een al dan niet regelmatige cyclus en vooral wanneer de oligomenorroe al heeft bestaan vanaf de menarche. Een goede stelregel is echter dat *iedere vrouw met een secundaire amenorroe geacht wordt zwanger te zijn totdat het tegendeel bewezen is.*

Bij secundaire amenorroe is het belangrijk om te weten onder wat voor omstandigheden deze is ontstaan. Hierbij is meestal de toestand vlak voor het optreden van de amenorroe het belangrijkst. Dit aangenomen dat de amenorroe niet ontstond in aansluiting aan een periode van pilgebruik. Is dat wel het geval, dan kan het oorzakelijke moment veel eerder liggen, omdat de amenorroe dan lange tijd gemaskeerd kan zijn geweest door het pilgebruik. Gevraagd moet worden naar omstandigheden die grote stress kunnen veroorzaken, zoals bijvoorbeeld de situatie thuis wanneer er sprake is van een gespannen relatie tussen de ouders of met broers en zusjes, spanningen op school, niet alleen voor tentamens en examens maar ook door de sociale plaats van de patiënte in de groep of de klas, de relatie met een partner of juist het missen van een levenspartner, financiële problemen enzovoort. Ook een acuut stressmoment, bijvoorbeeld een heftige emotionele ervaring, kan tot soms langdurige secundaire amenorroe leiden. Het is belangrijk een indruk te krijgen van het niveau van lichamelijke inspanning, met name bij patiënten die veel aan sport doen. Overmatige lichamelijke inspanning, met name langeafstandlopen, is een oorzaak van amenorroe die direct gerelateerd is aan de hoeveelheid verrichte arbeid.

Een zeer belangrijke vraag is die naar het verloop van het lichaamsgewicht met de tijd. We kunnen hierin twee belangrijke groepen onderscheiden. Een groep, veelal teenagers, die bewust gaat lijnen maar dat zo rigoureus doet dat ze ofwel veel te veel gewicht in korte tijd verliezen ofwel te lang doorgaan waardoor ze onder het toelaatbare minimum komen. Zowel de snelheid van het gewichtsverlies als het uiteindelijke gewicht zijn dus van belang. Deze groep wordt veelal aangeduid als *simple weight loss*. Bij de tweede groep, die van anorexia nervosa, is de vermagering veel meer het gevolg van een pathologische gedragsverandering. Opvallend hierbij is dat de amenorroe (zie ook paragraaf 3.7.3) bij anorexiapatiënten vaak voorafgaat aan de vermagering, terwijl zij bij de simple weight losers juist het gevolg is van de vermagering en daarom ook in de tijd daarop volgt.

Blijkt er sprake te zijn van sterke vermagering, dan dienen de eetgewoonten verder te worden uitgevraagd. Met name is dan ook van belang te weten of de patiënten braken, en zo ja of ze dit zelf opwekken en of er sprake is van laxantiagebruik. Bij het opnemen van de anamnese van anorexiapatiënten is het goed te weten dat deze hun eigen ziektebeeld én de verschillende symptomen ervan vaak ontkennen. Zij komen dan ook altijd met andere klachten dan die van vermagering. Het beeld dat anorexiapatiënten van zichzelf hebben, komt over het algemeen niet overeen met de werkelijkheid. Zij ontkennen het lage gewicht, vinden zelf dat ze het goede figuur hebben, maar verbergen hun vermagering in zeer ruimzittende kleding.

Niet alleen vermagering is een belangrijke oorzaak van cyclusstoornissen. Ook andere eetstoornissen kunnen cyclusstoornissen veroorzaken, met name boulimia. Boulimie is gedrag waarbij patiënten aanvallen krijgen van dwangmatig eten. Hierbij eten zij alles wat eetbaar is, en soms zelfs wat niet eetbaar is, en dat in zeer korte tijd. Na de aanval voelt de patiënte zich vaak schuldig over haar gedrag en gaat dan over tot zelfopgewekt braken.

De anamnese dient verder nog enkele vragen te omvatten die gericht zijn op meer specifieke ziektebeelden.

Om na te gaan of er eventueel sprake kan zijn van een voortijdige overgang (climacterium praecox) dient de arts altijd te vragen naar opvliegers en overmatig zweten. Aangezien dit vaak gepaard gaat met een tekortschietende oestrogeenproductie, met als gevolg atrofie van de vagina, is ook het vragen naar pijn bij het vrijen (dyspareunie) hier van belang.

Om na te gaan of er sprake kan zijn van een overmatige prolactineproductie moet men vragen naar melkuitvloed uit de tepels, hetzij spontaan, hetzij onder druk op de tepelhof.

Bij oligoamenorroe die reeds bestaat vanaf de menarche uitgezonderd de perioden van pilgebruik moet men altijd eerst denken aan PCOS en vragen naar eventuele symptomen van overmatige androgeenproductie, met name overmatige beharing (hirsutisme).

Bij primaire amenorroe volgt de anamnese allereerst de lijn van de normale puberteitsontwikkeling, omdat we willen weten of de amenorroe een opzichzelf-staand verschijnsel is dan wel het gevolg is van een algeheel vertraagde of zelfs uitgebleven puberteitsontwikkeling. Men vraagt daarom naar de leeftijd waarop voor het eerst borstontwikkeling op gang kwam (de thelarche) en de leeftijd waarop de geslachtsbeharing voor het eerst begon te groeien, de pubarche. De thelarche en de pubarche treden normaal op tussen het achtste en veertiende levensjaar. Ook het optreden van de groeispurt is van belang, omdat die door oestrogenen uit de ovaria wordt veroorzaakt. Deze valt bij meisjes in het alge-meen samen met het eind van de tweede en het begin van de derde fase van de borstontwikkeling. Behalve de vaststelling van het begin van de puberteit is ook van belang de snelheid waarmee deze zich ontwikkelt. De volledige puberteits-ontwikkeling duurt ongeveer vier jaar. De menarche treedt gemiddeld twee jaar na de pubarche en iets meer dan twee jaar na de thelarche op. Ook hierin is de individuele variatie echter groot. Bij de menarche is de puberteitsontwikkeling veelal gevorderd tot in het vierde stadium van de borstontwikkeling. De vertra-ging van de puberteitsontwikkeling en het uitblijven van de eerste menstruatie op het verwachte tijdstip kunnen door dezelfde factoren veroorzaakt worden, die ook de secundaire amenorroe veroorzaken. De daarop toepasselijke anamnese is dus ook hier van groot belang. Wanneer een primaire amenorroe bestaat bij een verder geheel normale geslachtelijke ontwikkeling, dient men verdacht te zijn op een uteriene of vaginale afwijking. Gevraagd wordt dan naar het al of niet optre-den van cyclische buikpijn. Deze kan zowel veroorzaakt worden door een verbor-gen menstruatie, cryptomenorroe, alsook door maandelijks optredende ovulatie-pijn. Bij cryptomenorroe is de afvloed van menstruatiebloed gestoord door een afsluiting van de baarmoederhals en/of de vagina. Dit bloed hoopt zich dan op in de uterus of het bovenste deel van de vagina en kan zich ook via de tubae een weg naar de vrije buikholte zoeken.

Een sterke discrepantie tussen de goede ontwikkeling van de mammae en de slechte of zelfs geheel uitblijvende ontwikkeling van de geslachtelijke beharing vinden we bij de zogenoemde hairless women of het androgeenongevoeligheids-syndroom (zie ook pragraaf 9.3). Een belangrijke vraag bij vrouwen met primaire amenorroe is nog die naar de functie van het reukorgaan. Anosmie, een aange-boren onvermogen tot ruiken, komt onder andere voor bij het olfactogenitale syndroom en de ernstiger vorm daarvan, het syndroom van Kallmann.

Algemene anamnese

Aangezien de menstruele cyclus bij uitstek een spiegel is van het algemeen wel-bevinden, is het van belang aandacht te besteden aan de algehele gezondheids-toestand. Van de organische stoornissen zijn hier met name stollingsstoornissen van belang. Ziekten die het aantal of de integriteit van de bloedplaatjes beïnvloe-den, zoals idiopathische trombocytopenische purpura of trombocytopenische leukemie, kunnen aanleiding zijn voor ernstige menorragieën. Ook door medi-catie veroorzaakte trombocytopenie of -pathie kan een menorragie geven. Voor wat betreft de meer functionele afwijkingen gaat de arts na of bijzondere ziekten of gebeurtenissen in het verleden een rol kunnen hebben gespeeld, dan wel of een thans bestaande ziekte de oorzaak van de stoornis zou kunnen zijn. Ziekten in het verleden, die in dit kader van belang zijn, zijn onder andere tuberculose, met name de genitale vorm omdat deze het endometrium heeft kunnen aantas-ten (syndroom van Asherman), en meningitis of encefalitis vanwege hun bescha-digende invloed op de hypothalamus en de hypofysesteel. Met name basale meningitis, veelal eveneens van tuberculeuze oorsprong, is in dit opzicht berucht. Bij vrouwen die op de kinderleeftijd behandeld zijn met cytostatica of bestraald zijn voor een maligniteit, bijvoorbeeld leukemie, bestaat het risico dat die behandeling schade heeft toegebracht aan de ovaria, vooral aan de oöcyten die in een rustfase van de rijpingsdeling verkeerden. Jonge vrouwen die behandeld zijn voor de ziekte van Hodgkin kan eenzelfde lot treffen. Vooral ziektebeelden die gepaard gaan met endocriene afwijkingen veroorzaken vaak cyclusstoornissen. Het uitsluiten van diabetes mellitus, hypo- en hyperthyreoïdie, hypo- en hyperfunctie van de bijnierschors, hyperprolactinemie en acromegalie begint in de algemene anamnese. Ook de ziekte van Pfeiffer is een, zij het tijdelijke, veroorzaker van amenorroe. In de anamnese moet gericht naar al deze ziekten worden gevraagd. Medicijngebruik is eveneens van belang, omdat sommige tricyclische antidepressiva, neuroleptica, antihypertensiva, anti-emetica en tranquillizers aanleiding kunnen geven tot hyperprolactinemie en daarmee tot amenorroe. Ook het rookgedrag en het gebruik van alcohol en drugs is van belang, mede in verband met een gebalanceerde voeding en eventuele leverfunctiestoornissen.

SPECIEEL LICHAMELIJK ONDERZOEK

Het algemeen lichamelijk onderzoek begint met het vaststellen van gewicht en lengte. Belangrijke punten om verder op te letten zijn de algemene gezondheidstoestand, de bloeddruk, de schildklier en de lever, want leverfunctiestoornissen kunnen leiden tot verstoringen in het metabolisme van zowel eiwit- als steroïdhormonen. Het onderzoek van de buik is uiteraard van groot belang.

Het specieel gynaecologisch onderzoek omvat, behalve het gynaecologische onderzoek in engere zin, ook een onderzoek van het beharingspatroon en de mammae. Het beharingspatroon heeft veel variaties en is sterk erfelijk bepaald. Oost-Aziatische vrouwen zijn in het algemeen veel lichter en minder behaard dan Kaukasische vrouwen. Hindoestaanse vrouwen daarentegen, en vrouwen uit het gebied rond de Middellandse Zee, zijn meestal sterker behaard. Of een beharingspatroon afwijkend is, dient dan ook te worden vastgesteld tegen de achtergrond van de etnische bevolkingsgroep, waaruit de patiënte afkomstig is. Overmatige beharing zien we vooral bij de verschillende vormen van congenitale bijnierhyperplasie, bij de ziekte van Cushing, bij androgenenproducerende ovarium- en bijniertumoren, bij het PCOS en soms bij hyperprolactinemie. Bij primaire amenorroe is het beharingspatroon samen met het ontwikkelingsstadium van de mammae van belang om vast te stellen hoe ver de puberteitsontwikkeling is voortgeschreden. Deze ontwikkelingsstadia zijn beschreven door Tanner, en in Nederland door Van Wieringen.

Beharingspatroon
- **Stadium 1.** In het geheel geen beharing, prepuberale stadium.
- **Stadium 2.** Enige weinig gepigmenteerde beharing langs de labia majora pudendi.
- **Stadium 3.** Gepigmenteerde, gekrulde haren op de labia majora, beginnende beharing op de mons pubis.
- **Stadium 4.** Peervormig beharingspatroon op de mons pubis, verder volwassen. Voor Aziatische vrouwen (Japan en China) is dit het volwassen beharingspatroon.
- **Stadium 5.** Volwassen type beharing, het beharingsoppervlak reikt tot in de liezen beiderzijds en is aan de bovenkant horizontaal begrensd.

- **Stadium 6.** Verdere uitbreiding van de beharing over de onderbuik, langs de linea alba en iets oplopend naar de navel. Dit stadium komt bij slechts ongeveer 10% van de vrouwen voor. Bij mannen is dit min of meer de standaardbeharing.

Mammae

De ontwikkeling van de mammae is in de eerste plaats afhankelijk van oestrogenen. Deze zorgen voornamelijk voor de uitgroei van de melkgangen. Tevens zorgen oestrogenen voor de toename van vet- en bindweefsel. Pas enige tijd na de menarche wordt de borstontwikkeling voltooid onder invloed van het dan geproduceerde progesteron. De ontwikkeling van de alveoli vindt voornamelijk plaats onder invloed van dit hormoon. Ook de pigmentatie van de tepel en de tepelhof is een effect van progesteron. Doordat de verschillende elementen van de mamma zich op verschillende tijdstippen ontwikkelen, ondergaat de mamma een aantal karakteristieke vormveranderingen die het Tanner mogelijk maakten de mammaontwikkeling in de volgende vijf stadia in te delen.

- **Stadium 1.** Het prepuberale stadium, in het geheel geen ontwikkeling van klierweefsel noch van de tepel.
- **Stadium 2.** Eerste ontwikkeling, de klierschijf is onder de areola palpabel als een harde schijf met een doorsnede van maximaal 4 cm, de in grootte toegenomen areola steekt boven het niveau van de thorax uit.
- **Stadium 3.** Welving van de mamma, de borst wordt kegelvormig; voortgezette vergroting van de diameter van de klierschijf. In dit stadium staat nog de uitgroei van het klierweefsel, met name de gangen, op de voorgrond; er is nog weinig vetafzetting. Dit leidt tot een kegelvormige borst met een klierschijf die geleidelijk groter wordt en in dit stadium goed palpabel is.
- **Stadium 4.** In dit stadium staat de vetafzetting op de voorgrond. Hierdoor verliest de borst haar kegelvorm en wordt voller. De areola vormt een secundaire verheffing boven het niveau van de borst.
- **Stadium 5.** Dit stadium wordt bereikt onder invloed van progesteron. Hierdoor gaan de alveoli uitgroeien en neemt de borst haar volwassen, half bolvormige vorm aan. Het niveau van de areola ligt weer in het niveau van de borst en de pigmentatie van tepel en tepelhof neemt sterk toe.

De mammae worden verder onderzocht op galactorroe. Na massage vanuit de periferie van de borstklier naar de tepel toe drukt de arts tussen duim en wijsvinger op de sinus die direct onder de tepel is gelegen, om na te gaan of hiermee vocht tevoorschijn kan worden gebracht. Hiervoor is soms stevige druk nodig. Vaak is de patiënte zelf beter in staat om dit te doen dan de arts.

Genitalia externa

Bij de inspectie van de genitalia externa wordt gelet op het ontwikkelingsstadium. Tenzij er sprake is van sterke vetzucht bedekken bij de volwassen vrouw de labia majora pudendi in het algemeen de labia minora pudendi niet. Is dit wel het geval, dan is de ontwikkeling waarschijnlijk nog niet voltooid. Gelet wordt ook op de grootte van de clitoris en met name of er hypertrofie bestaat. De normale grootte is 5 mm lang en 3,5 mm breed. De schacht is in het algemeen niet meer dan 10 mm lang. De introïtus heeft bij vrouwen met een redelijk normale oestrogeenproductie een roze aspect. Bij vrouwen met een hypo-oestrogene status daarentegen, bijvoorbeeld voor de puberteit en na de menopauze, is het vaginale epitheel dun en geeft de onderliggende vasculatuur een rode kleur aan dit epitheel.

Genitalia interna

De arts gaat voorzichtig na of het hymen intact is. Is dit het geval, dan moet men uiterst terughoudend zijn met verder inwendig onderzoek. Als de vrouw beaamt dat zij ervaring heeft met tampongebruik, dan mag men in de regel aannemen dat de opening in het hymen onderzoek met althans één vinger toelaat. Men moet zich realiseren dat veel gegevens tegenwoordig met transabdominaal echoscopisch onderzoek kunnen worden verkregen.

Eenvoudig onderzoek bij staand hymen is het verzamelen van vaginacellen door middel van een in fysiologisch zout gedrenkt wattenstokje. Hiermee krijgt de arts tegelijkertijd een indruk over een eventueel bestaande vaginale obstructie. Het wattenstokje wordt via de opening in het hymen ingebracht en in de fornix gedraaid. De natte wat wordt daarna uitgestreken in een druppel fysiologisch zout op een objectglaasje. Het aantal superficiële cellen in relatie tot de intermediaire en eventueel parabasale cellen geeft een goede indruk van de oestrogeenstatus. Hoe meer oppervlaktecellen, des te beter de oestrogeenstatus is.

Is het hymen verbroken, dan volgt een gynaecologisch inwendig onderzoek. Allereerst wordt 'in speculo' gekeken. Speculumonderzoek tijdens de menstruatie kan de mogelijkheid bieden om de mate van bloed en stolselverlies te objectiveren. Als de cervix sterk verplaatst is – soms zelfs zodanig dat het speculum niet instelbaar is –, dan kan dat wijzen op een door myomen sterk gewijzigde anatomie van de baarmoeder. Vermoedt men een functionele stoornis, dan moet men vooral letten op de kleur van het vaginaepitheel (zie boven) en op het al dan niet aanwezig zijn van dwarse plooien (rugae), omdat deze verstrijken bij atrofie, en van cervixslijm, omdat ook dit een goede maat is voor de oestrogeenactiviteit.

Het vaginale bimanuele onderzoek is van veel groter belang voor organische dan voor functionele stoornissen. Dit onderzoek zal kunnen informeren over de grootte, ligging en contour van de uterus, en over de al dan niet aanwezigheid van adnex- of andersoortige pathologie in het kleine bekken.

LABORATORIUMONDERZOEK

Na het opstellen van een waarschijnlijkheidsdiagnose en een differentiaaldiagnose vraagt de arts op geleide van deze laatste een laboratoriumonderzoek aan, bestaande uit een algemeen deel en een gericht endocrinologisch deel.

Het algemeen laboratoriumonderzoek is gericht op het vaststellen van de algehele gezondheidstoestand. Behalve Hb, Ht, BSE en lever- en nierfuncties zal men altijd, met name bij verdenking op hormonale stoornissen, een screenend onderzoek laten doen naar andere endocriene organen: schildklierfuncties, een cortisoldagcurve, een nuchtere glucose en een prolactinegehalte.

In het gerichte endocrinologische laboratoriumonderzoek van de hypothalamus-hypofyse-ovariumas is FSH het belangrijkste hormoon. Als dit verhoogd is, heeft men altijd te maken met functieverlies van de ovaria. De afwezigheid van oestrogenen, en mogelijk van inhibine, leidt dan door gebrek aan negatieve feedback tot een ongebreidelde productie van gonadotrofinen, waarvan FSH het sterkst reageert. Ook de bepaling van LH is erg belangrijk. Een verhoogde LH-spiegel ondersteunt de diagnose van ovariële uitval, maar is cruciaal in de diagnostiek van PCOS: bij een verhoogd LH en een normaal FSH is er nagenoeg zeker sprake van een PCOS.

De beste laboratoriumbepaling voor het diagnosticeren van de uitval van het centrale regulatiemechanisme, de hypothalamus-hypofyseas, is de bepaling van oestradiol. Een verlaagde oestradiolspiegel in combinatie met lage of verlaagde LH- en FSH-spiegels is een sterke aanwijzing in deze richting. Deze bepaling geeft vaak ook een goed inzicht in de ernst van de amenorroe.

Progesteronbepalingen dragen zelden bij tot de basale diagnostiek van cyclusstoornissen. Ondersteunend bij de diagnostiek van PCOS zijn de bepaling van testosteron, androsteendion en dihydro-epiandrosteronsulfaat (DHEAS).

Echoscopie, hysteroscopie en laparoscopie

Transvaginale echoscopie is de nieuwste aanwinst in de diagnostiek van cyclusstoornissen. Zij biedt de mogelijkheid om follikelgroei tijdens de cyclus te bestuderen, met enige mate van zekerheid vast te stellen of ovulatie echt is opgetreden, de ontwikkeling van het corpus luteum te volgen en kan bovendien helpen bij het stellen van de diagnose PCOS. Ook de ontwikkeling van het endometrium tijdens de cyclus kan worden gevolgd. Echoscopie, eventueel aangevuld met hysteroscopie en/of laparoscopie, biedt verder de mogelijkheid om tot een praktisch zekere diagnose te komen wanneer myomen of intra-uteriene poliepen worden vermoed. Hysteroscopie heeft geleerd dat men bij een curettage soms een gesteeld myoom in het cavum uteri kan missen, en bovendien kan curettage het oppervlak van een submuceus myoom meer kwaad dan goed doen.

De basale temperatuurcurve

Met name wanneer er sprake is van disfunctioneel bloedverlies is het opnemen van de basale temperatuurcurve (BTC) een goed en goedkoop hulpmiddel om een indruk te krijgen omtrent het al of niet optreden van een ovulatie voorafgaand aan het bloedverlies. Hierbij neemt de patiënte iedere ochtend in basale toestand, dat is direct na het ontwaken en nog voor zij het bed heeft verlaten, haar temperatuur op. Na een eisprong produceren de ovaria progesteron. Een afbraakproduct van progesteron werkt rechtstreeks in op het temperatuurregulatiecentrum in de hersenstam en zorgt bij de meeste vrouwen voor een temperatuurverhoging van 0,4 à 0,5 °C. Deze temperatuurverhoging is dus een goede indicatie dat er een eisprong is opgetreden. Het bijhouden van een dergelijke curve heeft uiteraard alleen maar zin wanneer er ook echt bloedingen optreden. Bij een amenorroe is het bijhouden van een BTC zinloos, tenzij er verdenking bestaat op een uteriene of vaginale oorzaak.

De zelftest voor de bepaling van de LH-piek

Er zijn eenvoudige opsporingsmethoden in de handel voor de LH-piek. De vrouw moet met deze test 's ochtends en 's avonds controleren of haar urine meer dan de normale hoeveelheid LH bevat. Is dit het geval, dan wijst dat er met een zekere betrouwbaarheid op dat zij een LH-piek heeft gehad en dus binnen een aantal uren zal ovuleren. De test wordt momenteel reeds gebruikt voor het geven van coïtusadviezen maar is ook bruikbaar voor het plannen van bijvoorbeeld intra-uteriene inseminaties.

3.4   Aangeboren afwijkingen

3.4.1   Aangeboren afwijkingen van de vagina

Afsluitingen van de vagina kunnen het gevolg zijn van onvolkomen ontwikkeling (aplasie), een transvers vaginaseptum of een geheel afgesloten maagdenvlies (hymen imperforatum). Vaginale afsluitingen leiden altijd tot primaire amenorroe, in dit geval ook wel cryptomenorroe (verborgen menstruatie) genoemd. De puberteitsontwikkeling verloopt volledig normaal, met uitzondering van de menarche. Het menstruatiebloed hoopt zich op in het bovenste deel van de vagina (hematocolpos), de uterus (hematometra) en de tubae (hematosalpingen). Het beeld gaat gepaard met cyclisch optreden van buikpijn. De opgebolde uterus kan bij rectaal toucher worden gevoeld of bij transabdominale echoscopie worden aangetoond. De therapie is chirurgisch (*menstruation sans menstruation*-syndroom).

3.4.2   Aangeboren afwijkingen van de uterus

Er zijn veel aangeboren afwijkingen mogelijk aan de uterus. Alle vormafwijkingen zijn te verklaren uit een verminderde fusie in de mediaanlijn van de gangen van Müller. Deze afwijkingen geven in het algemeen geen cyclusstoornissen, maar kunnen wel leiden tot primaire dysmenorroe. Afsluitingen of aplasieën van het onderste deel van het corpus uteri geven een beeld dat vergelijkbaar is met dat van afsluitingen van de vagina. De belangrijkste aangeboren afwijking van de uterus is echter het syndroom van Mayer-Rokitansky-Küster (zie ook paragraaf 9.4), waarbij de uterus en het grootste deel van de vagina in het geheel niet zijn aangelegd. Ook hier is de puberteitsontwikkeling uiteraard normaal. De cyclische buikpijn ontbreekt echter veelal. Rectaal of echoscopisch onderzoek toont de afwezigheid van de uterus aan. Zwangerschap is uiteraard uitgesloten, maar tussen blaas en rectum kan chirurgisch een vagina worden geconstrueerd. Niet altijd is dit nodig, omdat door oefening met behulp van pelottes vaak een functionele diepte kan worden gecreëerd op de plaats van de vagina, waardoor de coïtus zeer bevredigend kan verlopen. Daar de uterus in embryologisch opzicht tot hetzelfde systeem behoort als de nieren en urinewegen (het urogenitale stelsel), gaan aangeboren afwijkingen van de uterus vaak gepaard met aangeboren afwijkingen van de nieren en de urinewegen.

3.4.3   Aangeboren afwijkingen van de ovaria

Veel aanlegstoornissen van het ovarium berusten op chromosomale afwijkingen in de lichaamscellen. Door deze afwijkingen ontstaan delingsproblemen wanneer de oergeslachtscellen in meiose gaan. De geslachtscellen gaan te gronde, en aangezien zonder geslachtscellen ook geen follikels voorkomen, bestaat een dergelijk ovarium slechts uit bindweefselstroma. Men duidt zo'n disgenetisch ovarium veelal aan met de Engelse term *streak gonad*.

De hieronder beschreven syndromen en afwijkingen zijn relatief zeldzaam, maar geven een goede illustratie van wat er misgaat als een bepaald aspect van de normale ontwikkeling anders verloopt.

SYNDROOM VAN YURNER (45,XO-GONADALE DYSGENESIE)

Dit syndroom presenteert zich veelal als een combinatie van gestoorde lengte-groei en primaire amenorroe. Het syndroom blijkt te worden veroorzaakt door de afwezigheid van de korte arm van één van de twee X-chromosomen. Voorbeelden van deze monosomie van de korte arm zijn 45,X0, waarbij het tweede geslachtschromosoom geheel ontbreekt, 46,Xi(Xq), waarbij het tweede X-chromosoom twee lange armen heeft, en 46,XXp, waarbij de korte arm van het tweede X-chromosoom ontbreekt.

Het is ook mogelijk dat in één en dezelfde persoon genetisch verschillende cellijnen naast elkaar voorkomen (mozaïcisme), in minstens één waarvan monosomie van de korte arm optreedt. Ook dan is er sprake van gonadale dysgenesie, ontbreken eicellen en hormonale activiteit en blijft de ontwikkeling van secundaire en tertiaire geslachtskenmerken uit.

Patiënten met het syndroom van Turner worden zonder groeibevorderende therapieën zelden groter dan 150 cm. Het syndroom gaat vaak gepaard met andere congenitale afwijkingen, zoals een breed uitlopen van de hals op de schouders (*webbed neck*), verkorting van een of beide middenhandbeentjes (ossa metacarpalia IV) en congenitale hart- en nierafwijkingen. Diabetes mellitus en auto-immuunziekten komen vaker voor bij patiënten met dit syndroom.

SYNDROOM VAN SWYER (46,XY-GONADALE DYSGENESIE)

Ook bij deze individuen vinden wij *streak gonads* zonder follikels of oöcyten en blijft de ontwikkeling van secundaire en tertiaire geslachtskenmerken uit. Uterus en vagina zijn wel normaal aangelegd, zodat coïtus geen problemen oplevert. In principe kunnen deze patiënten met behulp van een donoreicel via ivf zwanger worden. De gonaden dienen bij deze patiënten te worden verwijderd in verband met de verhoogde kans op de ontwikkeling van een maligniteit hierin.

46,XX-GONADALE DYSGENESIE

Deze vorm van gonadale dysgenesie komt familiair voor en berust dan kennelijk op een gendefect, maar kan ook veroorzaakt worden door een agens dat reeds tijdens de zwangerschap schade toebrengt aan de ovaria van de foetus. Het is aannemelijk dat het bofvirus zo'n agens zou kunnen zijn.

47,XXX-SYNDROOM

Vrouwen die in alle lichaamscellen een X-chromosoom te veel hebben, ontwikkelen zich lichamelijk veelal normaal. Kinderen geboren uit deze moeders hebben meestal een normaal chromosomenpatroon maar er zijn enkele gevallen van het syndroom van Turner beschreven. Er zijn aanwijzingen in de literatuur dat vrouwen met deze chromosomale constitutie een verhoogde kans hebben op een voortijdige overgang (climacterium praecox).

ANDROGEENONGEVOELIGHEIDSSYNDROOM

Bij dit syndroom, dat vroeger testiculaire feminisatie werd genoemd, zijn alle eindorganen ongevoelig voor mannelijke hormonen (androgenen). Normaliter ontwikkelen de uitwendige geslachtsorganen zich onder invloed van testosteron in mannelijke richting. Zijn deze echter ongevoelig voor (dihydro)testosteron, het sterkst werkzame androgeen, dan zullen zij zich in vrouwelijke richting ontwikkelen.

Personen met een androgeenongevoeligheidssyndroom zijn fenotypisch vrouwen, maar genetisch en gonadaal van het mannelijk geslacht. De tubae, uterus en vagina ontbreken doordat de *Müllerian-inhibiting factor*, die door de testikels geproduceerd wordt, wel zijn werk doet. Omdat het in ruime mate aanwezige testosteron in oestradiol wordt omgezet, ontwikkelen de mammae zich tijdens de puberteit goed. Aangezien testosteron ook verantwoordelijk is voor het verschijnen van de geslachtsbeharing, blijft de groei van oksel- en schaamhaar uit (*hairless women*). Bij deze vrouwen dienen de testikels na de puberteit te worden verwijderd (zie ook paragraaf 9.3).

SYNDROOM VAN KLINEFELTER (47, XXY)

De individuen met dit syndroom ontwikkelen zich zonder uitzondering tot man. In de testikels komt echter de spermatogenese niet op gang. Bij de meeste patiënten is de testosteronproductie wel zodanig dat de mannelijke ontwikkeling en het seksueel vermogen adequaat zijn, zij het zonder mogelijkheden tot nageslacht. In het algemeen zijn de mannen met dit syndroom lang, voornamelijk ten gevolge van een sterke groei van de onderste extremiteiten. Diabetes mellitus, mentale retardatie, gynaecomastie en mammacarcinoom komen in een aanzienlijk hogere frequentie voor.

3.4.4 Aangeboren afwijkingen van de hypofyse

Congenitale hypoplasie van de hypofyse leidt tot totale afwezigheid van alle hypofysevoorkwabhormonen (panhypopituïtarisme).

Een andere zeer zeldzame afwijking is de afwezigheid van alleen de cellen die gonadotrofinen maken.

3.4.5 Aangeboren afwijkingen van de hypothalamus

De meest voorkomende vorm van een tekort aan *gonadotrophin-releasing hormone* (GnRH) is het syndroom van Kallmann oftewel hypogonadotroop hypogonadisme. Dit syndroom komt voor bij mannen en bij vrouwen, en gaat gepaard met een aantal familiair voorkomende afwijkingen waaronder anosmie, kleurenblindheid, zenuwdoofheid, ichthyosis, korte metacarpalia en cardiale afwijkingen.

Ook niet-familiaire vormen van de combinatie hypogonadotroop hypogonadisme en anosmie komen voor. Men spreekt dan van het olfactogenitale syndroom. Behalve dit met anosmie gecombineerde syndroom komt ook een zogeheten idiopathisch hypogonadotroop hypogonadisme (IHH) voor dat berust op een geïsoleerde GnRH-deficiëntie.

Men spreekt van pubertas tarda wanneer de puberteitsontwikkeling vertraagd op gang komt of verloopt. Bij het meisje is sprake van pubertas tarda wanneer zich op haar 14e verjaardag nog geen borstontwikkeling of ontwikkeling van het schaamhaar heeft voorgedaan, of wanneer zij op haar 16e verjaardag nog niet heeft gemenstrueerd maar er nog wel verdere ontwikkeling te verwachten is. De differentiatie tussen hypogonadotroop hypogonadisme en pubertas tarda kan bijzonder lastig zijn.

3.5   Verworven afwijkingen

3.5.1   *Verworven afwijkingen van de uterus*

Afwijkingen aan de uterus die leiden tot menorragieën kunnen worden veroorzaakt door:
- aandoeningen van de baarmoederholte (cavitaire pathologie);
- aandoeningen van de baarmoederwand (intramurale pathologie);
- veranderingen in de circulatie.

CAVITAIRE PATHOLOGIE

Toename van de oppervlakte van de wand van het cavum uteri kan resulteren in een evenredige toename van menstrueel bloedverlies. Na overmatige uitrekking van de uterus tijdens de zwangerschap, bijvoorbeeld door een grote foetus (foetale macrosomie) of een meerlingzwangerschap, kan het cavum uteri vergroot blijven. Ook submuceuze en intramurale myomen kunnen de oppervlakte van het cavum uteri doen toenemen. Aanwezigheid van een spiraaltje (iud) in het cavum uteri kan hyperemie en erosie van het endometrium veroorzaken en interfereren met het proces van intra-uteriene coagulatie en fibrinolyse tijdens de menstruatie tot gevolg hebben.

INTRAMURALE PATHOLOGIE

Het contractievermogen van de uteruswand kan zijn verminderd door overmatige uitrekking van de uterus tijdens de zwangerschap, door de aanwezigheid van myomen in de uteruswand (intramurale myomen) of door de aanwezigheid van ectopisch endometrium, wat het geval is bij adenomyosis uteri (endometriosis interna).

Bij anemie en hypothyreoïdie kunnen menorragieën het gevolg zijn van onvoldoende contractievermogen van de uteruswand.

Een verhoogde aanmaak van prostacyclinen in het endo- en het myometrium kan resulteren in menorragieën, omdat prostacycline de bloedvaten in de uterus verwijdt en de trombocytenaggregatie remt.

VERANDERINGEN IN DE CIRCULATIE

Ontstekingen in het kleine bekken die resulteren in overmatige bloedvulling (hyperemie) kunnen door gelijktijdige hyperemie van de uterus een menorragie geven. Dit kunnen bacteriële ontstekingen zijn, zoals een adnexitis of diverticulitis, of steriele ontstekingsprocessen, zoals het geval is bij endometriosis externa.

Ook benigne of maligne tumoren in het kleine bekken kunnen resulteren in een sterke toename van de doorbloeding van bekkenorganen en dus ook van de uterus. Submuceuze en intramurale myomen zijn de meest voorkomende oorzaak van menorragieën. De aanwezigheid van een submuceus myoom wordt zeer waarschijnlijk wanneer een trias van symptomen bestaat van: menorragie, intermenstrueel bloedverlies en weeënachtige pijn tijdens de menstruatie. Het intermenstruele bloedverlies berust op een disfunctionele endometriumopbouw boven het submuceuze myoom. De weeënachtige pijn heeft van doen met de overmatige activiteit van de uterus, die tot doel heeft het myoom 'geboren' te laten worden.

Genitale tuberculose kan het endometrium vernietigen, waardoor uteriene amenorroe ontstaat. Ook kunnen zich verklevingen (synechieën) ontwikkelen tussen de voor- en achterwand van de uterus. Deze laatste kunnen vooral ontstaan ten gevolge van curettages post partum of post abortum, met name wanneer deze curettages worden uitgevoerd in een reeds geïnfecteerde uterus.

3.5.2 Verworven afwijkingen van de ovaria

Wat precies het tempo van het verbruik van oöcyten en follikels uit het ovarium regelt is onbekend. Zeker is dat de ovaria na een bepaalde periode zijn uitgeput en er geen follikels meer over zijn, en dus ook geen oöcyten. Het cyclische bloed-verlies houdt op, en na de laatste menstruele bloeding spreekt men van postmenopauze. Treedt deze in vóór de 38e verjaardag, dan noemt men dat (abusieve-lijk) climacterium praecox – eigenlijk gaat het om een 'voortijdige menopauze'. Vrij zeldzaam is de destructie van één of beide ovaria ten gevolge van een bofinfectie. Steeds vaker daarentegen behandelt men maligniteiten zoals leukemie, wilmstumor of de ziekte van Hodgkin met bestralingen van het kleine bekken of met hoge doses cytostatica. Deze behandelingen worden ook voor of tijdens de vruchtbare levensfase gegeven, en hoewel ze de kanker met succes bestrijden, leiden ze vaak tot een gehele of gedeeltelijke destructie van het folliculaire apparaat.

Het *resistant ovary syndrome* is een aandoening die de laatste tijd wat vaker wordt gediagnosticeerd en waarbij de follikels niet reageren op het aanwezige FSH en LH. Deze ongevoeligheid kan het gevolg zijn van een congenitale afwezigheid van FSH-receptoren, maar wordt meestal veroorzaakt door auto-antilichamen, waarschijnlijk gericht tegen onderdelen van het ovarium.

3.5.3 Verworven afwijkingen van de hypofyse

Shock post partum, met name wanneer deze wat langer duurt, kan tot totale of partiële necrose van de hypofyse leiden, met als gevolg een totale uitval van alle hypofysevoorkwabhormonen (syndroom van Sheehan).

3.5.4 Verworven afwijkingen van de hypofysesteel en de hypothalamus

Stoornissen in de circulatie tussen de hypothalamus en de hypofyse hebben dezelfde functionele gevolgen als echte beschadigingen van de hypothalamus, omdat beide zich presenteren als een GnRH-deficiëntie. De meest voorkomende afwijkingen in dit gebied zijn het gevolg van een hersenverwonding, een basale meningitis of een basale encefalitis.

3.6 Tumoren

3.6.1 Tumoren van de ovaria

De endocrien actieve tumoren van het ovarium worden hier niet beschreven. Van belang is dat zowel oestrogeenproducerende als androgeenproducerende tumoren in het algemeen leiden tot een amenorroe door de negatieve feedback van de steroïden uit de ovaria. Voortgaande oestrogeenstimulatie van het endometrium kan echter ook tot metrorragisch bloedverlies leiden.

3.6.2 Tumoren van de hypofyse

Hypofyseadenomen zijn berucht om hun invloed op de menstruele cyclus. Een ACTH-producerend adenoom (ziekte van Cushing) veroorzaakt meestal een hypogonadotrope amenorroe, maar soms ook een PCOS-achtig syndroom. Groeihormoonproducerende adenomen leiden tot vergrote extremiteiten (acromegalie) en hebben bij vrouwen onveranderlijk een hypogonadotrope amenorroe tot gevolg.

Craniofaryngeomen komen vooral, doch zeker niet uitsluitend, bij kinderen onder de 15 jaar voor. Amenorroe is meestal niet de eerste en enige klacht.

LH- en FSH-producerende tumoren zijn uiterst zeldzaam, zeker bij vrouwen. Zij verstoren door hun autonome productie van de gonadotrofinen het cyclische patroon van deze beide hormonen en ontwrichten daardoor de cyclus.

3.6.3 Hyperprolactinemie

Aparte aandacht dient te worden besteed aan de prolactineproducerende (micro)adenomen van de hypofyse, vanwege de sterke invloed die hyperprolactinemie heeft op de menstruele cyclus. Normaal wordt de prolactinesecretie door de lactotrofe cellen van de hypofysevoorkwab geregeld via het door de hypothalamus geproduceerde dopamine. Dopamine onderdrukt de secretie van prolactine en wordt daarom ook wel *prolactin inhibiting factor* (PIF) genoemd. Daarnaast remt dopamine ook de afscheiding van GnRH uit de hypothalamus. Als een adenoom van de hypofyse autonoom prolactine gaat produceren, zal dat de hypothalamus stimuleren om meer dopamine af te scheiden en zo de prolactine te remmen. Tevergeefs: op het adenoom in kwestie zal dat geen effect hebben. Maar op de GnRH-afgifte heeft de extra dopamine wel degelijk effect, met als gevolg uitblijven van de stimulatie van FSH en LH, en dus hypogonadotrope amenorroe. Naast de amenorroe kan de hyperprolactinemie aanleiding geven tot galactorroe. Deze is lang niet altijd spontaan maar vaak wel door druk op de tepelhof te provoceren. Afwezigheid van galactorroe sluit hyperprolactinemie niet uit.

Hoewel hyperprolactinemie in 95% van de gevallen wordt veroorzaakt door een klein adenoom van de hypofysevoorkwab, moeten in de differentiaaldiagnose ook andere oorzaken worden betrokken. Oestrogenen stimuleren de deling en groei van de lactotrofe cellen en zetten deze cellen aan tot een hogere productie van prolactine. Primaire hypothyreoïdie kan eveneens leiden tot hyperprolactinemie, omdat ook TRH een stimulerende werking heeft op de prolactinesecretie. Aangezien bij primaire hypothyreoïdie de feedback van hypothalamus en hypofyse op het schildklierhormoon is ontregeld, stijgt het TRH, wat ook leidt tot een stijging van het prolactine. Ook chronische stress, chronische prikkeling van de thoraxwand en verschillende medicijnen, met name tranquillizers uit de fenothiazinegroep, neuroleptica en antidepressiva, blijken in staat de prolactinesecretie te ontregelen, met hyperprolactinemie als gevolg.

3.6.4   Tumoren van de bijnier

Van de endocrien actieve bijniertumoren zijn vooral de cortisol- en androgeen-producerende tumoren van belang. Beide kunnen, behalve tot de voor deze tumoren specifieke symptomen zoals vetzucht en hirsutisme, aanleiding geven tot een amenorroe van hetzij het hypogonadotrope, hetzij het PCOS-achtige type.

3.7   Functiestoornissen

Het bestaan van een menstruele cyclus is bij de mens helemaal niet zo vanzelf-sprekend als het in eerste instantie lijkt. Het is een complex proces waarbij op diverse niveaus iets kan misgaan.

3.7.1   Stressamenorroe

Het is reeds lang bekend dat veranderingen in de levensgewoonten van vooral jonge meisjes en vrouwen gemakkelijk aanleiding geven tot het gedurende enige tijd uitblijven van de menstruatie. Wij zien dit bijvoorbeeld bij meisjes die voor het eerst op kamers of in een internaat gaan wonen, zoals verpleegkundigen of studentes. Ook plotselinge klimaatveranderingen kunnen deze vorm van ame-norroe veroorzaken. Ze zijn te beschouwen als lichte vormen van stressamenor-roe en worden waarschijnlijk veroorzaakt door neurale beïnvloeding van de GnRH-secretie door hogere hersencentra.

Stressamenorroe kan zowel door acute als door chronische stress worden veroor-zaakt. Chronische stress bij teenagers, veelal in de vorm van prestatiedwang op school, conflicten met ouders of competitie met vriendinnen, is waarschijnlijk verantwoordelijk voor het merendeel van de gevallen van amenorroe waarmee huisarts en gynaecoloog zo veelvuldig worden geconfronteerd. De concentraties LH, FSH en oestradiol in het bloed zijn in het algemeen bij stressamenorroe nor-maal tot licht verlaagd. De prognose is in het algemeen goed; de cyclus herstelt zich veelal wanneer de problemen zijn opgelost. Dit is echter geen regel. Bij een aantal patiënten blijft echter de amenorroe nog bestaan terwijl de stress die ten grondslag lag aan de stress al verdwenen is. Men mag het al dan niet terugkeren van de normale cyclus dan ook niet hanteren als graadmeter voor het opgelost zijn van de problemen – iets wat bezorgde ouders nogal eens geneigd zijn te doen.

3.7.2   Amenorroe ten gevolge van ondergewicht

Het is aangetoond dat het simpelweg volgen van een vermageringsdieet de GnRH-secretie in de hypothalamus onderdrukt. Deze onderdrukking treedt direct op, zelfs nog voordat er enig werkelijk gewichtsverlies is opgetreden. Ook is bekend dat ondergewicht zelf, met name bij een gewicht van meer dan onge-veer 13% onder het ideale gewicht voor de lengte, de secretie van GnRH en gonadotrofinen onderdrukt en dus uiteindelijk tot amenorroe leidt. Veel teen-agers vinden zichzelf te dik, vaak mede onder invloed van de op dat moment heersende modetrends of normen binnen de groep waarin ze functioneren. Deze vorm van amenorroe, die wel met de Engelse term *simple weight loss* wordt aangeduid, dient strikt te worden onderscheiden van anorexia nervosa, hoewel vrouwen uit deze groep wel een risicogroep vormen voor het ontwikkelen van laatstgenoemd ziektebeeld. Met name bij leerlingen van balletacademies komt *simple weight loss* nogal eens voor (zie ook paragraaf 3.3.2).

3.7.3 Anorexia en boulimia nervosa

Anorexia nervosa, en de verwante vorm boulimia nervosa, zijn in feite gedragsstoornissen met amenorroe als een van de symptomen. Het ziektebeeld kenmerkt zich ten eerste door een verwrongen beeld van de normen waaraan het ideale lichaamsbeeld moet voldoen, ten tweede door een verstoring van het hongergevoel en ten derde door een sterk gevoel van ineffectiviteit. De activiteit van deze patiënten staat in schril contrast tot hun voedingstoestand, die suggereert dat ze niets meer kunnen. Er is een sterke *denial of illness*. Objectief vaststelbare symptomen zijn het lage gewicht, minstens 15% onder het ideale gewicht, bradycardie, bleekheid, droge huid, acrocyanose, ondertemperatuur en soms een versterkte lanugobeharing over het gehele lichaam. Biochemisch neigen zij tot hypokaliëmie, anemie, leukopenie en – door het overmatig eten van groenten die weinig calorieën bevatten – hypercarotenemie. De lage schildklierfunctie komt tot uiting in het lage T3- en T4-gehalte. Het cholesterolgehalte is veelal wat verhoogd: dit onderscheidt anorexia nervosa van 'gewone' ondervoeding. De concentraties LH, FSH en oestradiol zijn bij anorexia sterk verlaagd. Het cortisolgehalte is vaak verhoogd ten gevolge van een sterk afgenomen metabole eliminatiesnelheid (*metabolic clearance rate*, MCR) van dit hormoon.

Boulimia nervosa, dat vaak in mengvormen met anorexia voorkomt, kenmerkt zich vooral door de 'eetbuien'. De patiënten hebben dan een onbedwingbare drang om te eten en eten alles wat eetbaar is, soms ook wat niet eetbaar is. Hierbij worden geweldige hoeveelheden eten verwerkt. Na de aanval ontstaat een schuldgevoel zodat een dergelijke aanval nogal eens wordt gevolgd door zelfopgewekt braken. Men spreekt van boulimia nervosa wanneer deze aanvallen ten minste tweemaal per week optreden gedurende een periode van ten minste drie maanden. De stoornissen van de menstruele cyclus zijn bij boulimiapatiënten in het algemeen minder ernstig dan bij anorexiapatiënten.

3.7.4 Atletenamenorroe

Een bijzondere vorm van amenorroe treedt op bij vrouwen die onder sterke lichamelijke stress staan. Het bekendste voorbeeld is de amenorroe bij langeafstandsloopsters, maar dit is zeker niet de enige vorm. De incidentie van atletenamenorroe hangt samen met de zwaarte van de training, dus bijvoorbeeld met het aantal gelopen kilometers per week.

3.7.5 Amenorroe bij andere ziekten

Voor een normale menstruele cyclus is een goede lichamelijke en geestelijke gezondheid een eerste vereiste. Veel ziekten en afwijkingen die niet direct te maken hebben met de hypothalamus-hypofyse-ovariumas kunnen deze as wel beïnvloeden. Bij slopende ziekten zoals tuberculose, de ziekte van Hodgkin en bijvoorbeeld de ziekte van Pfeiffer treedt vaak een amenorroe op. Ook een volledig ontwikkelde en slecht gereguleerde diabetes mellitus leidt frequent tot amenorroe. Onregelmatigheden in de cyclus of amenorroe kunnen ook voorafgaan aan het klinisch manifest worden van de ziekte. Screening van amenorroepatiënten op de subklinische aanwezigheid van diabetes mellitus is dan ook zeker aangewezen. Van de bijnierschorsstoornissen geeft congenitale bijnierhyperplasie aanleiding tot primaire amenorroe en de ziekte van Cushing tot een secundaire hypogonadotrope amenorroe of tot een PCOS-achtig syndroom. Eigenlijk is een amenorroe een soort zelfbeschermingsmechanisme van Moeder Natuur. Het stilleggen van de menstruele cyclus impliceert onvruchtbaarheid. Het is onwenselijk om zwanger te worden in een situatie waarin een zwangerschap en later het zorgen voor een kind een te zware belasting is.

3.7.6 Medicijngebruik

Medicijnen die inwerken op neurotransmitters kunnen invloed uitoefenen op de secretie van GnRH. De werking kan direct zijn of via het prolactinesysteem verlopen. Bekend in dit verband zijn antihypertensiva (alfamethyldopa), tranquillizers en neuroleptica (waaronder haloperidol, pimozide en sulpiride), anti-emetica (onder andere metoclopramide) en nog vele andere.

3.7.7 Schijnzwangerschap

Schijnzwangerschap (pseudokyesis) komt de laatste jaren steeds minder voor. Kenmerkend is de vaste overtuiging van de patiënte dat zij zwanger is, zonder dat echte zwangerschap bestaat. Wel vertoont de patiënte veel zwangerschapssymptomen. Het beeld is van psychogene oorsprong en komt voor bij vrouwen die bijzonder graag zwanger willen worden of juist erg bang zijn om zwanger te worden. De patiënte behoeft geen andere therapie dan een goede voorlichting omtrent haar werkelijke status. Daarna verdwijnen de symptomen vanzelf.

3.7.8 Polycysteusovariumsyndroom (PCOS)

In 1935 beschreven Stein en Leventhal een syndroom dat klinisch gekenmerkt werd door infertiliteit, menstruatiestoornissen en vetzucht. Bij laparotomie vonden zij bij deze patiënten aan beide zijden vergrote ovaria met een verdikte cortex, subcapsulaire fibrose, multipele subcorticale cysten en talrijke atretische follikels, waarvan de theca interna vaak was verdikt en luteïnisatie vertoonde. Dit beeld kreeg de naam stein-leventhalsyndroom oftewel polycysteusovariumsyndroom (PCOS).
Bij nadere bestudering van het klinische beeld blijkt dat de menstruatiestoornissen veelal het karakter hebben van oligo- of amenorroe, soms zelfs primaire amenorroe. Als er sprake is van oligomenorroe is deze overwegend anovulatoir, maar spontane ovulaties kunnen voorkomen. Vetzucht en het later aan het syndroom toegevoegde symptoom van overmatige beharing (hirsutisme) komen niet in alle gevallen voor, maar met name hirsutisme gewoonlijk wel, zij het in sterk wisselende mate. Andere virilisatieverschijnselen, zoals clitorishypertrofie en stemverlaging, zijn zeldzaam.

Figuur 3.4 Ovarium met vele kleine follikels gerangschikt aan de rand: kralensnoerfollikels.

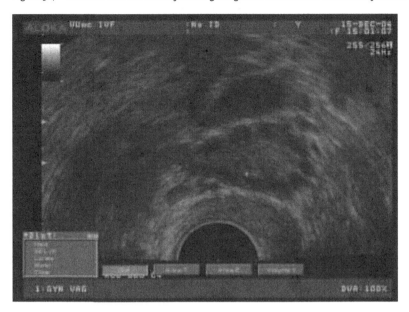

Bij endocrinologisch onderzoek vindt men bij deze patiënten een normaal FSH-gehalte, een licht tot matig verhoogde LH-spiegel en oestradiolspiegels die overeenkomen met die in de tweede week van de normale cyclus. Regelmatig zijn ook de concentraties androgene hormonen verhoogd: testosteron, androsteendion en soms dehydro-epiandrosteron. Hoewel de pathogenese van het syndroom nog altijd onduidelijk is, lijkt de oorzaak toch voornamelijk een stoornis in de follikelgroei te zijn. Daarnaast is zeker ook de terugkoppeling op steroïdhormonen in de hypothalamus en de hypofyse verstoord. Of deze feedbackstoornis de stoornis in de ovaria nu mede veroorzaakt of er juist een gevolg van is, is vooralsnog niet duidelijk.

Met name de verhoogde concentraties LH en androgeen in samenhang met de klinische oligo- of amenorroe zijn de belangrijkste diagnostische criteria voor PCOS geworden. Echografie van de ovaria toont in vele gevallen een karakteristiek beeld met een groot aantal kleine follikels in de periferie van het ovarium en een verdichting van het stroma in het centrum. Dit beeld is echter weer niet zo karakteristiek dat men de diagnose er met zekerheid op kan stellen. Gebleken is dat de ovaria van veel vrouwen die aan de klinische en endocrinologische criteria voldoen niet de klassieke tekenen van het stein-leventhalsyndroom vertonen. Wij spreken daarom tegenwoordig ook wel van het PCOS-achtig syndroom. Recent is gebleken dat veel patiënten met PCOS insulineresistent zijn. Dit kan – zeker in combinatie met adipositas en zwangerschap – leiden tot type-2-diabetes. Als deze op latere leeftijd ontstaat, wordt ook de kans op hart- en vaatziekten verhoogd.

3.7.9 Corpusluteuminsufficiëntie

Men spreekt van corpusluteuminsufficiëntie indien het corpus luteum onvoldoende progesteron produceert, hetzij doordat de luteale fase te kort duurt, hetzij doordat de hoeveelheid progesteron te klein is bij een luteale fase van normale duur. Of er voldoende progesteron geproduceerd wordt, kan men controleren door de progesteronspiegels in het bloed te bepalen of door de ontwikkeling van het endometrium te bestuderen aan de hand van een biopt. Een biopt moet verkregen worden door middel van microcurettage en wordt tegenwoordig nauwelijks meer gebruikt als diagnostisch middel om corpusluteuminsufficiëntie aan te tonen. Welke vorm van diagnostiek de voorkeur verdient is controversieel. Diagnostiek en therapie zijn pas nodig wanneer zwangerschap gewenst is.

3.7.10   *Luteinised unruptured follicle syndrome*

De klinische betekenis van dit syndroom, waarbij de follikel niet springt maar wel luteïniseert, is omstreden omdat niet vaststaat dat het syndroom cyclus na cyclus kan optreden.

Literatuur

Adashi EY, Rock JA, Rosenwaks Z, editors. Reproductive endocrinology, surgery, and technology. Philadelphia: Lippincott Raven, 1996.

Bhathena RK, Therapeutic options in the polycystic ovary syndrome. J Obstet Gynaecol 2007;27:123-9.

D'Hooghe TM, Debrock S. Endometriosis, retrograde menstruation and peritoneal inflammation in women and in baboons. Hum Reprod Update 2002;8:84-8.

Hooff MHA van. Pubertal onset of menstrual cycle abnormalities: Pathology or a stage in normal development. [dissertation]. Amsterdam: Vrije Universiteit, 2000.

Schats R, Schoemaker J, editors. Ovarian endocrinopathies. Proceedings of the 8th Reinier de Graaf symposium, Amsterdam, September 1993.

Speroff L, Fritz MA, editors. Clinical gynecologic endocrinology and infertility. 7th ed. Philadelphia: Lippincott Williams & Wilkins, 2004.

Stankiewicz M, Norman R. Diagnosis and management of polycystic ovary syndrome: A practical guide. Drugs 2006;66:903-12.

4 Gynaecologische infecties

J.W. Trum, A.E. Valens-Webbers en S. Wever-Haitsma

4.1 Inleiding

Men kan de gynaecologische infecties indelen aan de hand van hun verwekker (bijvoorbeeld *Chlamydia trachomatis*), hun lokalisatie (bijvoorbeeld cervicitis) of het moment waarop zij optreden (bijvoorbeeld endometritis puerperalis). Een belangrijk deel van de infecties ontstaat tijdens het geslachtsverkeer. In dit hoofdstuk wordt een aantal van deze seksueel overdraagbare aandoeningen (soa's) behandeld. Naast de epidemiologie en de diagnostiek gaan wij uitgebreid in op de rol van de verpleegkundige bij de behandeling, de voorlichting en de contactopsporing.

4.2 Gonorroe

4.2.1 Epidemiologie

Gonorroe wordt veroorzaakt door een gramnegatieve diplokok, *Neisseria gonorrhoeae*.
Sinds de jaren tachtig is het aantal nieuwe gevallen van gonorroe gedaald. Deze daling is tot staan gekomen in 2003; er werden toen tussen de 1800 en 2000 nieuwe gevallen geregistreerd. Sinds 2004 stijgt de incidentie weer.

4.2.2 Diagnose en behandeling

Twee tot zeven dagen na besmetting veroorzaakt de gonokok een purulente ontsteking aan de slijmvliezen. Als gevolg daarvan kunnen urethritis, cervicitis, proctitis, faryngitis en conjunctivitis optreden. Bij mannen is er sprake van een purulente afscheiding uit de urethra, vanwaar de benaming 'druiper'. Bij een cervicitis is er purulente afscheiding. De infectie kan opstijgen en een endometritis en salpingitis veroorzaken. Bij 30-60% van de vrouwen verloopt de infectie asymptomatisch.
De diagnose wordt gesteld aan de hand van materiaal uit de cervix en de urethra, dat onderzocht wordt met behulp van een grampreparaat, een kweek of een polymerase-ligasekettingreactie (PCR/lCR). Omdat bij 40% van de vrouwen sprake is van een dubbelinfectie met *Chlamydia trachomatis*, moet ook hiervoor materiaal worden afgenomen.
Bij de behandeling is het middel van eerste keuze ciprofloxacine 500 mg eenmalig per os, ook bij zwangere vrouwen.
Bij een (asymptomatische) patiënte met gonorroe moet men voor het waarschuwen van de partner een terugrekenperiode van zes maanden aanhouden.

4.3   Syfilis

4.3.1   *Epidemiologie*

Syfilis wordt veroorzaakt door *Treponema pallidum*, een spirocheet. Besmetting ontstaat vooral door direct seksueel contact. Het aantal nieuw geconstateerde infecties steeg in 2004 tot bijna zevenhonderd.

4.3.2   *Diagnose en behandeling*

Het primaire affect ontwikkelt zich tien tot negentig dagen na de besmetting. Er ontstaat een vast aanvoelend pijnloos ulcus (ulcus durum). Secundaire syfilis ontwikkelt zich drie tot zes weken na het primaire affect en wordt gekenmerkt door rode handpalmen en voetzolen (exantheem) en platte rode papels (condylomata lata). In een kwart van de onbehandelde gevallen ontstaat na vele jaren een tertiaire syfilis (neurosyfilis).

Bij een onbehandelde zwangere kan vanaf de zestiende week de foetus worden besmet door transplacentaire transmissie. Foetale syfilis kan leiden tot afwijkingen aan huid, lever, nieren en botten.

Voor de diagnostiek zijn er verschillende serologische tests. De primaire screening doet men met behulp van de *Treponema pallidum* hemagglutinatietest (TPHA). Deze wordt 21 tot 84 dagen na het contact positief. Voor het monitoren van de behandeling is de *venereal disease research laboratory* test (VDRL) geschikt. Gezien de ernstige gevolgen van een neonatale syfilis wordt in Nederland screening op syfilis geadviseerd tijdens de zwangerschap. Bij een positieve TPHA-test is verwijzing naar een dermatovenereoloog aangewezen voor nadere diagnostiek en behandeling.

Syfilis wordt behandeld met benzathinebenzylpenicilline 2,4 mE op dag 1, 8 en 15 (ook bij zwangerschap). In geval van een penicillineallergie is doxycycline 2 dd 200 mg gedurende vier weken een alternatief.

4.4   Chlamydia trachomatis

4.4.1   *Epidemiologie*

Infecties met *Chlamydia trachomatis* komen twee- tot driemaal zo vaak voor als gonorroe. In 2004 werden bijna vijfduizend nieuwe gevallen gediagnosticeerd. Screening wordt geadviseerd bij vrouwen jonger dan 25 jaar met recent een nieuwe seksuele partner, vrouwen jonger dan 30 jaar van Surinaams-Antilliaanse afkomst en vrouwen die een abortus ondergaan.

4.4.2   *Diagnose en behandeling*

Klachten zijn onder andere dysurie, fluor, abnormaal uterien bloedverlies en buikpijn. Een opstijgende infectie kan een pelveoperitonitis met perihepatitis veroorzaken (syndroom van Fitz-Hugh-Curtis). Bij 70% van de vrouwen verloopt de infectie echter asymptomatisch, en daardoor worden gemakkelijk anderen geïnfecteerd.

Figuur 4.1   Een cervix met chlamydia-infectie.

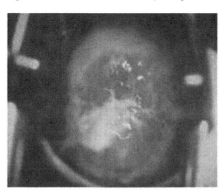

Het ontbreken van klachten betekent niet dat de infectie zonder gevolgen blijft. Ook een asymptomatisch verlopende infectie kan leiden tot schade en adhesies aan de tubae. Late gevolgen zijn fertiliteitsstoornissen en kans op een extra-uteriene zwangerschap. Hoewel de ziekte niet dodelijk is, noemt men hem vanwege het risico op infertiliteit wel de *silent killer* (niet te verwarren met *silent ladykiller*, waarmee ovariumcarcinoom bedoeld wordt, zie paragraaf 8.9.3). De pasgeborene van een moeder met een onbehandelde infectie kan een chlamydiaconjunctivitis of -pneumonitis ontwikkelen.

De diagnose wordt gesteld aan de hand van een PCR op materiaal uit de cervix. Voorafgaande screening op *Chlamydia trachomatis* wordt geadviseerd bij invasieve handelingen, zoals het plaatsen van een spiraaltje, hysteroscopie of een baarmoederfoto (hysterosalpingogram).

De behandeling van eerste keus is azitromycine 1000 mg per os eenmalig of doxycycline 2 dd 100 mg gedurende zeven dagen. Bij een zwangere is de eerste keuze amoxicilline 3 dd 500 mg gedurende zeven dagen. Wel dient in dit geval een controletest te worden verricht omdat er mogelijk sprake kan zijn van resistentie voor amoxicilline.

De terugrekenperiode voor partnerwaarschuwing is zes maanden.

4.5   Herpes genitalis

4.5.1   Epidemiologie

Herpes genitalis wordt veroorzaakt door een infectie met het herpessimplexvirus (HSV). Tachtig procent van de gevallen wordt veroorzaakt door HSV-2, 20% door HSV-1. HSV-1 veroorzaakt vaker een koortslip: ongeveer 70% van de volwassen bevolking heeft een dergelijke besmetting met HSV-1 doorgemaakt. Herpes genitalis wordt vooral vastgesteld bij mensen van 20 tot 40 jaar.

De primaire infectie heeft een incubatieperiode van twee tot zeven dagen. Na een besmetting blijft het virus latent aanwezig in de sacrale ganglia en van daaruit kan de infectie recidiveren. Van de vrouwelijke bezoekers van de soa-polikliniek bleek 42,6% een HSV-2 specifieke antistoftiter te hebben, onder de mannen was dat 26,8%.

4.5.2 Diagnose en behandeling

Een eerste manifestatie van herpes genitalis kan bij vrouwen een indrukwekkend klinisch beeld opleveren met algehele malaise, koorts, pijn en dysurie. Door lumbale radiculopathie kan zelfs urineretentie optreden (syndroom van Elsberg). Bij onderzoek vindt men blaasjes, ulcera en lymfeklierzwellingen (lymfadenopathie). Bij een recidief zijn de klachten en klinische manifestaties minder ernstig en duren zij korter. Een recidief kan zelfs symptoomloos verlopen.

Een primaire infectie tijdens de laatste weken van de zwangerschap kan leiden tot herpes neonatorum bij de neonaat. Deze infectie, die ontstaat tijdens de passage door het baringskanaal, is een ernstig ziektebeeld met een hoge morbiditeit en mortaliteit. In geval van een primaire herpesgenitalisinfectie aan het einde van de zwangerschap is daarom ook een sectio caesarea geïndiceerd. Bij een recidief is het risico op verticale transmissie van HSV klein en kan een vaginale partus wel worden geaccepteerd.

Een primaire of recidiverende infectie wordt behandeld met valaciclovir 2 dd 500 mg gedurende vijf dagen. Tijdens de zwangerschap is terughoudendheid geboden en mag deze behandeling alleen bij ernstige klachten gegeven worden.

4.5.3 Herpes neonatorum

Herpes neonatorum is een zeldzame maar ernstige aandoening die kan ontstaan na verticale besmetting met HSV-2 tijdens de partus, maar ook na de partus via overdracht van HSV-1 door ouders, verzorgenden of ziekenhuispersoneel.

Het is daarom belangrijk om eenieder die rond de geboorte of in de neonatale periode intensief met het kind omgaat, voor te lichten over de besmettelijkheid van een koortslip en het gevaar ervan voor de pasgeborene. Voorkom direct contact tussen de laesies en het kind (bijvoorbeeld niet kussen). Was voorafgaand aan de verzorging van het kind de handen goed. Bedek de laesies bij de verzorging van het kind met een mondmasker, totdat de laesies zijn ingedroogd. Voorwerpen en kleding die met laesies in aanraking zijn geweest, dienen als besmet te worden beschouwd. Borstvoeding is toegestaan mits er geen laesies zijn aan de tepel.

4.6 Humaan papillomavirus (HPV)

4.6.1 Epidemiologie

HPV-infecties behoren tot de meest voorkomende soa's. Exacte getallen ontbreken, maar naar schatting is 10 tot 46% van de seksueel actieve bevolking geïnfecteerd met een of meer HPV-typen (voor informatie over HPV-vaccinatie zie paragraaf 8.6.1). Van alle in soa-(poli)klinieken geconstateerde aandoeningen is 22% condylomata acuminata. Het aantal nieuwe gevallen van anogenitale wratten in Nederland wordt geschat op vijfentwintigduizend per jaar.

4.6.2 Diagnose en behandeling

HPV-infecties komen op alle leeftijden voor. Met name volwassenen zullen anogenitale HPV-infecties meestal oplopen via seksueel contact. Van de personen met een HPV-infectie heeft ongeveer 1% klinisch zichtbare afwijkingen in de vorm van condylomata acuminata. Daarvan wordt meer dan 90% veroorzaakt door de niet-oncogene subtypen HPV-6 en HPV-11. In 10 tot 30% van de gevallen verdwijnen de wratten spontaan.

Risicofactoren voor genitale HPV-infecties zijn:

- het aantal *lifetime* sekspartners;
- het aantal sekspartners gedurende de afgelopen twee jaar;
- cervicale intra-epitheliale neoplasie (CIN). In de CIN zou het HPV kunnen cumuleren.

Naast het klassieke exofytische condyloom komen ook vlakke varianten voor. De condylomen kunnen zich ook uitbreiden in de vagina en op de cervix.

De diagnostiek berust op het klinische uiterlijk. Ook kan histopathologisch onderzoek of PCR-diagnostiek worden verricht.

De patiënte kan recente laesies zelf behandelen door vijf weken lang elke week gedurende steeds drie opeenvolgende dagen podofyllotoxine 2 dd te appliceren (niet gebruiken tijdens zwangerschap).

Sinds kort beschikbaar is imiquimod. Dit middel verhoogt de afweer (immunomodulator). Crème 1 dd driemaal per week aanbrengen gedurende maximaal zestien weken.

Wratten kunnen poliklinisch worden verwijderd door bevriezing (cryocoagulatie), wegschroeien (elektrocoagulatie) of evaporisatie (CO_2-laser). Bij uitgebreide vaginale laesies kan 5-fluoro-uracilcrème worden toegepast. Tijdens zwangerschap en baring is de kans op besmetting van het kind laag. Mocht er toch een besmetting optreden dan kunnen bij het kind laryngeale papillomen ontstaan.

Partnerwaarschuwing bij condylomata acuminata wordt niet aanbevolen. Condoomgebruik ter preventie van condylomata acuminata wordt niet geadviseerd bij een vaste relatie, maar wel bij (een) nieuwe partner(s).

4.7 Trichomonas

4.7.1 *Epidemiologie*

Trichomonas-infecties komen niet vaak voor, ook niet in de zwangerschap. Exacte prevalentiecijfers ontbreken. Ongeveer 5-10% van de vaginale ontstekingen wordt door *Trichomonas* veroorzaakt.

4.7.2 *Diagnose en behandeling*

Trichomonas kan bij de man de urethra en de prostaat infecteren, en bij de vrouw de urethra, de vagina, de klieren van Bartholin en de blaas. *Trichomonas* wordt tijdens seksueel contact overgebracht, mogelijk ook door sperma. De klassieke presentatie van een trichomonasvaginitis is die van een colpitis macularis. De vaginawand en cervix hebben een aardbeiaspect. Vaker echter ziet men symptomen van jeuk, irritatie en geelgroene fluor. Het is niet zeker dat een trichomonasinfectie een opstijgende infectie tot gevolg kan hebben.

Voor de diagnose wordt het maken van een direct preparaat aanbevolen waarin het geflagelleerde protozo zichtbaar is. Indien de uitslag van het directe preparaat negatief is, wordt PCR aanbevolen.

De behandeling bestaat uit metronidazol, eenmalig 2000 mg per os of 2 dd 500 mg gedurende zeven dagen. Tijdens het eerste trimester van de zwangerschap is terughoudendheid met deze behandeling geboden. Tijdens de lactatie moet het geven van de borstvoeding gedurende 24 tot 48 uur gestaakt worden.

4.8 Hepatitis-B-virus (HBV)

4.8.1 Epidemiologie

Het aantal gevallen van acute hepatitis B is, volgens de opgaven, de laatste jaren stabiel met een incidentie in de algemene bevolking van gemiddeld 2,2 per 100.000 voor mannen en 0,8 per 100.000 voor vrouwen. Er zijn aanwijzingen dat het merendeel van de nieuwe acute HBV-infecties wordt overgedragen via seksueel contact. Vaste partners van niet-Nederlandse herkomst zijn een belangrijke bron van infectie. De prevalentie van dragerschap in de heteroseksuele populatie wordt voornamelijk bepaald door immigratie van dragers uit hoogendemische landen.

4.8.2 Diagnose en behandeling

De infectie verloopt in twee derde van de gevallen onopgemerkt. De incubatietijd is vier tot twaalf weken. Klinische verschijnselen van een acute infectie zijn koorts, malaise en hepatitis met icterus. Een minderheid van de hepatitis-B-patiënten ontwikkelt een chronisch persisterende of chronisch actieve hepatitis, die kan leiden tot levercirrose en hepatocellulair carcinoom.

De diagnostiek van HBV berust op serologie van antigenen en daartegen geproduceerde antistoffen: HBsAg (surfaceantigeen), HBcAg (coreantigeen) en HbeAg (espmarkantigeen). Anti-HBc wordt gebruikt als algemene screeningstest. Alle zwangeren worden onderzocht op HBsAg.

Een acute HBV-infectie kan niet worden behandeld. Patiënten met een chronisch actieve hepatitis B moeten zo nodig verwezen worden voor een behandeling met antivirale middelen.

In de zwangerschap of perinataal kan het kind worden besmet, met als gevolg soms een fulminante hepatitis. De lever van de zuigeling functioneert niet meer en er ontstaat een levensbedreigende situatie. Bij HBsAg-positieve zwangeren worden de gezinsleden onderzocht en zo nodig gevaccineerd. Ook de pasgeborene wordt gevaccineerd en krijgt direct post partum immunoglobuline. Omdat ongeveer een kwart van de besmettingen niet via seksueel contact verloopt maar via bloed of bloedproducten, dienen personen met een beroepsrisico te worden gevaccineerd.

4.9· Humaan immunodeficiëntievirus (hiv)

4.9.1 Epidemiologie

Na een aanvankelijke daling neemt het aantal nieuwe hiv-infecties sinds 2003 weer toe. In 2004 waren er ongeveer 938 nieuwe infecties. Sinds 2004 worden in principe alle zwangere vrouwen gescreend op aanwezigheid van hiv-antistoffen, volgens het *opting out*-pincipe. De gemiddelde kans op een hiv-infectie na een prikaccident aan een hiv-positieve bron is 0,3%. De kans op transmissie na onveilig seksueel contact met een hiv-positieve bron varieert van 0,1 tot 3%. Slijmvliesdefecten, bloedbijmenging en de aanwezigheid van een andere soa vergroten de transmissiekans aanzienlijk.

4.9.2 Diagnose en behandeling

Een hiv-infectie ondermijnt het immuunsysteem en kan leiden tot (opportunistische) infecties en een *acquired immunodeficiency syndrome* (aids). Een acute infectie kan leiden tot een griepachtig beeld met exantheem. Daarna zal een deel van de geïnfecteerden seropositief worden zonder klachten, andere seropositieven hebben een persisterende gegeneraliseerde lymfadenopathie.

Bij een deel van de patiënten ontstaan klachten van malaise, neurologische aandoeningen, opportunistische infecties, secundaire maligniteiten zoals cervixcarcinoom en andere hiv-gerelateerde aandoeningen. Een hiv-infectie kan worden aangetoond door hiv-antilichamen in het bloed, die vanaf drie maanden na de besmetting aantoonbaar zijn. Men kan ook de *viral load* bepalen door het bloed te testen op de aanwezigheid van viraal RNA. Men kan ook een bepaling doen van de *viral load* in sperma wanneer dit gebruikt wordt voor geassisteerde reproductie, zoals iui, ivf of ICSI.

De behandeling van een hiv-infectie is gericht op het remmen van de virale replicatie. Dit gebeurt met behulp van een combinatietherapie van verschillende virusremmers. Daarnaast worden (opportunistische) infecties en (pre)carcinomen behandeld. Vrouwen met een hiv-infectie dienen jaarlijks een cervixuitstrijk te laten maken, omdat bij hen vaker HPV-infecties optreden die geassocieerd zijn met cervixcarcinoom.

Post-exposure profylaxis (PEP) noemt men de behandeling van een hiv-negatieve persoon die aan het virus is blootgesteld, bijvoorbeeld na een prikaccident of na onbeschermde anale of vaginale seks met een bekende hiv-positieve bron. In ieder ziekenhuis dient een protocol aanwezig te zijn hoe te handelen bij prikaccidenten en moet een PEP snel kunnen worden gegeven.

Indien een zwangere hiv-positief is, kan de kans op moeder-kindtransmissie worden gereduceerd van 25-35% naar 1-2% door de moeder een combinatietherapie van antiretrovirale middelen te geven en het kind gedurende vier weken na te behandelen met antiretrovirale middelen en flesvoeding te geven in plaats van borstvoeding.

4.10 Soa bij soa

Bij de diagnostiek van een soa hoort altijd een test op andere soa's die behandelbaar of met vaccinatie te voorkomen zijn. Bij soa's waarvoor geen afdoende therapie bestaat, zoals herpes genitalis, moet men de mogelijke gezondheidswinst afwegen tegen de emotionele onrust die de uitslag teweeg kan brengen.

Men dient de patiënte voor te lichten over het risico van co-infecties, en advies te geven met betrekking tot veilig vrijen. Zo dienen bijvoorbeeld twee partners die beiden hiv-seropositief zijn het advies te krijgen veilig te vrijen om overdracht van variantmutaties of resistent hiv en andere soa's te voorkomen.

4.11 Psychologische aspecten en de rol van de verpleegkundige

Het hebben van een soa betekent voor de meeste mensen meer dan zomaar een ziekte. Een soa heeft te maken met de eigen seksualiteit en is daarom vaak beladen en moeilijk bespreekbaar. Gevoelens van schaamte, schuld en/of slachtofferschap kunnen daarbij een rol spelen. De hulpverlener moet zich bewust zijn van de netelige problematiek die kan worden opgeroepen: ontrouw, biseksualiteit, prostitutie enzovoort. De hulpverlener kan zich niet beperken tot het eenvoudig behandelen van de soa, maar moet vooral ook oog hebben voor bovengenoemde zaken. Men dient de patiënte ook het belang uit te leggen van bronopsporing, en voorlichting te geven over de gevolgen en de preventie van soa's. In verband met de toename van en de zorg rond soa's zijn er nieuwe drempelvrije soa-poli's geopend. Hier is een belangrijke rol weggelegd voor de (sociaal) verpleegkundige. Deze speelt niet alleen een actieve rol bij counseling en diagnostiek, maar ook bij contactopsporing.

4.12 Gynaecologische infecties naar lokalisatie

4.12.1 *Vulvovaginitis*

Vulvitis betekent ontsteking van de vulva. Zelden is er sprake van een primaire vulvitis, zoals bijvoorbeeld bij een herpesgenitalisinfectie. Veelal is er sprake van een vulvovaginitis. De klachten van een vulvitis zijn roodheid en branderigheid, soms ook zwelling. Laesies zijn er zelden, wel ziet men soms krabeffecten.
Een speciaal geval is focale vulvitis. Hierbij ziet men een afgetekende (discrete) roodheid ter plaatse van de onderkant van de binnenste schaamlippen op de overgang tussen perineum en introïtus (de fourchette). De roodheid is pijnlijk bij aanraking en kan leiden tot dyspareunie met bekkenbodemhypertonie en secundair een opwindingsstoornis.
Atrofische vaginitis ontstaat door het dun worden van het vaginaepitheel in de postmenopauze waardoor het vatbaar wordt voor banale infecties.
Vaginitis (colpitis), afscheiding of fluor vaginalis worden veroorzaakt door afwijkingen in de vaginale flora. De gevolgen zijn een abnormale fluor vaginalis en secundair daaraan vulvitis en dyspareunie. De normale vaginale flora bestaat uit allerlei bacteriën, waarvan de *Lactobacillus acidophilus* oftewel döderleinbacil de belangrijkste is. De bacteriën zetten in de vagina glycogeen om in onder andere melkzuur, en zorgen zo voor het normale, zure vaginale milieu. Bij verstoringen in dit normale milieu krijgen pathogenen de kans zich te ontwikkelen. Zulke verstoringen kunnen het gevolg zijn van overvloedig of langdurig uterien bloedverlies, waardoor het milieu alkalisch wordt, van een verhoogde beschikbaarheid van glycogeen bij bijvoorbeeld diabetes of zwangerschap, van het gebruik van antibiotica, waardoor de normale flora verandert, of van slechte hygiëne of juist overmatig zeepgebruik. Ook infecties van buitenaf, bijvoorbeeld door *Trichomonas*, kunnen het milieu verstoren.
De diagnostiek vereist nadere inspectie van vulva, vagina en cervix, en afname van materiaal voor een direct preparaat, een kweek, een PCR of zo nodig cytologisch onderzoek.

- De meest voorkomende oorzaak is een bacteriële vaginose, die in de helft van de gevallen wordt veroorzaakt door *Gardnerella vaginalis*. Kenmerkend is de aanwezigheid van een aminegeur (vislucht). De behandeling van eerste keus is metronidazol 2 dd 500 mg gedurende zeven dagen. Bij frequente recidieven moet de seksuele partner meebehandeld worden.
- Een candida-infectie wordt meestal veroorzaakt door *Candida albicans*. Candidiasis geeft een wit-brokkelige fluor en klachten van branderigheid en jeuk aan de vulva ten gevolge van de door de *Candida* geproduceerde endotoxinen en/of allergische reactie hierop. Behandeling kan oraal of lokaal met antimycotica in de vorm van crèmes en vaginale tabletten.
- Andere bacteriële verwekkers zijn *Trichomonas*, *Chlamydia*, gonokokken, *Mycoplasma hominis* en *Bacteroides fragilis*.

4.12.2 Bartholinitis

Bartholinitis is niet een ontsteking van de klier van Bartholin, maar een afsluiting in de afvoergang van de klier. Hierdoor ontstaat er een ophoping van secreet en ontstaat een zwelling aan het dorsale gedeelte van het labium majus op 5 of 7 uur. In tweede instantie kan de gezwollen klier ontstoken raken. De huid is rood glanzend en gespannen. De zwelling is fluctuerend; door de pijn kan de patiënte moeilijk lopen en nog maar op één kant zitten. De oorzaak is meestal een menginfectie met *Escherichia coli* en streptokokken of stafylokokken, ook kan er sprake zijn van een gonokokken- of trichomonasinfectie.
De aandoening wordt behandeld door middel van drainage of buideling (marsupialisatie), waarbij een nieuwe afvoergang gecreëerd wordt.

4.12.3 Cervicitis

Bij een ontsteking van de cervix uteri is er soms sprake van pusuitvloed of abnormaal bloedverlies, vaak echter ontbreken klachten. De cervix kan een reservoir van pathogenen vormen (*Chlamydia*, gonokokken, *Trichomonas*, HPV) die seksuele partners kunnen besmetten of perinataal kunnen overgaan op de pasgeborene. Vanuit de cervix kan ook een opstijgende infectie ontstaan (endometritis, salpingitis, pelveoperitonitis).
De behandeling is afhankelijk van het gevonden micro-organisme.

4.12.4 Endometritis

Endometritis, ontsteking van het baarmoederslijmvlies, komt zelden voor. Een endometritis ontstaat eigenlijk altijd als gevolg van een vanuit de cervix opstijgende infectie, of wanneer het cavum uteri niet goed is geledigd na een abortus of partus (endometritis post abortum of endometritis puerperalis). Resten van de trofoblast of de decidua kunnen geïnfecteerd raken.
De klinische verschijnselen zijn koorts, abnormaal uterien bloedverlies, riekende wondafscheiding (lochia) en een drukpijnlijke, niet goed gecontraheerde uterus. Bij een abortus- of placentarest dient na eerst antibiotische behandeling te zijn gestart het cavum uteri te worden gecuretteerd.

Een endometritis tuberculosa is geen opstijgende infectie maar wordt hemato-geen veroorzaakt.

4.12.5 Salpingitis

Salpingitis is een ontsteking van de eileiders (salpingen of tubae). Veelal zijn ook andere structuren zoals cervix, uterus, parametria en ovarium bij het proces betrokken. Het gaat om een opstijgende infectie. De belangrijkste verwekkers zijn *Neisseria gonorrhoeae*, *Chlamydia trachomatis* en de anaerobe bacteriën *Mycoplasma hominis* en *Ureaplasma urealyticum*.

Mogelijke klinische verschijnselen zijn koorts, pijn in de buik, abnormale fluor vaginalis, abnormaal bloedverlies, dyspareunie en dysurie. Bij onderzoek is er sprake van kweekpijn bij aanraking van de cervix, opdrukpijn en peritoneale prikkeling.

Indien er geen aanwijzingen zijn voor andere diagnosen (appendicitis, extra-uteriene graviditeit) dient men zodra de kweken zijn afgenomen te starten met een antibioticakuur: ofloxacine 2 dd 400 mg plus metronidazol 2 dd 500 mg gedurende veertien dagen. Vroeg starten van de behandeling bepaalt in belangrijke mate het ziektebeloop en de kans op complicaties. De primaire antibiotische behandeling kan worden bijgesteld aan de hand van de uitslagen van het microbiologisch onderzoek. Bij een aangetoonde soa is medebehandeling van seksuele partner(s) en contactopsporing obligaat.

De belangrijkste directe complicatie van salpingitis is verdere uitbreiding van de infectie naar de ovaria en de buikholte, waardoor *pelvic inflammatory disease* (PID) ontstaat. Een tubo-ovarieel abces moet, indien het niet reageert op antibiotica, worden gedraineerd. De langetermijncomplicatie van salpingitis is onvruchtbaarheid door afsluiting en/of beschadiging van het tuba-epitheel. De kans op tubaire infertiliteit na één doorgemaakte salpingitis is 12%, na twee 25% en na drie 50%. De kans op een extra-uteriene graviditeit is na een salpingitis tot zesmaal verhoogd.

4.12.6 Pelveoperitonitis

Bij een salpingitis ontstaan adhesies aan de fimbriele uiteinden van de eileiders, in een poging om de infectie te beperken. Lukt dit niet, dan ontstaan er uitgebreide adhesies van organen in het kleine bekken. Er kunnen abcessen ontstaan in de tubae en/ovaria en in het kleine bekken (parametritis, pyosalpinx, pyovarium, douglasabces). Als lokale beperking van het ontstekingsproces niet lukt, komt het tot een gegeneraliseerde peritonitis: pelveoperitonitis of PID.

Bij pijn in de rechter bovenbuik moet men altijd de diagnose perihepatitis overwegen. Hierbij breidt de infectie zich via de paracolische groeven uit onder het diafragma (syndroom van Fitz-Hugh-Curtis). De behandeling is als bij salpingitis. Belangrijkste complicaties zijn tubaire infertiliteit en chronische buikpijn.

4.13   Fluor vaginalis[1]

4.13.1   *Achtergronden*

Er bestaan twee soorten fluor:
- fluor albus is de normale afscheiding van de vagina, bestaande uit afgestoten epitheel, melkzuurbacteriën en weefselvocht;
- fluor vaginalis is een niet-bloederige vaginale afscheiding die volgens de patiënte afwijkt van wat voor haar gebruikelijk is wat betreft hoeveelheid, kleur of geur, al dan niet gepaard gaande met jeuk of irritatie in de vagina of vulva.

De hoeveelheid en de samenstelling van normale vaginale afscheiding worden bepaald door factoren als:
- leeftijd;
- de fase van de menstruele cyclus;
- hormoongebruik;
- zwangerschap;
- emoties;
- seksuele opwinding.

Fluor vaginalis kan het gevolg zijn van diverse soa's of van vaginale infecties met bijvoorbeeld *Candida* of *Trichomonas*. Het is het meest voorkomende gynaecologische probleem in de huisartsenpraktijk: ieder jaar gaan 40 à 50 per 1000 vrouwen in de algemene bevolking naar de huisarts met fluorklachten. De helft van hen is tussen de 20 en 30 jaar; na de menopauze treden veel minder fluorklachten op door de veranderde hormoonhuishouding.

4.13.2   *Verpleegkundige aspecten*

Voorlichting is een belangrijk aspect van de verpleegkundige zorg aan vrouwen met fluorklachten, en moet zowel over praktische zaken gaan als over de beleving. De verpleegkundige kan de patiënte vertellen wat de oorzaken van fluor zijn en welke factoren erop van invloed zijn, wat normale afscheiding is en wat niet normaal is. Daarbij valt te denken aan kleur, geur en hoeveelheid. Met zulke informatie kan de verpleegkundige al een deel van de onzekerheid bij de patiënte wegnemen. Patiënten die een gynaecologische operatie hebben ondergaan dienen te weten dat ze na de operatie nog wel een aantal weken bloederige vaginale afscheiding kunnen hebben.

In het algemeen geeft men bij fluorklachten het advies om niet te strak ondergoed, geen synthetisch ondergoed en geen inlegkruisjes te dragen. Beter is katoenen ondergoed, dat goed heet gewassen wordt. De voorlichting dient ook te gaan over de hygiëne tijdens het toiletbezoek (afvegen van voor naar achter) en over het douchen (geen zeep gebruiken die het zure milieu in de vagina aantast).

Klachten van de vagina gaan geregeld gepaard met angst en schaamte. Er kan angst zijn voor een geslachtsziekte of kanker en het geeft vaak een negatieve

---

1   Met dank aan dr. V. Mijatovic, gynaecoloog met aandachtsgebied fertiliteit, VU medisch centrum, Amsterdam.

lading aan de seksualiteit, ook omdat in sommige gevallen coïtus pijnlijk is. Angst, schaamte en seksualiteit zijn onderwerpen waar je het met de patiënte over kunt hebben.

Mochten patiëntes door de hoeveelheid fluor problemen krijgen op seksueel gebied, doordat ze zichzelf te 'vies' voelen of doordat hun echtgenoot hinder heeft van de vaginale afscheiding, dan kan de verpleegkundige bijvoorbeeld adviseren om onder de douche te vrijen. Daarnaast is het belangrijk dat de partners, eventueel met de verpleegkundige erbij, praten over de schaamte die er is. Bij complexe problematiek kunnen de patiënten verwezen worden naar een seksuoloog.

Speciale aandachtspunten zijn er bij tienermeisjes die met fluorklachten komen. Angst, schaamte en onwetendheid spelen een extra grote rol. Het hoort tot de taak van de verpleegkundige om hen goed voor te lichten over hygiëne, en om seksualiteit en het gebruik van voorbehoedsmiddelen bespreekbaar te maken. Bij deze groep patiëntes kan men ook te maken krijgen met bezorgde of boze ouders; het is belangrijk een bemiddelende rol te vervullen zonder de privacy van de patiënte uit het oog te verliezen.

4.14 Soa-poli

De soa-polikliniek heeft een laagdrempelig inloopspreekuur: patiënten kunnen zich elke werkdag melden voor onderzoek, zonder afspraak. Er kunnen verschillende redenen zijn om de poli te bezoeken:
- klachten;
- nieuwe relatie;
- eigen risico;
- gewaarschuwd door een (ex-)partner;
- seksueel geweld;
- onzekerheid;
- periodieke controle.

De gemiddelde leeftijd van de patiënten ligt tussen de 15 en 30 jaar. Ook homoseksuele of biseksuele mannen en prostituees moeten het advies krijgen zich regelmatig te laten testen, vanwege de vaak vele wisselende contacten.

4.14.1 Triage

De patiënten die zich bij de inschrijfbalie melden, krijgen een triageformulier met een aantal vragen.
- Heeft u klachten die op een soa wijzen?
- Bent u gewaarschuwd of verwezen voor een soa?
- Heeft u seks met mannen? (vraag uitsluitend bedoeld voor mannen)
- Heeft u de laatste zes maanden vier of meer wisselende partners gehad?
- Heeft u seks in ruil voor geld en goederen?

Een patiënte die op één of meer van deze vragen met ja antwoordt, valt in de hoogrisicogroep. Alle andere patiënten vallen in de laagrisicogroep. Hoogrisicopatiënten worden standaard gescreend op vijf soa's:

- gonorroe;
- chlamydia-infectie;
- syfilis;
- hepatitis B (dit vanwege de mogelijkheid tot vaccinatie);
- hiv-infectie (na toestemming van patiënte).

4.14.2   Diagnostiek

Bij patiënten uit de hoogrisicogroep wordt altijd een lichamelijk onderzoek gedaan. Bij mannen voelt de arts of verpleegkundige naar eventuele vergrote lymfeklieren in de lies en oneffenheden in het scrotum. Vervolgens wordt de huid van de penisschacht en de glans penis op mogelijke genitale wratjes en andere afwijkingen geïnspecteerd.

Ook bij vrouwen voelt de arts of verpleegkundige naar eventuele vergrote lymfeklieren. Hierna volgt inspectie van de uitwendige genitalia. Hierbij wordt onder andere gelet op afwijkingen van de labia en het aspect van de fluor. Vervolgens vindt inspectie plaats met behulp van een speculum, en wordt materiaal afgenomen uit de portio.

Bij mannen en vrouwen volgt op het lichamelijk onderzoek het aanvullende onderzoek zoals beschreven in tabel 4.1.

Het lichamelijk onderzoek volstaat doorgaans om de volgende soa's te diagnosticeren:

- condylomata acuminata (genitale wratten);
- pediculosis pubis (schaamluis);
- scabiës (schurft).

Wekt het lichamelijk onderzoek het vermoeden dat er andere soa's bestaan, dan wordt hiernaar aanvullend onderzoek gedaan.

- Bij klachten van overvloedige en onwelriekende vaginale afscheiding volgt PCR-onderzoek naar *Trichomonas vaginalis*.
- Bij aanwezigheid van pijnlijke wondjes of blaasjes volgt PCR-onderzoek naar herpes genitalis.
- Bij afscheiding uit de vagina of de penis kan een direct preparaat worden afgenomen: de afscheiding wordt rechtstreeks op een objectglaasje naar het laboratorium gestuurd voor microscopisch onderzoek. Ook is het mogelijk een buisje bloed af te nemen en een sneltest te doen op syfilis: *rapid plasmin reagin* (RPR). De uitslag van een direct preparaat of een RPR is binnen ongeveer drie kwartier bekend en indien positief kan de patiënte meteen behandeld worden.

Tabel 4.1   Soa-diagnostiek bij hoogrisicogroep.

Bij mannen	Bij vrouwen
Gonorroekweek van urethra	Gonorroekweek van urethra en cervix
Chlamydia-PCR uit urine	Chlamydia-PCR van urethra en cervix
Zo nodig (orale/anale seks) afnemen van materiaal uit keel/anus	Zo nodig (orale/anale seks) afnemen van materiaal uit keel/anus.
Bloedonderzoek: syfilis, hepatitis B en hiv	Bloedonderzoek: syfilis, hepatitis B en hiv

Tabel 4.2 Soa-diagnostiek bij laagrisicogroep.

Bij mannen	Bij vrouwen
Gonorroe-PCR uit urine	Vaginale swab op gonorroe (door patiënte zelf af te nemen)
Chlamydia-PCR uit urine	Vaginale swab op chlamydia (door patiënte zelf af te nemen)
Bloedonderzoek op syfilis	Bloedonderzoek op syfilis

Laagrisicopatiënten worden getest op gonorroe, chlamydia, syfilis en zo nodig hiv (deze laatste test wordt actief aangeboden). Tevens wordt een hepatitis-B-vaccinatie aangeboden aan risicogroepen zoals homo- en biseksuele mannen en prostituees. Als de patiënt deze wil ontvangen, wordt ook getest op antistoffen tegen hepatitis B. Als er antistoffen worden gevonden, hoeft de patiënt geen vervolgvaccinaties te krijgen.

4.14.3 Begeleiding bij de uitslag van het onderzoek

Na één week worden via telefoon, sms of tijdens vervolgonderzoek de uitslagen meegedeeld.

Indien de uitslagen negatief zijn, meldt de sms: 'Alle uitslagen van de onderzoeken zijn goed. Er is geen soa gevonden'. Bij positieve testuitslagen meldt de sms dat er een soa is gevonden en waar de geadresseerde zich kan melden voor behandeling en voorlichting. Gemiddeld krijgt 20% van de patiënten te horen dat ze een soa hebben.

Als de patiënt zich heeft gemeld, krijgt deze te horen om welke soa het gaat, hoe die aandoening kan worden overgedragen en hoe dat te voorkomen is. Daarna wordt besproken wat de eventuele complicaties kunnen zijn en wordt de behandeling uitgelegd. Ook krijgt de patiënt advies met betrekking tot seksueel contact. Bij gonorroe, chlamydia- en trichomonasinfecties luidt dit advies om in de week na de toediening van de medicatie geen seksueel contact te hebben, bij syfilis geldt een termijn van zes weken. HSV is besmettelijk gedurende de periode dat er klachten zijn, en ook HPV is overdraagbaar op het moment dat er genitale wratten aanwezig zijn.

Patiënten reageren uiteenlopend op de mededeling dat ze een soa hebben. Sommigen zijn boos of bang dat hun relaties een deukje oplopen, anderen reageren laconiek ('Oh, dit is toch gemakkelijk te behandelen?'). Jonge vrouwen die een chlamydia-infectie blijken te hebben, vragen zich vaak af hoe lang ze al besmet zouden kunnen zijn en of ze verminderd vruchtbaar zijn. Hierover valt geen voorspelling te doen.

Bron- en contactopsporing wordt vaak door de patiënt zelf gedaan. In sommige gevallen (bij een taalbarrière of omdat de patiënte het moeilijk zelf kan uitleggen) krijgen patiënten een waarschuwingsstrook mee om aan partners te geven. De strook vermeldt om welke soa het gaat en bevat het advies zich te laten testen op de soa-polikliniek of bij de huisarts.

4.14.4 *Verpleegkundige aspecten*

Behalve het medische aspect spelen ook psychosociale aspecten een belangrijke rol bij het constateren van een soa. Met name de angst om een partner te besmetten, pijnklachten bij HSV-infecties en het ontsierende effect van genitale wratten kunnen zeer ingrijpend zijn. Goede uitleg is noodzakelijk. HSV en HPV zijn erg besmettelijke virussen, die altijd in het lichaam aanwezig blijven, al dan niet latent.

Bij een HSV-infectie is het aan te raden dit te bespreken met de vaste partner. Het kan zijn dat de partner al eerder geïnfecteerd was in de huidige of een eerdere seksuele relatie, zonder daar klachten van te hebben gehad. Als de patiënt weet van wie hij of zij de herpesinfectie heeft gekregen, is het goed om deze personen te informeren. Dit kan namelijk helpen de verdere verspreiding van het virus te beperken.

Genitale wratten ontstaan enkele weken tot zelfs meer dan een jaar na een HPV-besmetting. Bij vrouwen kunnen de klachten erger worden tijdens menstruatie of zwangerschap. De vrouw kan genitale wratten hebben zonder dat ze het weet, de wratten kunnen ook inwendig zitten en daardoor onopgemerkt blijven. De behandeling is intensief en kan onder andere bestaan uit bevriezing met stikstof en daarna gedurende twee weken podofyllotoxinecrème, die de patiënte zelf kan aanbrengen. Soms is het noodzakelijk om door te verwijzen naar een speciaal wrattenspreekuur. Het is goed de wratten regelmatig te controleren want ze kunnen bij verminderde weerstand en stress makkelijk terugkomen. Condoomgebruik van de man kan niet altijd voorkomen dat een vrouw een HPV-infectie oploopt.

Alvorens een hiv-test wordt afgenomen vindt er een voorgesprek plaats waarin de risico's, de kennis over hiv-aids en de eventuele consequenties van de testuitslag besproken worden. Blijkt de patiënte seropositief te zijn, dan verdient het sterk de voorkeur dat degene die het voorgesprek gevoerd heeft ook het nagesprek voert. De verpleegkundige kent het verhaal en de patiënte ziet niet telkens weer een nieuw gezicht. Elk gesprek verloopt anders, er zijn verschillende reacties mogelijk:
- opluchting (einde aan de onzekerheid);
- twijfel of ongeloof (vraag om herhaling van de test);
- stress, angst en verwarring;
- boosheid.

Belangrijk is duidelijk en kort de uitslag mee te delen in het begin van het gesprek. Bij ernstige psychische nood moet men de patiënte direct doorverwijzen naar een crisiscentrum of Riagg. Voor verdere medische begeleiding wordt de patiënte verwezen naar een verpleegkundig consulent hiv/aids op de polikliniek Interne geneeskunde (speciaal voor hiv-positieve patiënten). Deze kan onderzoeken hoe het met de afweer van de patiënte is gesteld en of het noodzakelijk is om al met *highly active anti retroviral therapy* (HAART) te beginnen.

De verpleegkundigen die op de soa-polikliniek werkzaam zijn, zijn speciaal getraind om soa-patiënten de juiste medische en psychosociale zorg te verlenen. Ze werken samen met diverse andere organisaties op het gebied van maatschappelijke en seksuele gezondheidszorg, elk met haar eigen aandachtsgebied, zodat zorgvuldige doorverwijzing kan plaatsvinden.

Literatuur

Bauer HM, Ting Y, Greer CE, Chambers JC, Tashiro CJ, Chimera J, et al. Genital human papillomavirus infection in female university students as determined by PCR-based method. JAMA 1991;265:472-7.

Heineman MJ, Evers JLH, Massuger LFAG, Steegers EAP, redactie. Obstetrie en gynaecologie: De voortplanting van de mens. 6e dr. Maarssen: Elsevier gezondheidszorg, 2007.

Kwaliteitsinstituut voor de gezondheidszorg CBO. Richtlijn Seksueel overdraagbare aandoeningen en herpes neonatorum. Utrecht: CBO; 2002. http://www.cbo.nl > publicaties > richtlijnen.

Laar M van der. SOA nemen opnieuw toe: Voorlopige cijfers 2004. SOAIDS magazine 2005;2:21-2. http://www.soaaidsmagazine.nl

Lammes FB. Praktische gynaecologie. 7e dr. Houten/Diegem: Bohn Stafleu Van Loghum, 2000.

Trum JW. Male accessory gland infection and subfertility: A diagnostic challenge [dissertation]. Amsterdam: Universiteit van Amsterdam, 1999.

Vierhout ME, Lammes FB. Praktische gynaecologie. 8e dr. Houten/Diegem: Bohn Stafleu Van Loghum, 2005

5 Gynaecologische traumata

N. Schuitemaker

5.1 Inleiding

Gynaecologisch trauma kan voorkomen bij vrouwen in alle leeftijdscategorieën. De oorzaken zijn heel divers, van een ongelukkige val tot seksueel geweld. De O&G-verpleegkundige zal de vrouw met een trauma meestal ter observatie verplegen op de afdeling, soms is een ingreep noodzakelijk. Psychosociale begeleiding kan na een schokkende gebeurtenis niet achterwege blijven. De gebeurtenis kan diepe indruk maken op de patiënt en op de verpleegkundige.

Dit hoofdstuk beoogt inzicht te verschaffen in de oorzaken en behandeling van gynaecologisch trauma. In hoofdstuk 11 worden de psychosociale gevolgen beschreven.

5.2 Abnormaal bloedverlies door niet-hormonale oorzaken

Bij abnormaal bloedverlies moet de diagnosticus denken aan letsels van vulva en vagina (bijvoorbeeld na coïtus), corpus alienum (bijvoorbeeld tampon, spiraal), infecties en kwaadaardige of goedaardige nieuwvormingen. Bloedverlies vanuit de urinewegen of het maag-darmkanaal wordt door de patiënte soms aangezien voor vaginaal bloedverlies.

Bij niet-hormonale aandoeningen is de cyclus meestal nog herkenbaar en regelmatig, maar zijn de menstruaties langdurig of heftig en is er soms tussentijds bloedverlies. Voor de diagnostiek is vaak aanvullend echoscopisch onderzoek nodig. Voor intracavitaire afwijkingen is hysteroscopisch onderzoek nodig. Indien men geen organische oorzaak kan vinden, moet een stollingsstoornis worden uitgesloten.

5.3 Coïtusverwonding

Voordat de eerste coïtus heeft plaatsgevonden wordt toegang tot de vagina in meerdere of mindere mate belemmerd door het hymen. De mate van afsluiting varieert sterk en is zelden volledig. Indien het hymen bij de eerste gemeenschap inscheurt, kan bloedverlies optreden. Medische hulp is zelden nodig; bovendien scheurt het hymen niet altijd in. In zeldzame gevallen ontstaat een verwonding van de vagina, waarbij soms fors bloedverlies kan optreden.

Behandeling: bij fors bloedverlies moet de laesie gehecht worden onder lokale of algehele anesthesie.

5.4   Hek- en paalverwondingen

Hek- en paalverwondingen zijn perforerende penetraties van het perineumgebied, ontstaan na een ongelukkige val.

5.4.1   *Diagnostiek*

Navraag bij getuigen van het trauma kan duidelijkheid geven over een mogelijk penetrerend letsel. Indien de omstandigheden niet zeker wijzen op een trauma, moet de mogelijkheid van seksueel misbruik worden overwogen. Een paalverwonding kan aanleiding geven tot een groot vulvahematoom dat inspectie van het gebied bemoeilijkt.

5.4.2   *Behandeling*

Toename van het hematoom kan worden tegengegaan door tegendruk te geven met een ijsblaas. Zwelling in het urethragebied kan leiden tot urineretentie, zodat een verblijfskatheter noodzakelijk is.
Bij een penetrerend letsel moet ook een waakinfuus worden aangelegd en moeten de vitale functies worden bewaakt. Klinische observatie is aangewezen. Bij verdenking op een diep penetrerend letsel is diagnostische laparoscopie noodzakelijk.

5.5   Corpus alienum

Kinderen kunnen al spelend allerlei voorwerpen inbrengen. Bij vrouwen in de vruchtbare leeftijd kan een vergeten tampon klachten veroorzaken. Ook een (recent geplaatst) spiraaltje kan zoveel klachten geven dat acute hulp wordt ingeroepen. Oudere vrouwen dragen soms een pessarium om verzakkingsklachten tegen te gaan. Dit moet enkele keren per jaar opnieuw worden geplaatst. Anders leidt het tot klachten.
Een psychiatrisch ziektebeeld kan gepaard gaan met het inbrengen van voorwerpen en met automutilatie (door het inbrengen van bijvoorbeeld glas). Deze patiënten kunnen recidiverende bezoekers zijn van de afdeling Spoedeisende hulp.

5.5.1   *Diagnostiek*

Als een vreemd lichaam langere tijd in de vagina blijft, kan het een stinkende en bloederige afscheiding veroorzaken. Bij kleine kinderen is de diagnostiek niet altijd eenvoudig, omdat vaginaal onderzoek meestal niet mogelijk is. Een neusspeculum kan soms uitkomst bieden. Soms kan de diagnose gesteld worden met rectaal onderzoek. Anders zal onderzoek onder narcose nodig zijn.
Een niet-progesteronhoudend iud leidt vaak tot een toename van de menstruatiepijn en tot extra bloedverlies bij de menstruatie. Soms zijn de dysmenorroe en het bloedverlies zodanig dat acute hulp wordt ingeroepen.

Een vergeten pessarium bij een hoogbejaarde of dementerende vrouw kan door ingroei een acuut en ernstig ziektebeeld veroorzaken, met urineretentie en soms urosepsis.

5.5.2 Behandeling

Verwijderen van het corpus alienum en zo nodig antibiotica.

5.6 Seksueel geweld tegen vrouwen

5.6.1 Epidemiologie

Per jaar worden in Nederland ongeveer negenduizend seksuele geweldmisdrijven aangegeven bij de politie. Dit is slechts een fractie van het werkelijke aantal. Aangifte wordt vooral gedaan als de dader onbekend is. In sommige ziekenhuizen bestaat een samenwerkingsverband tussen gynaecologen, forensisch geneeskundigen en de politie voor hulpverlening aan slachtoffers en het verzamelen van bewijsmateriaal. Voor dit laatste is een zogenoemde zedenset ontwikkeld, die alle noodzakelijke attributen bevat voor forensisch onderzoek. Een belangrijke ontwikkeling in dit verband is de mogelijkheid tot DNA-onderzoek van de dader, waarvoor geschikt materiaal verzameld moet worden.

Voor het verwerkingsproces is het van belang dat de eerste opvang goed verloopt. Ook de opstelling van de afdeling Spoedeisende hulp is belangrijk. Het slachtoffer moet zich veilig voelen bij het onderzoek. Het kan gewenst zijn dat een vertrouwenspersoon van het slachtoffer of een verpleegkundige van de afdeling Spoedeisende hulp aanwezig is bij het onderzoek, in het bijzonder bij een mannelijke onderzoeker en een vrouwelijk slachtoffer.

De onderzoeker dient alleen relevante vragen te stellen, en geen opmerkingen te maken die gevoelens van schuld of zelfverwijt bij het slachtoffer kunnen oproepen. Indien mogelijk kunnen relevante vragen ook aan begeleiders van het slachtoffer worden gesteld, zodat het slachtoffer zelf minder in detail hoeft te treden.

De oplossing van het seksuele delict kan een gunstig therapeutisch effect hebben. Als het ziekenhuis geen samenwerkingsverband heeft met de zedenpolitie, moet men een slachtoffer dat zich meldt op de afdeling Spoedeisende hulp contact met de zedenpolitie aanbieden. Goede informatie over doel en mogelijkheden van medisch en forensisch onderzoek is nodig. Het slachtoffer moet weten dat het afnemen en veiligstellen van (DNA-)sporen voor forensisch onderzoek belangrijk kan zijn, maar dat het verrichten van dit onderzoek, evenals contact met de zedenpolitie, niet automatisch betekent dat zij ook aangifte moet doen. Als een slachtoffer alleen medisch onderzoek wil, is het van belang de resultaten goed vast te leggen voor een eventuele latere aangifte.

Doel en handelingen van anamnese en onderzoek moeten vooraf duidelijk worden uitgelegd. Het moet voor het slachtoffer duidelijk zijn dat zij op elk moment het onderzoek kan stoppen of kan beslissen dat de behandeling verder beperkt moet blijven tot medische verzorging. Het onderzoek van het boven- en onderlichaam dient afzonderlijk te geschieden. Onderzoek en behandeling van de gynaecoloog richten zich op diagnostiek en behandeling van toegebracht letsel, behandeling en preventie van soa's, zwangerschap en gynaecologisch onderzoek ten behoeve van forensisch onderzoek. Forensisch onderzoek richt zich op sporenonderzoek en beschrijving van toegebracht letsel.

5.6.2 Anamnese en onderzoek

Noteer datum en tijdstip van het voorval, de binnenkomst op de afdeling Spoedeisende hulp of polikliniek en het onderzoek. De arts maakt een korte beschrijving van wat er gebeurd is, vraagt na of het slachtoffer anticonceptiva gebruikte en beschrijft nauwkeurig de verwondingen. De diagnostiek van soa's wordt gedaan door chlamydia- en gonorroekweken, af te nemen van de urethra, de cervix en zo nodig de anus en de orofarynx.

Laboratoriumonderzoek wordt ingezet naar *Treponema-pallidum*-hemagglutinatie (TPHA), HBsAg en hiv (uitgangswaarden). Na twee weken wordt het onderzoek naar *Chlamydia* en gonorroe herhaald, na zes weken het laboratoriumonderzoek op TPHA en HBsAg en na zes maanden de hiv-test. Indien gewenst kan het verzamelen van het bewijsmateriaal volgens de instructie in de zedenset plaatsvinden, samen met een forensisch geneeskundige.

5.6.3 Behandeling

Eventuele verwondingen en soa's worden behandeld. Zo nodig wordt de zwangerschap afgebroken. Indien gewenst verzorgen professionele hulpverleners de nazorg. Na toestemming van het slachtoffer wordt de huisarts geïnformeerd. Afspraken worden gemaakt voor herhalingsconsulten na twee en zes weken voor medische en emotionele follow-up.

6 Bekkenbodemproblematiek

J. ten Cate, D.J.K. Kelderman, A.E. Valens-Webbers, M.E. Vierhout,
R.M.F. van der Weiden en M.I.J. Withagen

6.1 Inleiding

Bekkenbodemfunctiestoornissen komen veel voor. In dit hoofdstuk passeren de belangrijkste veroorzakers van deze stoornissen de revue.

De functie van de bekkenbodem is het voorkomen dat de organen van de buikholte uitzakken. Idealiter zou de bekkenbodem een afgesloten geheel moeten vormen. Dat is niet mogelijk, omdat een drietal organen noodzakelijkerwijze door de bekkenbodem heen loopt: de urethra, de vagina en het rectum. Naast zijn steunfunctie moet de bekkenbodem dus ook het normaal functioneren van deze drie organen garanderen. Stoornissen in de bekkenbodemfunctie veroorzaken functiestoornissen in de drie orgaansystemen, maar functiestoornissen in de drie orgaansystemen kunnen anderzijds ook veroorzaakt worden door een intrinsieke stoornis in die organen zelf. De betreffende functiestoornissen kunnen kort als volgt worden omschreven:

- stoornissen in de opslag- en evacuatiefunctie van blaas en urethra (urine-incontinentie en bemoeilijkte mictie);
- stoornissen in de opslag- en evacuatiefunctie van het rectum (incontinentia alvi en moeizame defecatie);
- stoornissen in de seksuele functie van de vagina;
- stoornissen in de steunfunctie van de bekkenbodem (vaginale prolaps).

6.1.1 Epidemiologie van bekkenbodemfunctiestoornissen

Bekkenbodemfunctiestoornissen komen veel voor. Doordat de gebruikte definities sterk verschillen, moet men altijd voorzichtig zijn en getallen uit onderzoek niet gebruiken zonder zich kritisch af te vragen in welke populatie het onderzoek is gedaan en welke definities de onderzoekers hebben gebruikt. De oorzaken zijn complex maar leeftijd en bevalling spelen een belangrijke, nog niet geheel ontrafelde rol.

URINE-INCONTINENTIE
Hoewel de prevalentie van urine-incontinentie gemakkelijk lijkt te onderzoeken, is dit maar ten dele zo. Dit ligt vooral aan de gebruikte definities. Sommigen definiëren urine-incontinentie als elk ongewenst urineverlies, dus ook eens per maand een druppel, anderen stellen strengere voorwaarden aan de frequentie, de hoeveelheid of de ondervonden hinder. Aangezien de onderzoekers niet één gemeenschappelijke definitie hanteren, vindt men grote verschillen in de gevonden percentages, tot wel een factor tien. Een voorbeeld: Rekers et al. onderzochten in Zoetermeer in 1992 urine-incontinentie bij vrouwen van 35 jaar en ouder, en vonden een prevalentie van 26%; Van der Vaart en medewerkers vonden bij een vergelijkbaar onderzoek in Zeist in 2002 een prevalentie van 57%. De ver-

schillen werden vooral veroorzaakt door definitieverschillen. Een Noors onderzoek in 2002 vond aldaar een prevalentie van rond de 20% voor vrouwen tot 54 jaar, waarna een daling inzet tot 12% in de leeftijdsgroep van 65 tot 74 jaar, en vervolgens stijgt de prevalentie weer tot 15% in de groep van 75 jaar en ouder. Onderverdeeld naar soort blijkt 50% van de incontinente vrouwen stressincontinentie te hebben, 40% gemengde incontinentie en 10% urge-incontinentie. Dit patroon is in ander onderzoek in grote lijnen bevestigd.

ANALE OF FECALE INCONTINENTIE

Anale incontinentie is ongewenst verlies van flatus (wind) en/of ontlasting. De ernst van de incontinentie wordt geclassificeerd in termen van type verlies (lucht, waterige of vaste ontlasting) en frequentie.

De prevalentie in de algemene bevolking van incontinentie voor lucht en/of vaste ontlasting is 11%. Dagelijks optredende fecale incontinentie heeft een prevalentie van 2-2,7%, wekelijks optredende fecale incontinentie 4,5% en gemiddeld eens per maand optredende fecale incontinentie 7,1%. Een onderzoek onder 1400 (Nederlandse) vrouwen in de algemene populatie vond in 2004 voor flatusincontinentie een prevalentie van 47%, voor waterige anale incontinentie een prevalentie van 12% en voor incontinentie voor vaste ontlasting een prevalentie van 4%.

VAGINALE PROLAPS

In een Nederlands bevolkingsonderzoek werd bij 40% van de onderzochte vrouwelijke populatie een vaginale verzakking aangetroffen tot op of voorbij de hymenresten (POP-Q-stadium II of hoger, zie paragraaf 6.2).

Er ontstaat echter een heel ander beeld als men de *klachten* van prolaps onderzoekt (zie figuur 6.1). De gemiddelde prevalentie daarvan is 8-9%, een percentage dat sterk leeftijdsafhankelijk is. Men dient zich dus terdege te realiseren dat niet elke gevonden prolaps symptomatisch is! Vrouwen van 80 jaar hebben een kans van 11% op een prolapsoperatie, en een kans van 30% op een tweede prolapsoperatie als zij er voordien al een hebben ondergaan (sacrocolpopexie is de ingreep met de laagste recidiefkans, minder dan 10%).

Figuur 6.1   Prevalentie van prolapsklachten in relatie tot leeftijd.

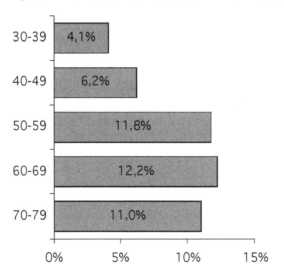

6.1.2 *Pathofysiologie van bekkenbodemstoornissen*

Tabel 6.1 geeft een overzicht van alle factoren die kunnen leiden tot bekkenbodemdisfunctie. Sommige factoren zijn van groter belang dan andere. Leeftijd en kinderen krijgen zijn veruit de sterkste indicatoren. Opvallend is het grote verschil tussen verschillende rassen. Zo hebben negroïde vrouwen aanzienlijk minder kans op het krijgen van stressincontinentie en prolaps dan Kaukasische of Chinese vrouwen. De belangrijkste factoren worden hieronder kort behandeld.

Tabel 6.1 Overzicht van de factoren die van invloed zijn op het ontstaan van bekkenbodemfunctiestoornissen.

Leeftijd
Aantal kinderen
Uitgevoerde operaties in het kleine bekken
Overgewicht
Type werk verricht
Vorm van het benige bekken
Opleiding/sociale klasse
Roken
Ras
Menopauze
Veel persen
COPD
Genetisch (bindweefsel)

LEEFTIJD

Stressincontinentie blijkt vooral voor te komen in de leeftijd tot 60 jaar; daarna daalt de prevalentie. Gemengde en urge-incontinentie stijgen juist vanaf deze leeftijd. Stressincontinentie is dus vooral een aandoening van relatief jonge vrouwen, terwijl urge incontinentie meer voorkomt bij de oudere vrouw.

De invloed van leeftijd op prolaps blijkt duidelijk uit figuur 6.2. De piekleeftijd waarop prolapsoperaties plaatsvinden ligt rond de 70 jaar. Voor operaties voor urine-incontinentie ligt de piek rond de 50 jaar.

Anale incontinentie bij vrouwen vertoont een minder duidelijk verband met de leeftijd. Dit heeft met name te maken met de grote veroorzaker van dit probleem namelijk de – al dan niet herkende en al dan niet volledige – ruptuur van de anale kringspier tijdens de bevalling. Op hoge leeftijd komt overigens anale incontinentie bij mannen evenveel voor als bij vrouwen. De invloed van de bevalling neemt dan dus duidelijk af.

BEVALLING

Onder invloed van zwangerschap en bevalling neemt de prevalentie van urine-incontinentie duidelijk toe. De gegevens hierover laten een enorme variatie zien, die waarschijnlijk berust op verschil in de gebruikte definities. Ook met prolaps is er een duidelijk verband: er bestaat een vrijwel lineaire verhouding tussen het aantal gekregen kinderen en de kans op prolaps (zie figuur 6.3). Over de precieze oorzaken tast men nog grotendeels in het duister. Zenuwbeschadiging speelt

Figuur 6.2   *Prevalentie van prolaps geconstateerd bij lichamelijk onderzoek in relatie tot leeftijd.*

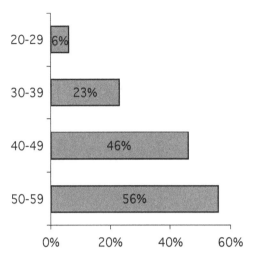

duidelijk een rol, naast afscheuren en overrekking van bindweefsel. Met MRI en echografie probeert men momenteel meer inzicht te krijgen in deze fenomenen. Het zal in het bijzonder nodig zijn meer inzicht te krijgen in de precieze details van een bevalling om te kunnen achterhalen wat nu precies de grootste schade berokkent.

Tabel 6.2 geeft een overzicht van de risicofactoren voor vaginaprolaps. Aangezien bijna alle grootheden met elkaar samenhangen is het een moeilijk te ontrafelen puzzel. Zo zal een groot kind vaker schade opleveren dan een klein kind, maar de bevalling van een groot kind duurt meestal ook langer. Het is dus de vraag of de grootte van het kind dan wel de duur van de bevalling verantwoordelijk is voor de schade. Men kan dit soort vraagstukken ontrafelen met een statistische techniek die multipele variantieanalyse heet.

Uit vrijwel alle onderzoeken komt naar voren dat een electieve keizersnede – dus zonder dat er eerst een poging tot een vaginale bevalling is ondernomen – scha-

Figuur 6.3   *Prevalentie van symptomen van prolaps in relatie tot het aantal gekregen kinderen.*

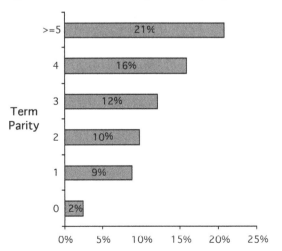

Tabel 6.2   Riscofactoren voor het optreden van prolaps, gecorrigeerd naar pariteit en leeftijd.

Factor	Relatief risico*
Keizersnede (ten minste één)	50%†
Een of meer vacuümextracties	90%
Een of meer tangverlossingen	100%
Uitgebreide vaginaruptuur	210%†
Episiotomie	160%
Totaalruptuur	100%
Leeftijd bij eerste bevalling:	
15-19 jaar	90%
20-24 jaar	100%
25-34 jaar	105%
> 35 jaar	100%
Kind > 4000 g	140%
Duur bevalling < 24 uur	100%
Duur bevalling > 24 uur	160%†

* Bij 100% is het risico niet verhoogd of verlaagd. Bij < 100% is het risico verlaagd. Bij > 100% is het risico verhoogd.

† Statistisch significant.

Bron: Tegerstedt 2006.

de aan de bekkenbodem grotendeels kan voorkomen. Een keizersnede heeft zelf echter ook evidente risico's en is dus zeker geen panacee. Men weet momenteel nog te weinig van de risico's om ze verantwoord te kunnen afwegen.

Een totaalruptuur, die bij ongeveer 2% van alle bevallingen optreedt, is een duidelijke risicofactor voor anale incontinentie. In 40% van de gevallen zijn er na een totaalruptuur klachten van ongewenst verlies van flatus of ontlasting. Gelukkig zijn het echter vaak milde klachten. Een tangverlossing, zeker in onervaren handen, brengt op haar beurt een flink risico op een totaalruptuur met zich mee; er is momenteel veel discussie of de tangverlossing nog wel geleerd moet worden aan gynaecologen in opleiding.

FAMILIE

Uit onderzoek is gebleken dat het hebben van eerstegraads familieleden (moeder en/of zuster) met een verzakking de kans op een prolaps vergroot. Wat dit risico veroorzaakt is nog onduidelijk, maar men denkt aan lichte stoornissen in het collageenmetabolisme.

6.2 Prolaps en liggingsafwijkingen van de inwendige geslachtsorganen

6.2.1 Classificatie: de POP-Q-score

In 1996 heeft de International Continence Society (ICS) een inmiddels algemeen aanvaard beoordelingssysteem voor uterovaginale prolaps geïntroduceerd, de *pelvic organ prolapse quantitation* (POP-Q). Terwijl de patiënte perst (valsalvamanoeuvre) bepaalt men de positie van drie compartimenten ten opzichte van een vast referentiepunt dat niet verandert tijdens de manoeuvre, namelijk de resten van het hymen (hymenale ring). De afstand van het voorste (urethrocystokèle), het middelste (cervix of vaginatop) en het achterste (rectokèle) compartiment ten opzichte van dit referentiepunt wordt uitgedrukt in centimeters. De POP-Q-stadia lopen van 0 tot IV en kunnen per compartiment verschillend zijn (zie paragraaf 1.6.1).

6.2.2 Cystokèle (voorwandprolaps)

Een cystokèle is een uitstulping (eversie) van het middelste gedeelte van de vaginavoorwand, waarbij tevens een uitpuiling van de blaas optreedt. Wanneer de vaginavoorwand ter plaatse van de urethra eveneens is verzakt, spreekt men van een cysto-urethrokèle. De mate van verzakking wordt geclassificeerd met behulp van het POP-Q-systeem.

Figuur 6.4 Cysto-urethrokèle. Eversie van nagenoeg de gehele vaginavoorwand.
A Dwarsdoorsnede. 1 Blaas. 2 Urethra. 3 Vagina. B Vooraanzicht.

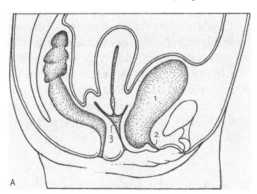

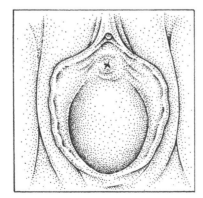

Figuur 6.5   Rectokèle. Eversie van het caudale deel van de vagina-achterwand.
A Dwarsdoorsnede. 1 Vagina. 2 Ampulla recti. B Vooraanzicht.

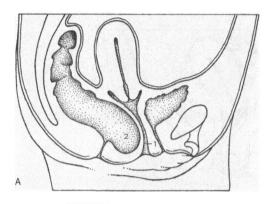

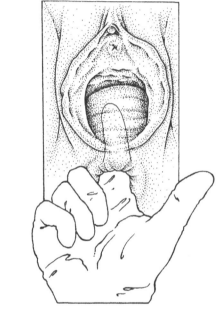

6.2.3   Rectokèle (achterwandprolaps)

Een rectokèle is een eversie van het caudale deel van de vagina-achterwand,
waarbij tevens een uitpuiling van het distale rectum optreedt. Vaak is er sprake
van een gecombineerde verzakking, bijvoorbeeld een cysto-rectokèle of een
recto-enterokèle. Ook bij dit type verzakkingen wordt de POP-Q-classificatie
gehanteerd.

6.2.4   Enterokèle

Een enterokèle is een instulping (invaginatie) van de bodem van het cavum
Douglasi in het septum rectovaginale. In feite is er dan sprake van een hernia in
het septum rectovaginale; de breukzak is vaak gevuld met dunnedarmlissen. Een

Figuur 6.6   Enterokèle.

A Dwarsdoorsnede. B Vooraanzicht. De plica rectovaginale (douglasholte) is gevuld met dunne darm en invagineert in het spatium rectovaginale.

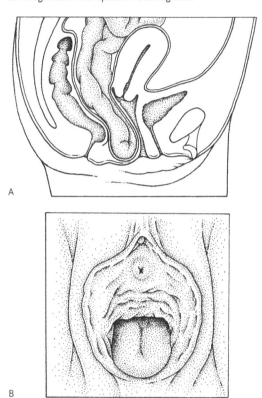

enterokèle gaat meestal gepaard met een rectokèle, het onderscheid is moeilijk te maken en kan het beste gebeuren door middel van een rectovaginaal toucher.

6.2.5   Descensus uteri, totaalprolaps

Een totaalprolaps is een verzakking van de uterus in de holte (het lumen) van de vagina. Wanneer de portio in de vulva of daarbuiten zichtbaar is, spreekt men van een *prolapsus uteri*. Zijn de uterus en de vaginavoor- en achterwand verzakt tot voorbij de introïtus, dan spreekt men van een *totaalprolaps*. De classificatie gebeurt met behulp van het POP-Q-systeem.

6.2.6   Elongatio colli

Elongatio colli, een verlenging van de cervix ten opzichte van het corpus uteri, is het gevolg van chronische tractie. Het is in feite een normaal gevolg van het verouderingsproces. Bij een prolaps, vooral bij een descensus uteri, is de elongatio colli vaak duidelijk waarneembaar.

Figuur 6.7   Verschillende graden van prolapsus uteri.
A Normale anatomische situatie van uterus en vagina. B Lichte verzakking van de uterus. C Matige verzakking van de uterus, tevens neiging tot kèlevorming van vaginavoor- en -achterwand. D Totale verzakking van de uterus.

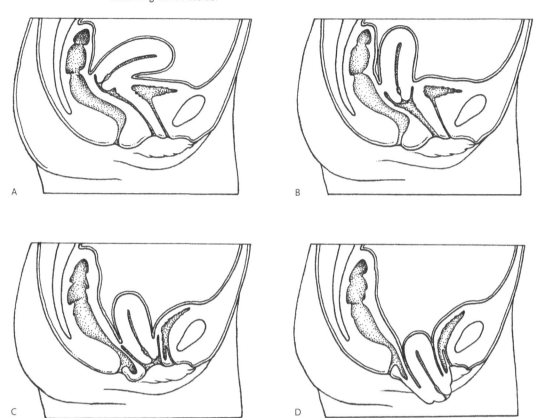

6.2.7   Vaginatopprolaps

Dit is een inversie van het bovenste gedeelte van de vagina na een uterusextirpatie, geclassificeerd met behulp van de POP-Q score.

6.2.8   Retroversie

Bij de meeste Kaukasische vrouwen is de uterus naar ventraal gekanteld en maakt de lengteas van de uterus een vrijwel rechte hoek met de lengteas van de vagina (anteflexie). Het corpus uteri maakt bij deze positie eveneens een hoek naar ventraal ten opzichte van de cervix (anteversie). In de praktijk wordt vaak gesproken van een positie in anteversieflexie. Bij Aziatische vrouwen is de meest voorkomende ligging een naar dorsaal gekantelde uterus: retroversie (retroversieflexie). Bij Kaukasische vrouwen is een andere ligging dan de anteversie alleen dan afwijkend wanneer die ligging gefixeerd is, dus wanneer er bijvoorbeeld een gefixeerde retroversie bestaat. Vaak is dit het gevolg van adhesievorming als gevolg van een ontsteking of na operaties in het kleine bekken. Een gefixeerde retroversie geeft vaak aanleiding tot diepe dyspareunie. Operaties om een retroversie van de uterus te corrigeren, de zogeheten antefixatie-operaties, worden niet meer uitgevoerd. Wel kan soms een operatie worden overwogen om de adhesies op te heffen.

6.3 Urine-incontinentie

6.3.1 Stressincontinentie

Ongewild urineverlies komt veel voor: meer dan de helft van de vrouwen van 45 jaar en ouder heeft er in meerdere of mindere mate last van. Wanneer de blaasdruk de druk in de urethra overschrijdt kan urineverlies optreden zonder dat de blaasspier (musculus detrusor) contraheert. In dat geval spreekt men van een zuivere stressincontinentie. Stressincontinentie is gerelateerd aan pariteit en leeftijd, en kan worden veroorzaakt door een verhoging van de intra-abdominale druk, door urethra-insufficiëntie op oudere leeftijd (intrinsiek of na operaties aan of net naast de urethra), door atrofie van het urethraslijmvlies in de postmenopauze of door een hypermobiele urethra, vaak bij vaginale prolaps. In het laatste geval zakt het proximale deel van de urethra onder het niveau van de bekkenbodem (diaphragma urogenitale), waardoor de normaal aanwezige invloed van de intra-abdominale druk op dit deel van de urethra wegvalt. De blaasdruk wordt hoger ten opzichte van die in de urethra en er ontstaat urineverlies.

Stressincontinentie kan een belemmering zijn in het dagelijks leven. Rennen voor de bus, sporten en spelen met kinderen zijn momenten waarop urineverlies kan optreden. Ook seksueel contact kan verstoord raken.

De conservatieve behandeling kan bestaan uit bekkenbodemoefeningen, lokale toediening van oestrogenen ter behandeling van atrofie of een combinatie van beide. Chirurgische ingrepen ter behandeling van stressincontinentie zijn de retropubische blaashalssuspensie volgens Burch, de TVT- en de TOT-procedure (zie paragraaf 2.9.3).

6.3.2 Urge-incontinentie

Bij urge-incontinentie verliest de patiënte urine bij aandrang. Urge-incontinentie gaat vaak gepaard met een verhoogde mictiefrequentie. De oorzaak ligt in de musculus detrusor: deze kan overactief of instabiel zijn (motorische urge-incontinentie), of hypersensitief (sensorische urge-incontinentie), bijvoorbeeld als gevolg van een cystitis.

Urge-incontinentie wordt doorgaans medicamenteus behandeld (met parasympathicolytica).

6.3.3 Gemengde incontinentie

Bij gemengde incontinentie is er zowel stress- als urge-incontinentie. Voor een optimale differentiatie is urodynamisch onderzoek essentieel.

6.4 Fistels

Een fistel is een verbinding tussen twee holle organen. In de derde wereld worden de meeste fistels veroorzaakt door obstetrische complicaties, in de westerse gynaecologische praktijk zijn fistels zeldzaam. Meestal gaat het om een fistel tussen blaas en vagina (vesicovaginale fistel) of tussen rectum en vagina (rectovaginale fistel), veroorzaakt door oncologische aandoeningen of door de chirurgie of radiotherapie daarvoor. Ook na een uterusextirpatie om niet-oncologische redenen kan een vesicovaginale fistel optreden.

Zeldzamer zijn fistels tussen ureter en vagina (ureterovaginale fistel) en tussen urethra en vagina (urethrovaginale fistel).

De oudste beschrijving van een genitale fistel is afkomstig uit het papyrus Ebers (circa 1500 v.Chr.). Bij dissectie van het gemummificeerde lichaam van de Egyptische koningin Henhenit (2050 v.Chr.) werd een open verbinding aangetroffen tussen de blaas en de vagina. Aangenomen werd dat deze uitgebreide schade aan de genitalia is ontstaan tijdens de baring en heeft bijgedragen aan het overlijden van de koningin. Ook tegenwoordig zijn urogenitale fistels veelal verloskundige complicaties; ze komen voornamelijk voor in de ontwikkelingslanden. In westerse landen zijn urogenitale fistels meestal het gevolg van complexe bekkenchirurgie, oncologische aandoeningen of bekkenbestraling.

Factoren die een rol spelen bij het ontstaan van fistels in ontwikkelingslanden zijn:

* armoede;
* gebrek aan ervaring tijdens verloskundige zorg;
* gebrek aan obstetrische zorg.

Patiëntes met een fistel zijn vaak jong (een derde is jonger dan 16 jaar), ongeschoold, met een lage sociaal-economische status en vaak ondervoed. Het zijn veelal primiparae en ze hebben gemiddeld een baring van vier dagen achter de rug. De baring wordt meestal niet begeleid en als er al begeleiding is, dan is dit vaak door een ongeschoold persoon. In bijna alle gevallen wordt het kind levenloos geboren.

Meer dan de helft van de vrouwen met een fistel is gescheiden als gevolg van urine-incontinentie. Vaak worden deze vrouwen ook nog uitgestoten door het dorp en de familie. Als ze al toegang hebben tot medische zorg, dan hebben deze vrouwen vaak niet eens de mogelijkheid om zelf een keuze te maken over hun gezondheid. Vaak verbieden de partners of de familie hen om hulp te zoeken, om financiële redenen of vanwege seksueel-culturele bezwaren. Diverse hulporganisaties voeren hersteloperaties uit en werken tegelijkertijd preventief door de lokale gemeenschappen te informeren.

6.5 Verpleegkundige aandachtspunten bij bekkenbodemproblematiek

Bekkenbodemtherapie is een methode waarbij de patiënte leert de spieren van de bekkenbodem te voelen en bewust te gebruiken. Bekkenbodemoefeningen versterken de spieren, of ontspannen de spieren bij een hypertone bekkenbodem. Wanneer het afsluitmechanisme van de blaas versterkt wordt, vermindert het urineverlies en kan de incontinentie verholpen worden. Een fysiotherapeut kan de patiënte hier zo nodig bij helpen.

HOE WEET DE PATIËNTE WAAR DE BEKKENBODEMSPIEREN ZITTEN?

Om te weten waar de bekkenbodemspieren zich precies bevinden, moet de patiënte op een stoel gaan zitten met de knieën en voeten wijd uit elkaar. Laat haar de ellebogen op de knieën leggen. De (ontspannen) bekkenbodemspieren drukken nu licht tegen de stoelzitting. Wanneer zij de spieren aanspant (alsof ze haar urine wil ophouden of een wind wil tegenhouden), voelt ze deze wat losser van de zitting komen. Dit klinkt makkelijk, maar meestal gaat iemand die de bekkenbodemspieren wil aanspannen onwillekeurig de billen dichtknijpen, de buik intrekken, de benen tegen elkaar drukken en de adem inhouden. Dat is echter niet de bedoeling, want daarbij worden de bekkenbodemspieren niet gebruikt. Ze moet proberen de urinebuis en de anus op te trekken en af te sluiten: dan pas treden deze spieren in werking. Het kost tijd om de oefeningen goed te leren uitvoeren. Probeer ze regelmatig te laten doen, zowel zittend als staand.

Algemene adviezen

- Zorg voor goed doorademen bij bukken, buigen en tillen. Houd de adem niet in, zet de adem niet vast maar adem door bij deze bewegingen.
- Probeer veel hoesten te voorkomen (niet roken).
- Probeer een juiste zithouding en ontspannen bewegingen aan te leren: niet vanuit het bovenlichaam, maar vanuit het bekken. Een verkeerde manier van bewegen brengt belasting van de rug en de bekkenbodem met zich mee.
- Neem de tijd op het toilet. Veel bekkenbodemproblemen zijn te voorkomen door minder gehaast te urineren en te defeceren. Het is belangrijk dit rustig te doen en zo ontspannen mogelijk te zijn.

Literatuur

Hannestad YS, Rortveit G, Sandvik H, Hunskaar S. A community-based epidemiological survey of female urinary incontinence: The Norwegian EPINCONT study. Epidemiology of Incontinence in the County of Nord-Trondelag. J Clin Epidemiol 2000;53:1150-7.

Olsen AL, Smith VJ, Bergstrom JO, Colling JC, Clark AL. Epidemiology of surgically managed pelvic organ prolapse and urinary incontinence. Obstet Gynecol 1997;89:501-6.

Rekers H, Drogendijk AC, Valkenburg HA, et al. The menopause, urinary incontinence and other symptoms of the urogenital tract. Maturitas 1992;15:101-11.

Slieker-ten Hove MCP, Vierhout M, Bloembergen H, Schoenmaker G. Distribution of pelvic organ prolapse (pop) in the general population; prevalence, severity, etiology and relation with the function of the pelvic floor muscles. Abstracts ICS/IUGA Annual Meeting, Paris, 2004. Abstract nr. 4.

Swift SE. The distribution of pelvic organ support in a population of female subjects seen for routine gynecologic health care. Am J Obstet Gynecol 2000;183:277-85.

Vaart CH van der, Leeuw JR de, Roovers JP, Heintz AP. The effect of urinary incontinence and overactive bladder symptoms on quality of life in young women. BJU Int 2002;90:544-9.

Vaart CH van der. Pelvic floor dysfunction and quality of life in women [dissertation]. Utrecht: Universiteit Utrecht, 2000.

Vierhout ME, Vervest HAM. Overactive bladder: Prevalence, characteristics and impact. Int Urogynecol J Pelvic Floor Dysfunct 1999;10:S176.

7 Endometriose

A. Hemmes en P.G.A. Hompes

7.1 Inleiding

Ongeveer één op de tien vrouwen lijdt aan endometriose; een aandoening die niet alleen de gezondheid en vruchtbaarheid van de vrouw kan verstoren, maar ook haar dagelijks leven, emoties en seksualiteit kan beïnvloeden. Geschat wordt dat wereldwijd 89 miljoen vrouwen aan endometriose lijden. Het blijkt maar liefst gemiddeld meer dan negen jaar te duren voordat een juiste diagnose gesteld is. De reden hiervan is dat de vrouwen zich niet bewust zijn dat ze aan een ziekte lijden. Deze late erkenning leidt dan automatisch ook weer tot een late behandeling, met soms verstrekkende gevolgen.

Endometriose is een goedaardige, oestrogeenafhankelijke, chronische gynaecologische ziekte die geassocieerd is met infertiliteit en pijn in het kleine bekken. Endometriose is een erg complexe ziekte. Hoewel goedaardig is er géén definitieve genezing mogelijk. Na mannelijke infertiliteit is het de meest voorkomende oorzaak van infertiliteit.

Figuur 7.1 Plekken en spots van endometriose.

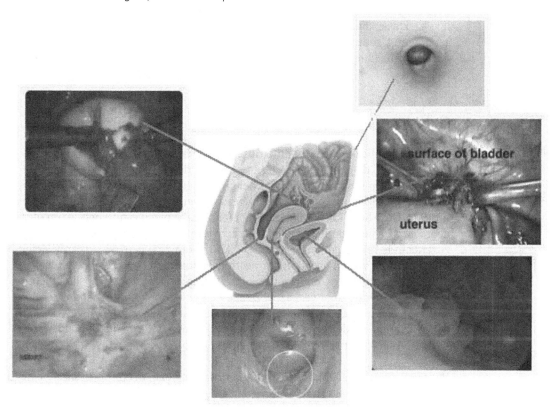

7.2 Epidemiologie

Endometriose komt frequent voor bij vrouwen boven de 30 jaar; slechts 15% van de patiënten is jonger dan 30 jaar, de gemiddelde leeftijd waarop de aandoening gediagnosticeerd wordt, ligt rond de 37 jaar. De laatste jaren is er een duidelijke toename van het aantal gevallen van endometriose. Waarschijnlijk is dit te verklaren uit het feit dat er een tendens bestaat het eerste kind op latere leeftijd te krijgen. Tevens speelt hierbij de afname van het aantal zwangerschappen per vrouw een rol. Deze twee factoren leiden ertoe dat het aantal menstruaties gedurende het vrouwenleven toeneemt en daarmee neemt de kans op ontwikkeling van endometriose toe.

De in de literatuur beschreven prevalentiecijfers voor endometriose bij de premenopauzale vrouw liggen tussen de 2 en 22%. Deze grote spreiding is voornamelijk te wijten aan definitieverschillen van endometriose en aan de karakteristieken van de onderzoekspopulatie. Endometriose is verantwoordelijk voor 10 tot 15% van alle verwijzingen naar een gynaecoloog, en voor 15 tot 50% van de gevallen van infertiliteit bij vrouwen. Bij 87% van de vrouwen met chronische onderbuikpijn is endometriose de reden.

7.3 Pathofysiologie

Endometriose wordt gedefinieerd als de aanwezigheid van endometrium buiten de uterus, meestal op het peritoneum maar ook op de ovaria en in het septum rectovaginale. In uitzonderlijke gevallen kan het voorkomen op het diafragma, het pericard en de longpleura. Aangezien endometriose een oestrogeenafhankelijke ziekte is, komt het alleen voor in de vruchtbare levensfase. De schade die de aandoening gedurende die periode aanricht (bijvoorbeeld adhesievorming en fibrose) kan echter voorgoed aanwezig blijven en chronische klachten veroorzaken.

7.3.1 *Ontstaan*

De eerste publicatie over endometriose verscheen in 1860. Desalniettemin zijn de etiologie en de pathogenese nog steeds onduidelijk. Waarschijnlijk zijn meerdere factoren verantwoordelijk voor het ontstaan van de aandoening en is er niet één enkele verklaring voor. De meest geaccepteerde theorie is die van Sampson uit 1927. Deze houdt in dat tijdens elke menstruatie bloed vanuit het cavum uteri door de tubae in de peritoneale holte terechtkomt. Het endometrium dat bij deze zogenoemde retrograde menstruatie vrijkomt, kan zich gemakkelijk innestelen in het peritoneum en groeit onder oestrogeenstimulatie. Hierbij spelen tal van genetische, omgevings- en immunologische factoren een rol. Sampsons theorie wordt ondersteund door veel aanwijzingen en experimenten – met name onderzoek bij bavianen heeft aangetoond dat endometriose kan worden opgewekt door het blokkeren van de cervix. Ook het feit dat vrouwen die frequenter vloeien en hevigere menstruaties hebben vaker endometriose hebben, wijst in deze richting.

Voor het grootste deel blijft een endometriose aanwezig in een soort *steady state*, maar de ziekte kan ook in regressie gaan. In ongeveer 30% van de gevallen groeit de endometriose uit tot een progressieve ziekte.

7.3.2 Familiaire belasting

Sinds twintig jaar is bekend dat eerstelijns verwanten van vrouwen bij wie ernstige endometriose is geconstateerd een zesmaal hogere kans hebben de ziekte te krijgen dan vrouwen bij wie geen endometriose in de familie voorkomt.

7.3.3 Omgevingsfactoren

Met name dioxine veroorzaakt een hogere kans op endometriose. België, het land met de hoogste dioxine-uitstoot, heeft de hoogste incidentie van endometriose en tevens de hoogste prevalentie van ernstige endometriose.

7.3.4 Immunologische factoren

Het immuunsysteem speelt een belangrijke rol in het ontstaan van endometriose. Bij patiënten met endometriose is in het peritoneum een verhoogde activiteit van macrofagen geconstateerd en een verhoogde productie van cytokinen. Immunosuppressie doet de kans op endometriose toenemen.

7.4 Symptomen

Iedere endometriosepatiënte heeft een eigen klachtenpatroon. De klachten kunnen tijdens de menstruatie het hevigst zijn. Dit valt te verklaren uit het feit dat tijdens de menstruatie zich bloed ophoopt in de buiten de uterus gelegen endometriose-*spots*. Dit kan hevige krampen en pijn veroorzaken. Er bestaat geen duidelijk verband tussen de hoeveelheid endometriose en de klachten die de patiënte heeft. Het lijkt er veel meer op dat de klachten verband houden met de lokalisatie van de endometriose in de buik.

De symptomen waarmee een patiënte met endometriose zich kan melden, bestaan uit dysmenorroe, diepe dyspareunie, dyschezie, dysurie, chronische pelviene pijn en infertiliteit.

7.4.1 Dysmenorroe (pijn tijdens de menstruatie)

Een van de meest voorkomende symptomen bij endometriosepatiënten is een pijnlijke menstruatie, een relatief begrip omdat veel vrouwen het onderscheid tussen normale menstruatiepijn en (te) hevige menstruatiepijn vaak moeilijk kunnen aangeven. Opmerkelijk is wel dat de pijn bij endometriose vaak mettertijd toeneemt. Wanneer patiënten dit merken, volgt vaak een bezoek aan huisarts of gynaecoloog. De klachten kunnen dermate toenemen dat een normaal functioneren tijdens de menstruatie niet meer mogelijk is en de patiënte een aantal dagen thuisblijft. Er is dan sprake van dysmenorroe.

Ernstige dysmenorroe kan voorkomen wanneer er sprake is van adenomyosis uteri: aanwezigheid van endometriumcellen in de spierwand van de baarmoeder. Het zal duidelijk zijn dat deze vorm van endometriose extra pijnlijk is wanneer er contracties optreden tijdens de menstruatie.

7.4.2   Diepe dyspareunie (pijn tijdens de coïtus)

De lokalisatie van de endometriose bepaalt vaak de pijnklachten die patiënte heeft. Met name wanneer de spots diep zijn ingegroeid in gebieden met veel zenuwweefsel kunnen er pijnklachten ontstaan. Is de endometriose ingegroeid in het septum rectovaginale, het cavum Douglasi of ook in de fornix posterior, dan zal dit vaak leiden tot klachten van diepe dyspareunie (pijn tijdens de coïtus). De klachten zijn meestal ernstiger rond of na de menstruatie. De patiënte weet vaak precies welke houdingen tijdens de coïtus extreem pijnlijk zijn; bij navraag kan men zo een idee krijgen over de lokalisatie van de endometriose.

7.4.3   Dyschezie (pijn tijdens de defecatie)

Dyschezie treedt vaak op wanneer er sprake is van endometriose in het septum rectovaginale of op, dan wel in, de darmwand. De gezwollen endometriosespots veroorzaken vaak een vernauwing van de darmholte met krampen en extreme pijn tijdens de defecatie. Ook hier zien we meestal een sterke toename rond de menstruele periode. Wanneer er sprake is van diepe infiltrerende spots is het zelfs mogelijk dat patiënte klaagt over rectaal bloedverlies tijdens de menstruatie. De endometriosespots menstrueren in feite dan mee in het lumen van de darm.

7.4.4   Dysurie (pijn tijdens de mictie)

Wanneer de endometriose gelokaliseerd is op het blaasperitoneum kunnen er krampen in de blaasstreek ontstaan die zeer pijnlijk kunnen zijn. De krampen treden met name op tijdens overrekking van dit peritoneum bij een volle blaas, en bij het goed uitplassen. Dit kan leiden tot een frequente mictie om te voorkomen dat de blaas zich goed vult en zelfs tot frequent toiletbezoek 's nachts. Diepe spots kunnen de blaaswand penetreren en endometriose aan de binnenkant van de blaas doen ontstaan. De patiënte klaagt dan over bloedverlies bij de mictie tijdens de menstruatie. Bij cystoscopie zijn de spots in de blaas zichtbaar.

7.4.5   Chronische pelviene pijn

Endometriosespots kunnen door het gehele abdomen verspreid liggen. Meestal ontstaan zij op de plaatsen waar menstruatiebloed bij lopen en liggen het langst blijft staan, te weten de omgeving van het cavum Douglasi. Maar ook hogerop kunnen spots ontstaan, op de darm, het diafragma, de blaas en andere organen. Als daarbij adhesies en fibrose optreden, kan er chronische pijn ontstaan in de onderbuik en het kleine bekken. Daardoor ontstaat immers een anatomische afwijking die continu aanwezig is en niet alleen tijdens de menstruatie bestaat. De klachten blijven nu constant aanwezig en verergeren alleen tijdens de menstruatie. De meeste patiënten herkennen ondanks de chronische pijn de separate pijn tijdens de menstruatie wel.

7.4.6   Subfertiliteit

Zoals eerder vermeld, wordt endometriose geconstateerd bij 15 tot 50% van de vrouwen die de gynaecoloog consulteren in verband met subfertiliteit. Ook als uit de anamnese geen duidelijke klinische symptomen naar voren komen en men bij het lichamelijk en laboratoriumonderzoek geen aanwijzingen vindt voor endometriose, wordt de afwijking meestal gevonden tijdens de afrondende diagnostische laparoscopie in het kader van het vruchtbaarheidsonderzoek.

De subfertiliteit kan berusten op anatomische veranderingen in de buik door fibrose en adhesievorming. Veel moeilijker ligt de verklaring als er alleen endometriosespots aanwezig zijn, dus vroegere stadia van de endometriose. Waarschijnlijk wordt de infertiliteit dan veroorzaakt door de diverse stoffen (prostaglandines, cytokinen, groeifactoren, embryotoxische factoren) die worden geproduceerd door de spots of door het omliggende weefsel.

7.5   Diagnostiek

7.5.1   Anamnese

Een goede anamnese kan al een sterk vermoeden van endometriose opleveren. Het tijdstip van de pijn rond de menstruatie, het toenemen van klachten tijdens de menstruatie en de locaties waar de pijn wordt gevoeld kunnen aanwijzingen zijn voor plaatsen waar mogelijk endometriose aanwezig is. De diversiteit van deze symptomen maakt het echter toch moeilijk om meteen aan dit ziektebeeld te denken. Dit is waarschijnlijk de reden waarom het vaak zo lang duurt voordat uiteindelijk de diagnose wordt gesteld. In veel gevallen laat de arts eerst diverse kweken verrichten om een mogelijke infectie uit te sluiten. Maar bij combinaties van klachten zoals dysmenorroe, dyspareunie, dysurie en dyschezie zou men sneller aan endometriose moeten denken.

7.5.2   Lichamelijk onderzoek

Een uitgebreid gynaecologisch onderzoek is essentieel om in aansluiting op de anamnese de diagnose endometriose hard te maken. Soms kunnen reeds in speculo endometriosespots blauw doorschemerend in de fornix posterior worden gezien. Deze zijn makkelijk te biopteren en zijn veelal voldoende om de diagnose te stellen. Bij vaginaal toucher voelt men vaak knobbels langs de ligamenta sacro-uterina die op endometriose kunnen wijzen. Vergrote, pijnlijke ovaria moeten doen denken aan chocoladecysten (met oud bloed gevulde endometriomen), met name als tijdens de menstruatie ook op deze locatie de pijn toeneemt.

Een bimanueel toucher behoort bij de endometriosepatiënte standaard te worden uitgevoerd. Dit om endometriose in het septum rectovaginale goed te kunnen diagnosticeren.

7.5.3 Laboratoriumonderzoek

Tot op heden is helaas nog geen bloedtest bekend die discriminerend is voor het wel of niet hebben van endometriose. Wel wordt regelmatig het CA 125 bepaald, een kankerantigeen dat met name in ernstige gevallen van endometriose sterk verhoogd kan zijn. Wanneer een patiënte met ernstige endometriose een verhoogd CA 125 heeft, is het een goed bruikbare *marker* (signaalstof) om over langere tijd te bepalen of de endometriose erger wordt dan wel of de behandeling succesvol is. Het CA 125 is vaak sterk verhoogd bij endometriomen en extreem verhoogd wanneer lekkage uit zo'n cyste peritoneale prikkeling veroorzaakt.

Bij bepaalde vormen van endometriose verandert het CA 125-gehalte echter niet. Dit geldt bijvoorbeeld voor endometriose in het septum rectovaginale.

7.5.4 Overig onderzoek

Door de razendsnelle ontwikkeling van de transvaginale echoscopie worden steeds meer vormen van endometriose met behulp van deze techniek gediagnosticeerd. Met name endometriomen zijn eenvoudig in beeld te brengen, en ook endometriose in de blaas en zelfs de darmen kan in sommige gevallen met behulp van de echo worden gevisualiseerd.

MRI kan vaak helpen om darmendometriose te diagnosticeren op locaties in het septum rectovaginale, met name om doorgroei in de darmwand te bevestigen dan wel uit te sluiten.

Wanneer er sprake is van rectaal bloedverlies, kan men tijdens de menstruatie een endoscopie doen van rectum en sigmoïd; zijn er spots zichtbaar dan kan men een biopt nemen en de diagnose histologisch laten bevestigen. Het verrichten van een MRI geeft, wanneer er sprake is van endometriose, meer informatie en zal dan ook de voorkeur genieten.

De gouden standaard voor het diagnosticeren van endometriose is echter nog steeds de diagnostische laparoscopie. Zelfs als alle andere onderzoeken negatief zijn, is het nog steeds mogelijk dat men met behulp van de laparoscopie diverse spots in het abdomen ontdekt, met name in het cavum Douglasi en op het peritoneum. Tijdens de diagnostische laparoscopie wordt de ernst van de endometriose bepaald aan de hand van de gereviseerde ASRM-classificatie (American Society for Reproductive Medicine), die vier stadia onderscheidt (zie figuur 7.2). Tijdens de laparoscopie is het uiteraard mogelijk een biopt te nemen naar aanleiding waarvan de definitieve diagnose kan worden gesteld. Ook de mate van fibrose en adhesievorming kan in beeld worden gebracht en vastgelegd.

Wanneer er reeds verdenking bestond op endometriose, kan men van een diagnostische op een therapeutische laparoscopie overgaan. Met behulp van diathermie of met een laser worden de endometriosespots dan verwijderd.

7.6 Complicaties

Hoewel endometriose geen kwaadaardige aandoening is, kan zij in sommige gevallen leiden tot acute, invaliderende of zelfs levensbedreigende complicaties.
- Een chocoladecyste (endometrioom) in het ovarium kan een grote hoeveelheid chocoladeachtige vloeistof (oud bloed) bevatten. Als zo'n endometrioom barst of scheurt en de vloeistof in de buik terechtkomt, kan het perito-

neum zo sterk geprikkeld worden dat het beeld van een acute buik ontstaat. Vaak schieten andere methoden dan tekort en zal een spoedlaparoscopie nodig zijn om te zien wat er aan de hand is en indien noodzakelijk een interventie te doen.

- Een darmendometriose kan in extreme gevallen leiden tot vergaande afsluiting van het darmlumen, en in het ernstigste geval tot een ileus. Acuut ingrijpen is dan noodzakelijk.
- Endometriose in de blaasregio kan de ureter samendrukken, met als gevolg urinestuwing, hydronefrose en uiteindelijk een verminderde nierfunctie.
- Ook minder agressieve vormen van endometriose kunnen een invaliderend effect hebben. Veelvoorkomende klachten zijn continue pijn, die zelfs nog toeneemt rond de menstruatie, subfertiliteit dan wel infertiliteit en problemen in de relatie in verband met de dyspareunie.

Figuur 7.2 ASRM-classificatie van endometriose.

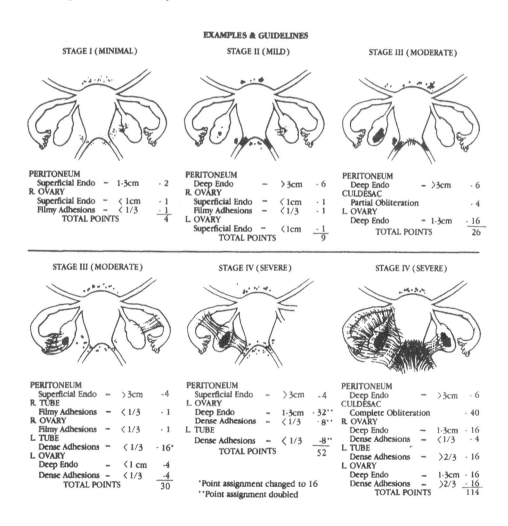

7.7   Behandelingsmogelijkheden

7.7.1   *Chirurgie*

Zoals reeds beschreven kan men tijdens een diagnostische laparoscopie overgaan tot een therapeutische laparoscopie, en de ontdekte endometriosespots coaguleren of laseren. Men kan ook adhesies doornemen en verwijderen, zodat de genitalia interna weer mobiel worden. Met behulp van laparoscopische technieken is het ook mogelijk endometriomata uit te pellen. Daarbij moet men rekening houden met de gevolgen voor de fertiliteit, en prognose daarvan goed documenteren.

Een tweede mogelijkheid om ernstige vormen van endometriose te behandelen is een laparotomie via een pfannenstielincisie. Vaak gaat het hierbij om een endometriose diep in het septum rectovaginale; soms moet de chirurg zelfs een stuk darm verwijderen en een end-to-end anastomose aanleggen tussen de uiteinden. Wanneer de patiënte nog kinderwens heeft, zal de operateur zo veel mogelijk de vruchtbaarheid pogen te bevorderen door tubae en ovaria ten opzichte van elkaar te mobiliseren en een goede ovumpickup mogelijk te maken.

Het verdere beleid wordt bepaald door de inschatting van de fertiliteitskansen en de situatie na de ingreep. Als de patiënte geen kinderwens meer heeft en andere manieren om de klachten te verlichten hebben gefaald, kan men een hysterectomie overwegen. Een indicatie voor hysterectomie bestaat met name wanneer er aanwijzingen zijn voor adenomyosis uteri. Bij zeer ernstige vormen van endometriose kan zelfs een totale extirpatie van uterus en adnexa worden overwogen. Die laatste behandeling wordt in feite pas toegepast als alle andere mogelijkheden tekortschieten; zij kan leiden tot een vervroegde menopauze, waarvoor al naar gelang de leeftijd hormoonsuppletietherapie moet worden overwogen.

7.7.2   *Hormonale therapie*

Endometriose is een oestrogeenafhankelijke ziekte. Door te interveniëren in de oestrogeenproductie, met name deze te verlagen of te blokkeren, zullen de klachten van endometriose verminderen. Daarop is de hormonale therapie grotendeels gebaseerd. Deze behandeling kan voor, in plaats van of na de operatie worden toegepast.

ORALE ANTICONCEPTIVA
'De pil' is een combinatie van oestrogenen en progestagenen. Voor de behandeling van endometriose wordt de voorkeur gegeven aan een pil waarin wat meer progestagenen dan oestrogenen zitten. Het pilgebruik verhindert de ovulatie en de daarbij optredende hoge oestrogeenspiegel. Daardoor wordt er minder endometrium opgebouwd, zijn de menstruaties minder hevig en is de endometriose minder actief.

Als de patiënte de pil blijft dóórslikken zal er zelfs in het geheel geen menstruatie optreden en zullen de klachten aanzienlijk afnemen. Meestal krijgen endometriosepatiënten daarom het advies de pil langdurig door te slikken, totdat er eventuele doorbraakbloedingen optreden. En dan pas te stoppen.

PROGESTATIVA

Progestativa worden vaak gebruikt ter behandeling van endometriose. Ze veroorzaken een soort schijnzwangerschap met decidualisatie en uiteindelijk atrofie van het endometrium. Daardoor ontstaat een amenorroe. Het meest gebruikte progestativum is medroxyprogesteron.

Progestativa kunnen op verschillende wijzen worden toegediend, in orale vorm, in depotpreparaten en – als nieuwe ontwikkeling – in een progesteronhoudend iud. Dat is dan een normaal spiraaltje waaraan levonorgestrel is toegevoegd. Ook dit leidt in de meeste gevallen tot een amenorroe en lijkt met name bij adenomyosis uteri een positief effect te hebben op de pijnklachten.

GNRH-AGONISTEN

GnRH-agonisten zijn stoffen die sterk verwant zijn aan het natuurlijke GnRH maar ongeveer tweehonderdmaal zo sterk werken. Zij bezetten daardoor de receptor in de hypothalamus, zodat de secretie van LH en FSH uit de hypofyse sterk daalt en de ovaria niet meer worden gestimuleerd. Daardoor daalt de oestrogeenproductie en ontstaat er een situatie die vergelijkbaar is met de menopauze. Er wordt geen endometrium meer opgebouwd en ook de endometriose is dus niet meer actief. De endometriosespots verschrompelen en ook de endometriomen nemen in diameter af, maar verdwijnen niet.

Langdurige behandeling met GnRH-agonisten zou kunnen leiden tot botontkalking. Daarom start men na een bepaalde periode (meestal zes maanden) met *add-back* therapie. Hierbij worden kleine hoeveelheden oestrogeen in combinatie met de agonist toegediend, zodat ook de bijwerkingen van de agonist zoals opvliegers, nachtzweten en vaginale droogheid worden verminderd.

7.7.3 Niet-hormonale farmacotherapie

Niet-steroïde anti-inflammatoire geneesmiddelen (NSAID's) zoals aspirine, ibuprofen of diclofenac worden vaak voorgeschreven bij endometriosepatiënten. Het zijn milde prostaglandineremmers die een gunstig effect hebben op de pijnklachten. Ze blijken het beste te werken wanneer ze worden ingenomen vóórdat de echte pijn begint.

Een nieuwe ontwikkeling van de laatste jaren zijn angiostatische medicijnen. Deze middelen remmen de vaatopbouw (angiogenese) die noodzakelijk is voor de ontwikkeling van endometriose, hetgeen weer aanleiding geeft tot vermindering of verdwijning van de bestaande endometrioselaesies. Het meeste onderzoek hiernaar is vooralsnog op dieren uitgevoerd en de betreffende middelen hebben nog veel bijwerkingen, maar dit lijkt hoop te bieden voor de toekomst.

7.8 Behandeling van endometriose bij subfertiliteit

7.8.1 Chirurgische behandeling

Een chirurgische behandeling van endometriose bij subfertiliteit kan laparoscopisch of laparotomisch plaatsvinden. Het doel is de functie te herstellen van de genitalia interna, zodat een spontane bevruchting weer mogelijk wordt. Deze vorm van fertiliteitschirurgie richt zich op het zo veel mogelijk verwijderen van alle endometriosespots, adhesies, fibrotische plaques en endometriomen, en op het mobiliseren van tubae en ovaria voor een goede ovumpickup.

7.8.2 Hormonale behandeling

Hormonale behandeling van de subfertiliteit bij endometriosepatiënten geeft geen beter resultaat dan behandeling met een placebo, en er is geen verschil gevonden tussen de diverse preparaten versus de placebo. Een hormonale behandeling is dus alleen in zoverre werkzaam dat hij de subfertiliteit uitstelt omdat de patiënte tijdens de behandeling sowieso niet zwanger kan worden.

7.8.3 Geassisteerde reproductie en endometriose

Intra-uteriene inseminatie (iui), die plaatsvindt na een gestimuleerde cyclus, verhoogt de kans op zwangerschap bij patiënten met endometriose. Die kans lijkt zelfs toe te nemen als de cyclus van de patiënte voorafgaand aan de stimulatie wordt gedempt ('gedownreguleerd') met een GnRH-agonist.
Hetzelfde geldt voor invitrofertilisatie (ivf). De resultaten van ivf bij endometriosepatiënten zijn doorgaans minder dan bij de 'normale' populatie ivf-patiënten die alleen tubapathologie heeft. Voorafgaande langdurige behandeling met een GnRH-agonist trekt dit verschil weer recht. Het lijkt er dus op dat het niet-actief zijn van de endometriose op het moment van de ivf het resultaat positief beïnvloedt. Ivf heeft bij patiënten met endometriomen echter een slechter resultaat en een hogere kans op complicaties, met name infecties.

7.9 Zwangerschap en endometriose

Indien een patiënte met endometriose zwanger is geworden – hetzij spontaan, hetzij na een operatieve ingreep, hetzij na iui of ivf –, zijn er geen verdere complicaties van de endometriose te verwachten. Integendeel, de zwangerschap 'behandelt' in feite de endometriose. Ook de periode van borstvoeding, waarbij de concentratie oestrogenen eveneens verlaagd is, is gunstig voor de endometriose.
Het oude adagium 'zwangerschap geneest endometriose' is echter onjuist. Wanneer de cyclus weer op gang komt, blijken in de meeste gevallen de klachten terug te keren en is behandeling weer noodzakelijk.

7.10 Verpleegkundige begeleiding van de endometriosepatiënt

De snelle groei van het aantal endometriosepatiënten en de snelle ontwikkelingen in de behandelingsmethoden, plus het groeiende aantal vragen dat aan verpleegkundigen werd voorgelegd, is voor het VU medisch centrum in Amsterdam aanleiding geweest om een verpleegkundig spreekuur voor endometriosepatiënten in te stellen. Op dit spreekuur ziet de verpleegkundige alle patiënten met

klachten van endometriose, zoals ongewenste kinderloosheid, buikpijn, blaas-
en darmklachten.

Het eerste contact met de verpleegkundige vindt plaats aansluitend aan het eerste bezoek bij de arts. De verpleegkundige geeft uitleg over het te volgen traject,
verwerkt de formulieren die de arts heeft meegegeven en licht deze mondeling
toe. Op een checklist houden de verpleegkundigen bij wat zij met de patiënte
hebben besproken en afgesproken. De verpleegkundige wijst met nadruk op het
bestaan van het verpleegkundig spreekuur geeft de patiënte op een visite-
kaartje het telefoonnummer van het verpleegkundig telefonisch spreekuur
mee.

Tijdens het eerste gesprek staan kennismaking en informatieverstrekking voor-
op. In latere contacten kan de verpleegkundige dieper ingaan op vragen over
pijnklachten en hoe deze het leven beïnvloeden, en op vragen over seksualiteit
en vruchtbaarheid. Hierbij heeft de verpleegkundige een adviserende rol. Het is
belangrijk dat zij de problematiek onderkent en met het juiste advies komt.
Patiënten kunnen na overleg binnen het team doorverwezen worden naar een
andere discipline.

Tot de taken van de verpleegkundige behoort ook het verder begeleiden en ondersteunen van de patiënte als er eenmaal een behandeling is ingesteld. Daarbij
hoort ook het beantwoorden van veelvoorkomende vragen, bijvoorbeeld of
bepaalde bijwerkingen wel normaal zijn.

Om kennis te vergaren en het juiste advies te kunnen geven volgen de betrokken
verpleegkundigen bijscholingen, bezoeken ze symposia en zijn ze aanwezig bij
patiëntenbesprekingen, multidisciplinair overleg en op de operatiekamers.
Structureel overleg met de betrokken artsen is van groot belang: zo weet de verpleegkundige wat er met de patiënte besproken en afgesproken is. De verpleegkundigen evalueren regelmatig en geven elkaar feedback om tot een professionele begeleiding te komen van de endometriosepatiënte. Ze verzamelen de
vragen van de endometriosepatiënten en de bijbehorende antwoorden, zodat er
een handboek ontstaat dat men tijdens het spreekuur kan gebruiken. De ervaring heeft geleerd dat de patiënte het als zeer prettig ervaart terug te kunnen
vallen op een vast team van verpleegkundigen.

Literatuur

Abbott JA, Hawe J, Clayton RD, Garry R. The effects and effectiveness of laparoscopic excision of endometriosis: A prospective study with 2-5 year follow-
up. Hum Reprod 2003; 18:1922-7.

Bergqvist A, Ferno M. Oestrogen and progesterone receptors in endometriotic
tissue and endometrium: Comparison of different cycle phases and ages.
Hum Reprod 1993;8:2211-7.

Blumenfeld Z. Hormonal suppressive therapy for endometriosis may not improve patient health. Fertil Steril 2004;81:487-92.

Brosens I. Endometriosis and the outcome of in vitro fertilization. Fertil Steril
2004;81:1198-1200.

Donnez J, Smets M, Jadoul P, Pirard C, Squifflet J. Laparoscopic management of
peritoneal endometriosis, endometriotic cysts, and rectovaginal adenomyosis. Ann N Y Acad Sci 2003;997:274-81.

Giudice LC, Kao LC. Endometriosis. Lancet 2004;364:1789-99.

Hompes PG, Mijatovic V. Endometriosis: the way forward. Gynecol Endocrinol 2007;23:5-12.

Kennedy SH, Mardon H, Barlow DH. Familial endometriosis. J Assist Reprod Genet 1995;12:32-4.

Koninckx PR, Braet P, Kennedy SH, Barlow DH. Dioxin pollution and endometriosis in Belgium. Hum Reprod 1994;9:1001-2.

Lessey BA. Medical management of endometriosis and infertility. Fertil Steril 2000; 73(6):1089-1096.

Lockhat FB, Emembolu JO, Konje JC. The efficacy, side-effects and continuation rates in women with symptomatic endometriosis undergoing treatment with an intra-uterine administered progestogen (levonorgestrel): A 3 year follow-up. Hum Reprod 2005;20:789-93.

Marcoux S, Maheux R, Berube S. Laparoscopic surgery in infertile women with minimal or mild endometriosis. Canadian Collaborative Group on Endometriosis. N Engl J Med 1997;337:217-22.

Mijatovic V, Hompes PGA, Van Waesberghe JHTM, Questa MA, Mulder CJ. Cyclic hematogezia: a sign of intestinal endometriosis? Evaluation by MRI and rectosigmoidoscopy. Gastrointest Endosc 2006;63:AB 206.

Moen MH, Stokstad T. A long-term follow-up study of women with asymptomatic endometriosis diagnosed incidentally at sterilization. Fertil Steril 2002;78:773-6.

Nap AW, Griffioen AW, Dunselman GA, Bouma-Ter Steege JC, Thijssen VL, Evers JL et al. Antiangiogenesis therapy for endometriosis. J Clin Endocrinol Metab 2004;89:1089-95.

Nothnick WB. Treating endometriosis as an autoimmune disease. Fertil Steril 2001;76:223-31.

Olive DL, Pritts EA. Treatment of endometriosis. N Engl J Med 2001;345:266-75.

Practice Committee of the American Society for Reproductive Medicine. Endometriosis and infertility. Fertil Steril 2004;81:1441-6.

Prentice A, Deary AJ, Bland E. Progestagens and anti-progestagens for pain associated with endometriosis. Cochrane Database Syst Rev 2000:CD002122.

Sampson JA. Peritoneal endometriosis due to menstrual dissemination of endometrial tissue into the peritoneal cavity. Am J Obst Gynecol 1927;14:442-69.

Santanam N, Murphy AA, Parthasarathy S. Macrophages, oxidation, and endometriosis. Ann N Y Acad Sci 2002;955:183-98.

Stokstad E. Biomonitoring: Pollution gets personal. Science 2004;304:1892-4.

Surrey ES, Schoolcraft WB. Management of endometriosis-associated infertility. Obstet Gynecol Clin North Am 2003;30:193-208.

Tanahatoe SJ, Hompes PG, Lambalk CB. Accuracy of diagnostic laparoscopy in the infertility work-up before intrauterine insemination. Fertil Steril 2003;79:361-6.

Tanahatoe SJ, Hompes PG, Lambalk CB. Investigation of the infertile couple: Should diagnostic laparoscopy be performed in the infertility work up programme in patients undergoing intrauterine insemination? Hum Reprod 2003;18:8-11.

The American Fertility Society. Classification of endometriosis. Fertil Steril 1979;32:633-4.

Von Rokitansky C. Über Uterusdrusen-Neubildung in Uterus- und Ovarialsarcomen. Ztschr KK Gesellsch der Ärzte zu Wien 1860;37:577-581.

8 Tumoren van de genitalia

M.E. Lokker, R.H.M. Verheijen en A. van Zandbergen

8.1 Inleiding

Tot het gebied van de schaamlippen (vulva) worden gerekend: de grote en kleine schaamlippen (labia majora pudendi et minora), de kittelaar met daarover de huig (clitoris met preputium), het gebied tussen anus en vagina (perineum) en de ingang tot de vagina vóór het maagdenvlies (introïtus).

Hoewel afwijkingen aan dit gebied aan de oppervlakte liggen, worden ze toch vaak laat gepresenteerd. Gêne zal hierbij zeker een rol spelen. Nagenoeg alle huidziekten kunnen ook aan de schaamlippen voorkomen. De meeste afwijkingen zijn goedaardig, kwaadaardige afwijkingen zijn zeldzaam.

8.2 Cyste van Bartholin

8.2.1 Pathofysiologie

Een cyste van Bartholin is een met vocht gevulde holte die ontstaat als de afvoergang van een bartholinklier verstopt raakt. De bartholinklieren bevinden zich onder de grote schaamlippen in het onderste gedeelte van de introïtus van de vagina, een aan elke kant. Ze zijn klein en in normale toestand niet zichtbaar of voelbaar. De klieren scheiden onder invloed van hormonale en seksuele prikkeling een slijmig vocht af, dat dient als glijmiddel. De afgesloten afvoergang raakt gemakkelijk geïnfecteerd; men spreekt daarom ook wel van een bartholinitis. Zie ook de paragrafen 2.3 en 4.12.2.

8.2.2 Symptomen

Een bartholincyste bevindt zich bij de ingang van de schede en is meestal niet erg pijnlijk. Toch kan de cyste door plaatselijke zwelling wel klachten geven bij lopen, zitten en tijdens de coïtus. Bij het ontstaan van een abces zijn er infectieverschijnselen waar te nemen, zoals (hevige) pijn, zwelling, roodheid, algehele malaise en koorts, en verergeren de functiestoornissen (loop- en zitproblemen).

8.2.3 Diagnostiek

De typische plaats van de zwelling maakt de diagnose van een bartholincyste of -abces makkelijk. Wel moet men letten op het onderscheid met andere opgezwollen klieren in de vagina. Is er slechts een zwelling, dan spreken we van een cyste. Is de zwelling pijnlijk en in korte tijd groter geworden, dan is er sprake van een abces.

Figuur 8.1   Cyste van Bartholin.

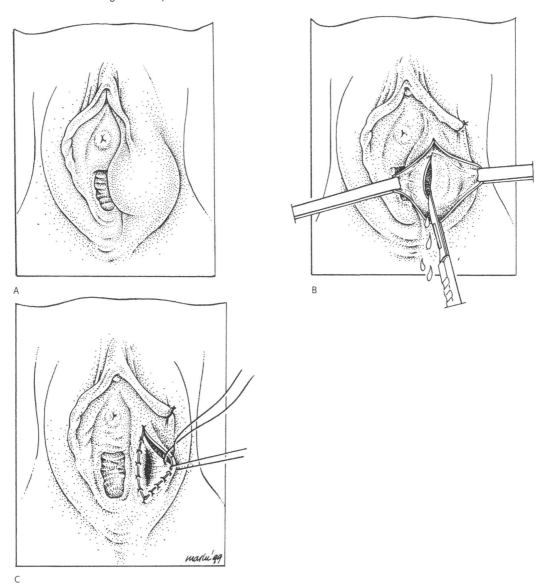

A

B

C

8.2.4   Behandeling

Een cyste kan soms in zijn geheel verwijderd worden (extirpatie, excisie). Meestal echter is dit moeilijk omdat de kliergang ver doorloopt in het labium majus. Is de cyste ontstoken, dan moet men zelfs niet trachten deze in zijn geheel te verwijderen. Openleggen en zorgen dat de klierbuisopening ook open blijft is de juiste behandeling. Dit naar buiten stulpen van de cyste en inhechten van de cystewand in de huidrand noemt men marsupialisatie (buidelen). Eventueel kan een penrose- of handschoendrain worden achtergelaten. Na enkele dagen zal het wondje gesloten zijn en zijn de cyste en de eventuele zwelling verdwenen.

8.3   Condylomata acuminata

8.3.1   Pathofysiologie

Condylomata acuminata, genitale wratten, worden veroorzaakt door een HPV-infectie en behoren tot de goedaardige tumoren (in paragraaf 4.6 zijn zij uitgebreid behandeld). In veel gevallen reageren de wratten niet op een behandeling of recidiveren ze na een aanvankelijk geslaagde behandeling. De kans op een recidief na een jaar is bij genitale wratten meer dan 50%. De volgende factoren dragen hieraan bij:

- herhaalde besmetting door dezelfde seksuele partner;
- de lange incubatietijd van HPV;
- het virus blijft aanwezig in de nabijgelegen huid of haarfollikel, of op plaatsen die zijn gemist tijdens de behandeling;
- een diep gelegen of niet gedetecteerde wrat.

8.3.2   Verpleegkundige zorg

Het is belangrijk om de patiënte het belang van een goede vulvaire hygiëne duidelijk te maken. Aangeraden wordt om na iedere toiletgang te spoelen met (lauwwarm) water. Na iedere toiletgang moet de patiënte tevens een schoon wond- en/of maandverband gebruiken. Om de pijn te verlichten kan zij warme zitbaden nemen. De genitaliën dienen vervolgens voorzichtig deppend gedroogd te worden. Niet-knellend katoenen ondergoed voorkomt schuren.

De patiënte hoort haar huidige en/of vroegere partner(s) in te lichten. Indien deze klachten hebben, zijn onderzoek en zo nodig behandeling zinvol. Een partner kan ook drager zijn van het virus zonder klachten of zichtbare laesies te hebben en op die manier de patiënte opnieuw besmetten.

8.4   De vulva

8.4.1   Premaligne afwijkingen van de vulva

Voorstadia van schaamlipkanker (vulvacarcinoom) zijn vulvaire intra-epitheliale neoplasie (VIN) en lichen sclerosus (vroeger met de toevoeging 'et atrophicans' en daarom nog wel afgekort als LSEA). VIN gaat vaker gepaard met een HPV-infectie en is vooral, maar niet alleen, bij jonge vrouwen verantwoordelijk voor het ontstaan van vulvacarcinoom. Bij oudere vrouwen ontstaat schaamlipkanker vaker in een gebied met lichen sclerosus, na jaren van klachten.

VULVAIRE INTRA-EPITHELIALE NEOPLASIE (VIN)

VIN komt voor op alle leeftijden, maar vooral bij wat jongere vrouwen. De afwijking wordt gekenmerkt door roodheid en kapotgaan van de huid, of door een kenmerkende bruine verkleuring. VIN kan klachten geven van pijn of jeuk, maar dat hoeft niet.

Nederlands onderzoek heeft uitgewezen dat het risico op vulvacarcinoom groter is als er maar één enkele, goed afgetekende afwijking bestaat dan wanneer de hele schaamlip diffuus is aangedaan. Daarom zal de arts, anders dan men zou denken, eerder geneigd zijn een beperkte afwijking te behandelen dan een uitgebreide afwijking.

Omdat het voorstadium van vulvacarcinoom juist gekenmerkt wordt door groei die beperkt blijft tot de huid is krappe verwijdering van de afwijking voldoende. Men kan de afwijking wegsnijden, weghalen met behulp van laser of insmeren met een crème die de lokale afweer tegen de HPV-infectie versterkt. Etsende crème wordt tegenwoordig weinig meer gebruikt. Therapeutische vaccinatie, eveneens gericht op de onderliggende HPV-infectie, is nog experimenteel.

LICHEN SCLEROSUS

Lichen sclerosus is een zeer hardnekkige huidafwijking die net als VIN op elke leeftijd kan voorkomen, maar vaker op wat oudere leeftijd. Naarmate de afwijking langer bestaat kan deze zich uitbreiden en de huid van de schaamlip doen verschrompelen (vandaar die benaming 'sclerosus'): de huid wordt strakker en de introïtus nauwer. Het beeld van lichen sclerosus is wisselend in de tijd en per patiënt: de huid kan verdikt en wit verkleurd zijn, maar ook dun en kapot. De aandoening gaat wel steeds gepaard met jeuk. Zeker in het begin reageert de aandoening redelijk tot goed op crème met bijnierschorshormoon (corticosteroid), maar in voortgeschreden stadia kan de jeuk moeilijk te onderdrukken zijn en soms is psychologische ondersteuning noodzakelijk om de voortdurende jeuk draaglijk te maken. Chirurgie is zinloos omdat de afwijking steeds weer, en vaak snel, terugkomt, zelfs in huidtransplantaten die gebruikt worden om grote defecten te sluiten.

8.4.2   Vulvacarcinoom

PATHOFYSIOLOGIE

Schaamlipkanker is een zeldzame tumor. Vaak blijven vrouwen uit gêne of onwetendheid lang doorlopen met een afwijking aan de vulva. Het begint als een jeukend plekje, dat niet zelden langdurig symptomatisch behandeld wordt. Als het plekje dan groter wordt en almaar oncomfortabeler wordt bij het zitten, gaat de vrouw uiteindelijk naar de gynaecoloog. Meestal vindt deze dan een zweer die zich als het ware invreet in de huid en een opgeworpen rand heeft. De afwijking is vaak zeer pijnlijk maar geeft soms ook opmerkelijk weinig klachten, zelfs als zij zeer uitgebreid is. In een later stadium vindt men ook vergrote liesklieren als teken van uitzaaiing (metastasering).

De meest voorkomende vorm van het vulvacarcinoom is het plaveiselcelcarcinoom, zeldzaam zijn melanomen en lymfomen. Uitzaaiingen van elders naar de schaamlip komen nauwelijks voor.

DIAGNOSTIEK

De diagnose wordt eigenlijk steeds gesteld op een stansbiopt uit de tumor, dat onder lokale verdoving gemakkelijk kan worden afgenomen. Doorgaans is na de biopsie een hechting nodig en moet men de patiënte adviseren het gebied slechts voorzichtig te spoelen en te deppen, met name na mictie. Onderzoek naar uitzaaiingen geschiedt, uiteraard na zorgvuldige inspectie en palpatie van schaamlippen en liezen, met name met de CT-scan (MRI is voor deze kanker minder betrouwbaar). De stadiëring volgt – zoals bij elke gynaecologische tumor – het FIGO-schema (Fédération Internationale de Gynécologie et d'Obstétrique) dat loopt van stadium I tot en met IV (zie tabel 8.1).

Tabel 8.1   Schaamlipkanker: FIGO-stadia.

Stadium		Kenmerk
0		Carcinoma in situ.
I		Tumor is beperkt tot de vulva en/of perineum. Grootste diameter 2 cm of minder. Klieren zijn niet palpabel.
	A	Infiltratiediepte in het stroma niet meer dan 1,0 mm.
	B	Infiltratiediepte meer dan 1,0 mm.
		De infiltratiediepte wordt gemeten vanaf de stroma-epitheelgrens van de aangrenzende, meest oppervlakkige dermale papilla tot het diepste punt van de invasie.
II		Tumor beperkt tot de vulva en/of perineum. Diameter groter dan 2 cm. Klieren niet palpabel.
III		Tumor van elke grootte, met uitbreiding:
		overgrijpend op onderste deel van urethra en/of vagina, anus, en/of
		unilaterale lymfekliermetastasen in de lies.
IV		Tumor van elke grootte.
	A	Infiltrerend in bovenste deel van de urethra, blaasmucosa, rectummucosa en/of gefixeerd aan benige bekken en/of bilaterale kliermetastasen in de lies.
	B	Metastasen op afstand, waaronder ook kliermetastasen in het kleine bekken.

Figuur 8.2   Vulvacarcinoom van de rechter schaamlip, FIGO-stadium II.

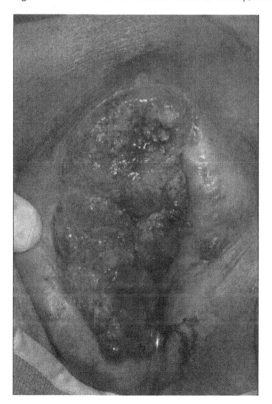

BEHANDELING

De behandeling van schaamlipkanker is voornamelijk chirurgisch, namelijk radicale vulvectomie. Een enkele keer, als de tumor te groot is, probeert men eerst de tumor met een combinatie van chemotherapie en radiotherapie te verkleinen zodat chirurgie toch nog succesvol kan zijn zonder dat er al te veel complicaties optreden doordat er te veel weefsel verwijderd moet worden.

Vroeger werden tegelijk ook alle liesklieren verwijderd. Daardoor ontstonden in veel gevallen wondproblemen, lymfoedeem en lymfokèles, met de bijbehorende ontstekingen, met name erisypelas. Tegenwoordig voert men veelal een zogenoemde poortwachterklierprocedure uit, waarbij alleen de klieren worden verwijderd die als eerste zouden kunnen worden aangedaan. Vrouwen bij wie de tumor niet ruim genoeg is verwijderd of bij wie lymfekliermetastasen zijn gevonden, komen dan in aanmerking voor bestraling. De poortwachterklierprocedure is echter nog niet standaard.

De prognose van schaamlipkanker is in het algemeen gunstig. Ook bij een lokaal recidief is nogmaals een operatie mogelijk. Bij een gegeneraliseerd recidief wordt wel chemotherapie gegeven, maar deze vorm van kanker is daar minder gevoelig voor.

8.5 De vagina

De vagina reikt vanaf het hymen tot aan de cervix. Het is een buisvormige structuur met geribbelde wanden, die onder normale omstandigheden samengeklapt ligt, zónder lumen. Pas indien er iets binnendringt, spreiden de wanden zich. Behoudens vaginale infecties komen er relatief weinig afwijkingen in de schede voor en meestal zijn deze goedaardig.

8.5.1 *Premaligne afwijkingen van de vagina*

CYSTEN

Cysten in de vagina ontstaan als vochtophopingen in de huid (inclusiecysten), in resten van embryonale structuren zoals de gangen van Gartner (Hermann Gartner, Deens-Nederlands chirurg, 1785-1827), links en rechts in de vagina, of in verstopte klieren zoals de klieren van Skene (Alexander Skene, Schots-Amerikaans gynaecoloog, 1838-1900) naast de urethra en de klieren van Bartholin aan de onderrand van de schedeopening. Ze zijn bijna altijd onschuldig, ook al kunnen ze wel ontsteken. Kwaadaardige ontaarding komt zéér zelden voor. De behandeling bestaat steeds uit het openleggen van de cyste of de verstopte klier.

VAIN

Net als elders in de genitalia externa kan intra-epitheliale neoplasie ook in de vagina voorkomen. Vaginale intra-epitheliale neoplasie (VAIN) komt voornamelijk alleen voor bij patiënten die een hysterectomie hebben gehad en daarvoor of daarbij cervicale intra-epitheliale neoplasie (CIN) hadden. Waarschijnlijk loopt dit gehele, embryologisch nauw verwante gebied risico op deze zogeheten veldveranderingen. VAIN wordt slechts zelden gezien bij vrouwen wier baarmoeder(mond) nog aanwezig is.

De behandeling bestaat meestal uit het wegsnijden of weglaseren van de laesie. In de Angelsaksische wereld wordt nog steeds met enige regelmaat etsende crème toegepast of ook wel radiotherapie. Gezien de ernstige bijwerkingen zijn deze behandelingen in Nederland niet populair.

Bij DES-dochters, wier moeders in de zwangerschap het oestrogene hormoon di-ethylstilbestrol hebben gebruikt, komen afwijkingen aan cervix en vagina voor. Naast de vormafwijkingen kan bij DES-dochters ook het vaginaweefsel veranderd zijn. We spreken dan van adenosis, hetgeen betekent dat zich in de schede eilandjes bevinden van cellen die normaal alleen aan de binnenzijde van de cervix worden gevonden. Adenosis hoeft niet behandeld te worden. Onbekend is hoe deze afwijkingen in verband staan met de geringe kans (minder dan 1 : 1000) die deze vrouwen hebben op een bijzondere vorm van schedekanker.

DES-drama

DES is een kunstmatig vrouwelijk hormoon. Tussen 1946 en 1977 werd DES voorgeschreven aan zwangeren die eerder een miskraam hadden gehad, met de bedoeling een nieuwe miskraam te voorkomen. De behandeling bleek niet effectief, maar leidde wel tot afwijkingen bij de kinderen geboren uit die zwangerschap.

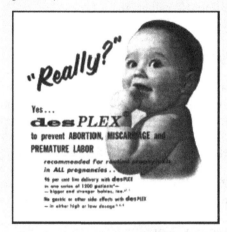

8.5.2 *Vaginacarcinoom*

PRIMAIRE TUMOREN

Schedekanker (vaginacarcinoom) komt vaak voor bij vrouwen die een afwijking aan de cervix hebben (gehad). Net als het cervixcarcinoom is een vaginacarcinoom meestal een plaveiselcelcarcinoom. Een bijzonder en zeldzaam type is het heldercellig carcinoom (*clear cell carcinoma*), dat vooral voorkomt bij DES-dochters.

De behandeling bestaat in principe uit chirurgie, en dan met name een colpectomie. Bij uitgebreide tumoren en na een niet-radicale verwijdering wordt bestraald.

In het algemeen is na een colpectomie geen coïtus meer mogelijk. Dit heeft uiteraard grote invloed op de beleving en verwerking van de patiënte. Dit geldt des te meer voor het heldercellig carcinoom bij DES-dochters, aangezien zij de ziekte op jonge leeftijd doormaken.

SECUNDAIRE TUMOREN VAN DE VAGINA

Uitzaaiingen van elders komen niet vaak voor in de vagina, met uitzondering van baarmoederkanker (endometriumcarcinoom) en trofoblasttumoren (mola, chorioncarcinoom). In beide gevallen betreft het vaak kleine afwijkingen, die alleen bij zorgvuldige inspectie van de schedewanden gezien zullen worden.

Uitzaaiingen van baarmoederkanker kunnen vaak lokaal weggesneden of lokaal bestraald worden. Uitzaaiingen van trofoblasttumoren moeten het liefst ongemoeid gelaten worden, althans met het mes, aangezien ze zeer vaatrijk zijn en derhalve heftig kunnen bloeden bij insnijden.

8.6 De cervix

De baarmoedermond (cervix) is het onderste deel van de baarmoeder (uterus) dat uitsteekt in de top van de vagina. Er is een uitwendig deel (de ectocervix) en een inwendig deel (de endocervix). Afwijkingen aan de cervix zijn meestal afwijkingen van de bekledende huid, die juist op deze plaats – de zogeheten transformatiezone, waar buiten- en binnenkant in elkaar overgaan – de neiging heeft tot kwaadaardige ontaarding (zie paragraaf 1.5.1).

8.6.1 *Goedaardige afwijkingen van de cervix*

OVULUM VAN NABOTH

De meest voorkomende afwijking aan de cervix is een ovulum van Naboth (Martin Naboth, arts en scheikundige te Leipzig, 1675-1721), een verstopte klier in de cervix – waarvan er overigens vaak meerdere tegelijk voorkomen. Meestal zijn het enkele millimeters grote verhevenheden op de cervix. Ze kunnen echter ook (veel) groter worden. Ze zijn mooi rond, wit-geel doorschijnend met een stervormige vaattekening. Ze geven eigenlijk nooit klachten. Wel worden ze soms aangezien voor tumoren van de cervix. Behandeling is zelden of nooit nodig.

CERVICALE INTRA-EPITHELIALE NEOPLASIE (CIN)

De overgang van buiten- naar binnenzijde van de baarmoedermond (cervix) wordt gevormd door de overgang van de platte plaveiselcellen die de oppervlakte van de cervix bekleden naar de cilindercellen die de buisvormige structuur van het cervixkanaal bekleden. Juist op deze overgang, de transformatiezone, kunnen cellen ontaarden (zie paragraaf 1.5.1). In eerste instantie ontstaan er dan voorstadia van baarmoederhalskanker (cervixcarcinoom). Men noemt deze voorstadia cervicale intra-epitheliale neoplasie (CIN), letterlijk een 'nieuwvorming van de baarmoederhals die zich binnen de grenzen van de huid beperkt'. De afwijking kan licht, matig of ernstig zijn en wordt dienovereenkomstig geclassificeerd als respectievelijk CIN I, II en III.

De CIN-classificatie moet niet verward worden met de Pap.-score (zie paragraaf 1.5.1), die een aanduiding is van verdenking (!) op kwaadaardig weefsel, en evenmin met de FIGO-stadiumindeling van baarmoederhalskanker, die naar gelang de uitbreiding van de tumor loopt van I tot en met IV.

Cytologisch onderzoek van het uitstrijkje is erop gericht vóórstadia van baarmoederhalskanker op te sporen; dus eigenlijk niet om kanker te ontdekken. De effectiviteit van het Bevolkingsonderzoek Baarmoederhalskanker (eigenlijk een ongelukkige naam dus) wordt dan ook afgemeten aan het aantal vrouwen dat ontdekt wordt met zo'n voorstadium. Behandeling van dit voorstadium voorkomt dan het ontstaan van kanker.

Indien men een afwijkend uitstrijkje vindt, wordt de vrouw verwezen naar de gynaecoloog voor onderzoek van schede en baarmoedermond (colposcopie). De diagnose wordt uiteindelijk gesteld op het bij dit onderzoek genomen biopt. Op zichzelf is CIN een onschuldige afwijking die spontaan kan verdwijnen, maar een CIN die gepaard gaat met een zogeheten hoogrisicotype HPV gaat meestal niet spontaan weg en kan ontaarden in kanker. Daarom wordt CIN I in het algemeen niet behandeld, maar (uitgebreide) CIN II en CIN III wél, ter voorkoming van kanker.

Er bestaan meer dan zestig typen HPV, waarvan de meeste goedaardige afwijkingen veroorzaken, zoals wratten. Een dertigtal typen vormt echter een noodzakelijke schakel in het proces van kwaadaardige nieuwvorming (maligne ontaarding) van de cervix. Nagenoeg alle jonge vrouwen krijgen na hun eerste seksuele ervaring te eniger tijd één van deze zogenoemde hoogrisicotypen HPV. Het afweersysteem is in de meerderheid van de gevallen in staat het virus op te ruimen, te 'klaren'. Ingeval het virus echter blijft bestaan, bestaat de kans dat de CIN verandert in een kanker. Vandaar dat het essentieel is te weten of HPV aanwezig is bij zo'n afwijking. Vandaar ook dat vaccinatie gericht is tegen de hoogrisicotypen HPV om kanker te voorkomen. In 2006 is het eerste HPV-vaccin op de markt gekomen en vaccinatie als onderdeel van het Rijksvaccinatieprogramma is in voorbereiding. Vrouwen moeten uiteraard bij voorkeur gevaccineerd zijn vóórdat zij met het virus in aanraking kunnen komen, dus vóór het eerste seksuele contact. Overigens lijkt vaccinatie ook nog zinvol voor oudere vrouwen die al eerder in contact zijn geweest met een hoogrisicotype HPV.

De behandeling van CIN kan bestaan uit het weghalen van het aangedane weefsel of het oplossen van dat weefsel. De eerste methode heeft de voorkeur omdat het weefsel dan microscopisch onderzocht kan worden op een (niet eerder onderkende) ernstiger afwijking, die aanvullende behandeling nodig zou kunnen maken. Indien het weefsel wordt opgelost kan het niet meer worden nagekeken en is er risico op onderbehandeling.

De chirurgische technieken zijn er alle op gericht de gehele transformatiezone te verwijderen. Dit kan met een conisatie of met een elektrische lus of lis: diathermische lusexcisie, *large loop excision of the transformation zone* (LLETZ) of *loop electrosurgical excision procedure* (LEEP), of met behulp van een laserstraal, waarvoor dan wel relatief kostbare apparatuur nodig is (zie paragraaf 2.10.4). Deze procedures geschieden doorgaans poliklinisch onder lokale verdoving. Tijdens de procedures moet de rook goed worden afgezogen en gefilterd om verspreiding van met name het HPV-virus en verbrandingsproducten te voorkomen.

Na de behandeling wordt ter controle nog enkele malen een uitstrijkje gemaakt. Er is ongeveer 10% kans dat de CIN blijft bestaan of terugkomt. In het algemeen kan deze dan weer op dezelfde wijze behandeld worden.

Een uitzondering zijn afwijkingen van de binnenzijde van het baarmoederhalskanaal, de endocervix. Dit zogenoemde adenocarcinoma in situ is, hoewel de naam anders doet vermoeden, géén carcinoom of kanker maar een dysplasie van het cilinderepitheel van de endocervix. In verband met een, overigens niet altijd HPV-gerelateerde, kans op kwaadaardige ontaarding wordt hiervoor minstens een conisatie of anders een hysterectomie aangeraden.

8.6.2 *Cervixcarcinoom*

INLEIDING

Op basis van epidemiologisch onderzoek heeft men kunnen uitrekenen dat het twaalf jaar duurt vooraleer normaal baarmoederhalsweefsel tot kanker wordt. Het is dus een relatief langzaam proces, waarin HPV een sleutelrol speelt. In meer dan 85% betreft het een plaveiselcelcarcinoom, een kanker van de platte plaveiselcellen die het oppervlak van de cervix bekleden. De rest bestaat voornamelijk uit adenocarcinoom, kanker van de cilindercellen die de buisvormige structuur van het cervixkanaal bekleden, en enkele zeldzame andere vormen.

Mede dankzij het landelijke screeningsprogramma voor baarmoederhalskanker, maar ook als gevolg van onze welvaart is het aantal gevallen van baarmoederhalskanker de laatste jaren sterk aan het dalen: men vindt zo'n 650 nieuwe gevallen per jaar, vooral bij vrouwen rond de 50 jaar. Toch sterven jaarlijks nog circa tweehonderd vrouwen aan baarmoederhalskanker, ook al is de vijfjaarsoverleving van het meest voorkomende vroege stadium, Ib1 (zie tabel 8.2) zo'n 95%. Bovendien geldt de daling van het aantal gevallen helaas niet voor baarmoederhalskanker bij jonge vrouwen en met name niet voor adenocarcinomen. Klachten treden vaak pas laat op, vooral als het carcinoom ontstaat binnenin het baarmoederhalskanaal. De voornaamste klachten zijn abnormaal bloedverlies tussen de menstruaties, bloedverlies bij gemeenschap (contactbloedingen) en afscheiding (fluor).

Verbetering van secundaire preventie (screening) en primaire preventie (vaccinatie) blijft dus noodzakelijk. Zo laat (afhankelijk van de regio) niet meer dan 70% van de vrouwen een uitstrijkje maken in het kader van het bevolkingsonderzoek en blijkt meer dan de helft van de vrouwen met baarmoederhalskanker nog nooit een uitstrijkje te hebben gehad. Vaccinatie (zie paragraaf 8.6.1) zou een nieuwe strategie kunnen zijn om (voorstadia van) kanker te voorkomen.

In westerse landen, en dus ook in Nederland, wordt baarmoederhalskanker meestal in een vroeg en goed behandelbaar stadium gevonden: de kanker is dan nog beperkt tot de cervix, zonder uitzaaiingen (zie tabel 8.2).

Baarmoederhalskanker zaait vooral uit op twee manieren: door directe doorgroei in de omringende weefsels van de cervix – de vagina en het parametrium – én door versleping via de lymfevaten naar lymfeklieren in het kleine bekken. Op dit moment kijkt de FIGO-classificatie nog niet naar het aangedaan zijn van lymfeklieren, terwijl zulke uitzaaiingen de prognose natuurlijk wel negatief beïnvloeden.

Tabel 8.2 Behandelingsopties van cervixcarcinoom naar stadium.

Stadium	Beschrijving	Behandeling van eerste keus	Behandeling van tweede keus	Vijfjaars-overleving
Ia	Micro-invasief	Conisatie	Hysterectomie	100%
Ib klein	Beperkt tot cervix (< 2 cm)	Radicale trachelectomie/ radicale hysterectomie	Radicale hysterectomie/ chemoradiatie	95%
Ib groot	Beperkt tot cervix (> 2 cm)	Radicale hysterectomie	Chemoradiatie/tumor-verkleinende chemotherapie	90%
II-III	Doorgroei in omgeving	Chemoradiatie	Radiatie	60%
IV	Metastasen op afstand	Chemotherapie	Palliatie	5%

DIAGNOSTIEK

Indien bij een vrouw baarmoederhalskanker vermoed wordt, wordt zij verwezen naar een gynaecologisch-oncologisch centrum. De stagering begint met een gynaecologisch onderzoek, al dan niet onder narcose, waarbij speciaal gelet wordt op de grootte van het gezwel, de groeiwijze en de uitbreiding. Door tegelijk vaginaal en rectaal te toucheren kunnen de steunweefsels (parametria) naast de cervix goed onderzocht worden op infiltratie van de tumor. Sommige klinieken doen ook systematisch een cystoscopie en/of rectoscopie om doorgroei van baarmoederhalskanker naar respectievelijk de ervoor gelegen blaas en het erachter gelegen rectum te beoordelen. Gelukkig is zulke doorgroei zeldzaam. Ook MRI kan een doorgroei aan het licht brengen, en maakt het tevens mogelijk betrouwbaar de grootte en ligging van de tumor te meten en lymfeklieren te beoordelen. Een tumormarker, *squamous cell cancer antigen* (SCC), is aantoonbaar in circa 30% van de patiënten. SCC heeft dus slechts beperkte waarde voor de diagnostiek.

BEHANDELING

Nadat het stadium bepaald is, wordt de behandeling ingesteld. In principe zijn deze tumoren goed operabel als ze beperkt zijn tot de baarmoederhals en zijn ze ook gevoelig voor bestraling. Nadat in 1999 in een aantal simultane onderzoeken is vast komen te staan dat chemotherapie in lage dosis, meestal cisplatinum, de gevoeligheid voor bestraling groter maakt, is de combinatie 'chemoradiatie' standaard geworden. Overigens reageren met name plaveiselcelcarcinomen doorgaans niet erg goed op chemotherapie, zodat deze alleen gegeven wordt wanneer de tumor te uitgebreid is.

Voor het vroegste stadium baarmoederhalskanker, het micro-invasief carcinoom waarbij de tumor nog slechts enkele millimeters groot is, is een conisatie afdoende. Wel moet men ervoor waken dat er niet toch nog meer tumor verderop in het baarmoederhalskanaal aanwezig is, iets wat vooral dreigt bij adenocarcinomen. Voor het meest voorkomende stadium, Ib, is een radicale hysterectomie de standaardbehandeling. In enkele klinieken wordt voorafgaand hieraan eerst een laparoscopische evaluatie uitgevoerd, al dan niet met een schildwachtklierprocedure. Hierdoor kan de circa 20% geïdentificeerd worden die lymfeklieruitzaaiingen heeft en die daarom doorgaans eigenlijk chemoradiatie moeten hebben en geen radicale operatie nodig hebben. In dit stadium is chemoradiatie even effectief in de zin van genezingskans, maar gezien de daarmee gepaard gaande forse bijwerkingen op met name het darmstelsel én de uitschakeling van de eierstokken en dus voortijdige overgang, wordt in Nederland de voorkeur gegeven aan een radicale operatie in deze gevallen. In verder gevorderde stadia is chemoradiatie de behandeling van eerste keuze.

8.7   Corpus uteri

Het baarmoederlichaam (corpus uteri) vormt het grootste en bovenste gedeelte van de peervormige baarmoeder. Het bestaat uit een binnenbekleding van slijmvlies, het endometrium, met daaromheen een dikke spierlaag, het myometrium. De hartvormige baarmoederholte kan vervormd zijn als gevolg van een embryonale ontwikkelingsstoornis.

8.7.1 Goedaardige afwijkingen van de uterus

POLIEPEN

Een veelvoorkomende reden van vaginaal bloedverlies, vooral bij oudere vrouwen, zijn poliepen van het endometrium. Meestal valt de diagnose te stellen door echoscopisch onderzoek, soms is een hysteroscopie nodig om de poliep aan te tonen, dan wel andere pathologie uit te sluiten. Bij klachten kunnen poliepen uit de uterus gecuretteerd worden, of onder hysteroscopisch zicht selectief uitgesneden. Een enkele keer komt kanker ook voor op de top van een poliep. Na resectie hiervan is doorgaans géén verdere therapie nodig.

MYOMEN

Vleesbomen (myomen) komen vaak voor: bij wel 30% van de blanke vrouwen en bij meer dan 50% van de zwarte vrouwen. Ze worden ingedeeld naar hun ligging in de spierwand van de baarmoeder, die met behulp van echoscopie gemakkelijk bepaald kan worden. Met name de vleesbomen die (bijna) in de baarmoederholte groeien kunnen aanleiding geven tot overmatig bloedverlies, buikpijn en onvruchtbaarheid. Indien dit het geval is is behandeling wenselijk. De initiële behandeling bestaat uit het al dan niet medicamenteus beteugelen van het bloedverlies en eventueel een (anti)hormonale injectie. Als de vleesbomen klein zijn en onder het endometrium liggen, kunnen ze vaak hysteroscopisch, dus via de cervix, worden verwijderd.

8.7.2 Endometriumcarcinoom

PATHOFYSIOLOGIE

Baarmoederkanker (endometriumcarcinoom) is de meest voorkomende gynaecologische kanker. De gemiddelde leeftijd van optreden ligt hoger dan bij het cervix- en ovariumcarcinoom, namelijk tussen 55 en 70 jaar. Per jaar wordt bij ongeveer vijftienhonderd vrouwen de diagnose gesteld. Het merendeel van de patiënten is postmenopauzaal. De vijfjaarsoverleving bedraagt 80%.

De tumor ontstaat in het baarmoederslijmvlies (endometrium). Het meest voorkomende type lijkt dan ook erg op dat weefsel en wordt endometrioïd adenocarcinoom genoemd. Patiënten komen doorgaans met de klacht van bloedverlies na de menopauze, maar soms laat ook het uitstrijkje – bijvoorbeeld gemaakt in het kader van het Bevolkingsonderzoek Baarmoederhalskanker – afwijkende endometriumcellen zien.

Risicofactoren voor het ontstaan van endometriumcarcinoom hangen samen met de verlengde aanwezigheid van oestrogenen zonder compensatie van progestiva. Deze factoren zijn:

- endometriumcarcinoom bij eerstegraads familielid (verdriedubbelt het risico);
- colonkanker bij een eerstegraads familielid (verdubbelt het risico);
- obesitas: in vetweefsel worden oestrogenen aangemaakt;
- vroege menarche en late menopauze (later dan 52 jaar);
- diabetes, hypertensie (hangen vaak samen met obesitas);
- lage graviditeit (minder dan twee kinderen): hoe minder zwangerschappen, hoe meer inwerking van oestrogenen;

- suppletie van oestrogenen na de menopauze zonder toevoeging van progestiva;
- aanwezigheid van oestrogeenproducerende ovariumtumoren.

DIAGNOSTIEK

Bij gynaecologisch onderzoek wordt vaak wat bloedverlies uit de cervix gevonden. Als dan bij echoscopisch onderzoek ook nog blijkt dat het endometrium te dik is, is dat verdacht voor kanker. Om dit te bevestigen is het mogelijk een klein beetje weefsel op te zuigen (microcurettage), wat poliklinisch kan gebeuren zonder verdoving (zie paragraaf 1.5.2). Mocht dit geen conclusieve uitslag geven dan is verder onderzoek, al dan niet onder narcose, aangewezen. Vroeger, en soms nog wel, verrichtte men dan een zogenoemde gefractioneerde curettage, dat wil zeggen dat zowel weefsel uit het baarmoederlichaam als uit de cervix werd geschraapt om het onderscheid te kunnen maken tussen (adeno)carcinoom van het endometrium en van de cervix. Met behulp van hysteroscopisch onderzoek kan men echter gericht biopten nemen, zodat dit tegenwoordig de voorkeur heeft.

Gezien de geringe kans op uitzaaiingen is in het algemeen geen ander disseminatieonderzoek nodig dan een thoraxfoto, om longuitzaaiingen uit te sluiten. Wel wordt ook een CT-scan vervaardigd indien er sprake is van een slecht gedifferentieerd carcinoom in de biopten, omdat hierbij vaker lymfekliermetastasen voorkomen. Uiteindelijk wordt overigens het stadium bepaald aan de hand van bevindingen bij operatie: meestal vindt men baarmoederkanker in stadium I, waarbij de tumor zich beperkt tot het baarmoederlichaam.

BEHANDELING EN PROGNOSE

In het algemeen voldoet een eenvoudige hysterectomie met medeneming van beide adnexa.

Nederlands onderzoek heeft aangetoond dat het nuttig is om na te bestralen indien er sprake is van twee van de volgende drie kenmerken: leeftijd boven 60 jaar, slechte differentiatiegraad van de tumor en meer dan de helft doorgroei in de baarmoederwand. Met die nabestraling wordt dan de kans op een lokaal recidief verminderd, maar niet de kans dat de ziekte elders in het lichaam terugkomt.

Als baarmoederkanker terugkomt, is dit vaak in de schede, lymfeklieren of long. Vaak is in de eerste twee gevallen operatie nog goed mogelijk. Indien de tumor niet (geheel) verwijderd kan worden kan – indien de patiënte nog niet eerder is bestraald – dit gebied bestraald worden. Ook kan een hoge dosis progestageen hormoon gegeven worden. Hierop reageren in het algemeen ook longuitzaaiingen erg goed. Uiteraard is de kans dat de hormonale behandeling aanslaat groter als er oestrogeen- en/of progestageenreceptoren aanwezig zijn in de tumor. Dit kan met speciale kleuringen op weefselcoupes onderzocht worden. Baarmoederkanker is niet erg gevoelig voor chemotherapie, en die geeft dus minder kans op genezing dan lokale of hormonale behandeling. Daarom wordt chemotherapie in principe alleen gegeven indien lokale of hormonale behandelingen falen.

8.7.3   Uterussarcoom

In tegenstelling tot kanker van het baarmoederslijmvlies (endometriumcarcinoom) ontstaan deze wekedelentumoren in de spierlaag van de baarmoeder (myometrium). Soms ontstaan ze in een vleesboom (myoom). Vaak zijn er geen specifieke klachten, hoewel soms de buik zwaarder aanvoelt als gevolg van een snelgroeiende baarmoeder. Diagnostiek richt zich vooral op eventuele longmetastasen (thoraxfoto of CT-scan).
De behandeling bestaat uit een hysterectomie, eventueel aangevuld met bestraling van het kleine bekken.

8.7.4   Trofoblastafwijkingen

Tot de trofoblastafwijkingen behoren mola hydatidosa, chorioncarcinoom en de zeer zeldzame *placental site trofoblastic tumour*. De afwijkingen zijn van placentaire en dus paternale oorsprong, dat wil zeggen dat zij alleen DNA-materiaal van de vader bevatten. Dit geldt althans voor de zogeheten complete mola. Bij een partiële mola komt er naast molaweefsel ook een vrucht voor, die dan genetisch uiteraard zowel maternaal als paternaal is. Een chorioncarcinoom ontstaat meestal uit een zwangerschap, maar zeldzaam komt het ook voor als een tumor die direct in bijvoorbeeld het ovarium ontstaat.
De complete mola is veruit de meest voorkomende trofoblastafwijking en heeft een uitstekende prognose. De mola kan tegenwoordig al vroeg ontdekt worden met echoscopisch onderzoek, al dan niet naar aanleiding van vaginaal bloedverlies. Het echoscopische beeld wordt gekenmerkt door een sponsachtig beeld als gevolg van de vele blaasjes (*mola* betekent 'massa' en *hydatidosa* 'met waterblaasjes'). Ook wordt een te hoog gehalte van het zwangerschapshormoon HCG gevonden.
De behandeling bestaat uit een curettage onder echoscopisch zicht, zodat alle blaasjes kunnen worden weggezogen. In 90% van de gevallen is dit afdoende en is geen verdere behandeling nodig. Afdoende, met dien verstande dat de HCG-spiegel in het serum, die wekelijks wordt gecontroleerd, voldoende daalt in vergelijking met de referentiecurve die is opgesteld door de Centrale Mola Registratie te Nijmegen. In deze periode van HCG-follow-up moet de patiënte sluitende anticonceptie gebruiken, anders zou men niet weten of een eventuele HCG-stijging het gevolg is van opflikkerende trofoblastziekte of van een normale zwangerschap, waarin uiteraard óók trofoblast aanwezig is.

Figuur 8.3   *Blaasjes van een molazwangerschap.*

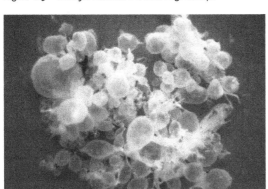

Gaat het HCG weer stijgen en loopt de curve weg van de referentiewaarden, dan spreken we van persisterende trofoblastziekte. De behandeling bestaat dan uit methotrexaatkuren die om de andere week gegeven worden (één week wel en één week niet). Na elke intraveneuze gift methotrexaat moet ongeveer 36 uur later een dosis folinezuur gegeven worden (de zogeheten leukovorinerescue) om beenmergbeschadiging tegen te gaan. Met deze therapie geneest wederom zo'n 90%.

Indien hierna toch weer trofoblast blijkt te persisteren óf als er bij het begin al prognostisch ongunstige factoren zijn, dan wordt aangeraden te beginnen met multichemotherapie. Chirurgie, en dan met name hysterectomie, heeft een beperkte maar zekere plaats bij de behandeling van trofoblastziekte.

8.8   Tuba

De tuba is een buisvormige structuur met een vingervormig (fimbriel) uiteinde dat begint in de hoek van de uterus. Van de uterus af loopt de buis wat wijder uit. De tuba zit met een fijnmazig netwerk van kleine vaatjes over nagenoeg de gehele lengte vast aan de eierstok waaromheen zij krult. Doorgaans wordt het ei na de eisprong door de tuba vervoerd naar de uterus. Aan en rond de tuba bevinden zich kleine tot grotere cysteuze aanhangsels, resten van de gang van Wolff (Caspar Wolff, Duits-Russisch embryoloog, 1733-1794) en de hydatiden van Morgagni (Giovanni Battista Morgagni, anatoom in Padua, 1682-1771).

8.8.1   *Goedaardige tuba-afwijkingen*

De meest voorkomende benigne tuba-afwijking is eileiderontsteking (salpingitis). Dit kan een vorm van geslachtsziekte zijn. Vrouwen met een spiraaltje hebben er wat meer kans op.

Salpingitis moet behandeld worden met antibiotica, in het begin vaak klinisch, later poliklinisch voortgezet. Niet zelden ontstaat na de acute fase een chronische hydrosalpinx, vochtophoping in de tuba als gevolg van een afsluiting van het fimbriele uiteinde.

Ook buitenbaarmoederlijke, of beter: ectopische, zwangerschappen (EUG's) komen het meest in de tuba voor. De oorzaak ligt veelal in verklevingen en minder goed transport in de tuba na een doorgemaakte infectie. Tegenwoordig komt een ectopische zwangerschap meestal reeds vroeg in de zwangerschap aan het licht bij echoscopisch onderzoek. Als een EUG niet spontaan aborteert naar de buikholte, is er een aantal behandelingsopties: tubotomie, tubectomie of chemotherapie in de vorm van meestal een éénmalige methotrexaatkuur. De zwangerschapskansen nemen slechts weinig af, zelfs na een tubectomie.

8.8.2   *Tubacarcinoom*

Eileiderkanker (tubacarcinoom) is zeer zeldzaam en gedraagt zich zoals eierstokkanker. Doordat tumoren van de tuba vaak uitgroeien over en om het eronder liggende ovarium is vaak moeilijk te achterhalen of de primaire tumor in de tuba lag. Een typische klacht die moet doen denken aan tubacarcinoom is vleesnatkleurige vaginale afscheiding. Histologisch gaat het voornamelijk om sereuze carcinomen. Ze worden gestageerd en behandeld zoals eierstokkanker (zie paragraaf 8.9). De vijfjaarsoverleving is minstens zo slecht als die van eierstokkanker.

8.9 Ovarium

De eierstok bevat de voorraad eicellen, die snel slinkt naarmate de vrouw ouder wordt. In het ovarium wordt een aantal hormonen gemaakt, waaronder oestrogeen en progestageen, en groeien eicellen (ova) uit in eiblaasjes (follikels) tot het moment van de eisprong (ovulatie). De eierstok bestaat uit een oppervlak van eenlagig epitheel, waaronder het stroma ligt met daarin de hormoonproducerende cellen en de kiemcellen (primordiale follikels).

Afwijkingen, en met name nieuwvormingen, kunnen ontstaan uit elk van de onderdelen van een eierstok en hebben dan de daarmee corresponderende kenmerken (zie tabel 8.3).

Tabel 8.3   Nieuwvormingen vanuit de eierstok.

Onderdeel	Verzamelnaam	Voorbeelden van benigne nieuwvormingen	Voorbeelden van maligne nieuwvormingen
Oppervlak	Epitheliale tumoren	Cystadenoom	Cystadenocarcinoom
Stroma	Stromaceltumoren		
Hormoonproducerende cellen		Sertoli-leydigtumor	Granulosaceltumor
Kiemcellen	Kiemceltumoren	Matuur teratoom (= dermoïdcyste)	Immatuur teratoom

8.9.1   Ovariumcysten

Eierstokcysten ontstaan aan, uit of in het oppervlak van de eierstok. Ze kunnen ontstaan als instulpingen van het epitheel en worden dan inclusiecysten genoemd. Ook kunnen ze ontstaan door abnormale groei van het epitheel, waarbij het weefsel overgaat (differentieert) in cysten die waterig vocht (sereuze cysten) of slijm (mucineuze cysten) produceren. Omdat deze goedaardige gezwellen klierbuizen hebben die het cystevocht produceren, spreken we ook wel van sereuze en mucineuze cystadenomen. Ze kunnen op alle leeftijden optreden.

Ovariumcysten zijn goed te behandelen, hoewel de mucineuze cysten enige neiging tot recidief hebben.

Een veelvoorkomende cyste is de endometriosecyste (ook wel chocoladecyste of endometrioom genoemd, zie paragraaf 7.5.2): een cyste die gevuld is met bloed dat geproduceerd wordt door op baarmoederslijmvlies (endometrium) gelijkende cellen die in de cyste groeien. Deze cysten komen voor in de vruchtbare leeftijd en zijn hormoongevoelig.

8.9.2 *Borderlinetumor van het ovarium*

Een tussenvorm tussen benigne en maligne cysten is, het woord zegt het al, de borderlinetumor van het ovarium. Ook deze kan van het sereuze of mucineuze type zijn. Deze tumoren zijn weliswaar niet kwaadaardig, maar ze kunnen toch uitzaaien (metastaseren). Meestal zijn ze beperkt tot één eierstok, maar er kunnen ook zogenoemde maligne *inplants* en metastasen tot zelfs in de longen voorkomen. Zelfs dan is de prognose nog uitstekend, hoewel er af en toe nog wel iemand overlijdt aan een overmaat van de tumor.

Door hun langzame groei en geringe agressiviteit zijn deze tumoren niet gevoelig voor radio- of chemotherapie en kunnen ze eigenlijk alleen chirurgisch behandeld worden.

8.9.3 *Ovariumcarcinoom*

PATHOFYSIOLOGIE

Eierstokkanker (ovariumcarcinoom) is een symptoomarme aandoening en wordt daardoor ook wel de *silent ladykiller* genoemd. Hij wordt vaak pas opgemerkt als door de tumor en/of ascites buikklachten ontstaan: pijn en toename van de omvang. Als de patiënte zich met deze klachten tot de dokter wendt is er in 70% al sprake van een gevorderde ziekte met vooral uitzaaiingen in de buikholte. De ziekte zaait zich vanuit de in de buikholte hangende eierstokken namelijk makkelijk uit naar het buikvlies, dat de darmen omgeeft en de binnenzijde van de buikwand bekleedt, de lymfeklieren en het omentum. De doorgankelijkheid van de darm wordt bedreigd door de druk van ascites of van de tumor, echte ingroei in de darm treedt pas laat op. Eveneens pas in latere instantie kunnen organen zoals milt en lever worden aangetast, en nog later kunnen uitzaaiingen op afstand optreden, met name in de longen.

Het ovariumcarcinoom neemt de vierde plaats in onder de sterfte aan kanker bij vrouwen. Per jaar komen er in Nederland ongeveer dertienhonderd nieuwe gevallen bij en sterven elfhonderd patiënten aan deze ziekte. De meeste patiënten zijn ouder dan 45 jaar, maar het carcinoom kan zich op iedere leeftijd presenteren. De ziekte komt vaker voor bij vrouwen die geen kinderen hebben gekregen. In ongeveer 5% van de gevallen is de eierstokkanker erfelijk bepaald en een gevolg van een genmutatie die ook een verhoogde kans op borstkanker geeft.

DIAGNOSTIEK

De diagnose ovariumcarcinoom kan al worden gesteld bij lichamelijk onderzoek: de arts vindt een opgezette buik met tekenen van vocht en/of voelt een gezwel onder in de buik. Toch worden de gevonden afwijkingen niet zelden aangezien voor een darmprobleem of vleesboom en komt de vrouw niet bij de gynaecoloog terecht, maar eerst bij een internist of chirurg.

Aanvullend onderzoek kan de klinische diagnose meestal bevestigen: in het bloed wordt een verhoogde waarde gevonden van de tumormarker CA 125 en bij echoscopisch onderzoek, dat zowel abdominaal als vaginaal geschiedt, kunnen het vocht en de tumor meestal goed gezien worden én afgegrensd van andere structuren zoals darm en baarmoeder. Tenslotte kan CT-onderzoek de onderlinge relatie van tumor en omgeving goed zichtbaar maken en eventuele uitzaaiingen aantonen. Een CT is belangrijk voor het inschatten van de operatiemogelijkheden en de daarbij te verwachten problemen.

Ten slotte kan men nog meer zekerheid krijgen door het afnemen van celmateriaal voor cytologisch onderzoek (ascitespunctie of punctie van de tumor) of het nemen van weefselmateriaal door middel van een biopt via een speciale punctie of een kijkoperatie (laparoscopie). Dit laatste wordt meestal niet gedaan omdat dat dan een extra narcose en operatie betekent voor iemand die toch een grotere ingreep moet ondergaan. Wel wordt een enkele keer een diagnostische laparoscopie verricht indien men onzeker is over de diagnose of de operabiliteit.

8.9.4   Secundaire tumoren in het ovarium

Uitzaaiingen in het ovarium komen redelijk frequent voor bij borstkanker (mammacarcinoom) en dikkedarmkanker (coloncarcinoom). In tegenstelling tot de meestal cysteuze gynaecologische afwijkingen zijn uitzaaiingen voornamelijk solide. Uiteraard zijn dan ook vaak de bij de oorspronkelijke tumor behorende tumormarkers aanwezig (respectievelijk CA 125 en HCG).

8.10   Pijnbestrijding bij kanker

8.10.1   Ontstaan en ernst

Pijn is een veelvoorkomend probleem bij kankerpatiënten: 20% tot 50% van de patiënten met kanker geeft pijn aan. In de palliatieve of terminale fase ligt dit aantal zelfs tussen de 55% en de 95%. De International Association for the Study of Pain (IASP) heeft pijn in 1979 als volgt gedefinieerd: 'Een onplezierige sensorische en emotionele ervaring die gepaard gaat met feitelijke of mogelijke weefselbeschadiging of die beschreven wordt in termen van een dergelijke beschadiging'. Pijn is echter subjectief; een andere mogelijke definitie van pijn zou daarom kunnen inhouden dat er pijn is als de patiënte zegt dat er pijn is. Pijnklachten moeten dan ook altijd serieus genomen worden, al verschillen ze dus sterk van patiënte tot patiënte.

Pijnprikkels worden door perifere opstijgende banen in het ruggenmerg doorgegeven aan gebieden in de hersenschors die precies corresponderen met het perifere anatomisch gebied. De uiteindelijke reactie op een pijnprikkel wordt gereguleerd door het limbische systeem. Psychologische aspecten spelen een belangrijke rol in de pijnbeleving.

Men kan acute en chronische pijn onderscheiden. Acute pijn wordt veroorzaakt door een plotselinge optredende weefselbeschadiging, bijvoorbeeld door een diagnostische of therapeutische handeling, en verdwijnt geleidelijk bij herstel van de weefselbeschadiging. Chronische pijn uit zich geleidelijk en blijft gedurende langere tijd aanwezig. In veel gevallen is de diagnostiek ook moeizamer.

Kankerpatiënten hebben doorgaans te maken met chronische pijn. Pijn bij kanker kan optreden als gevolg van:

- het kankerproces zelf, bijvoorbeeld door ingroei in omringende weefsels;
- de behandeling (iatrogeen), bijvoorbeeld littekenpijn na een operatie;
- fysieke achteruitgang;
- overige oorzaken, zoals spier-, skelet- en gewrichtsaandoeningen.

8.10.2   *Diagnostiek*

Om de omvang en de ernst van de pijn te kunnen beoordelen, zijn gestandaardiseerde vragenlijsten ontworpen. Deze gebruiken vaak een visuele analoge schaal (VAS) van bijvoorbeeld 0 tot 10, waarop de patiënte met een streepje of cijfer de ernst kan aangeven (zie figuur 8.4).

Een patiënte die langdurig pijn lijdt, merkt de effecten hiervan op meerdere vlakken. Door de pijn eet en slaapt de patiënte meestal slechter. Hierdoor verzwakt het lichaam, waardoor het lichaam meer moeite heeft om tegen de ziekte te vechten. Wat vervolgens weer meer pijn kan opwekken. De patiënte belandt in een negatieve vicieuze cirkel.

8.10.3   *Behandeling*

De medicamenteuze behandeling van pijn is eigenlijk onafhankelijk van de oorzaak en de ernst van de pijn, maar volgt de stappen van de WHO-pijnladder:

1   beginnen met niet-opioïden (paracetamol, NSAID's);
2   opioïden voor matige pijn (bijvoorbeeld tramadol, codeïne);
3   opioïden voor matige tot ernstige pijn (morfine, fentanyl transdermaal) combineren met middelen uit de eerste stap.

8.10.4   *Verpleegkundige aspecten van pijnbestrijding*

De rol van de verpleegkundige in de behandeling van oncologische pijnklachten omvat onder andere goede voorlichting, monitoring, rapportage en aandacht besteden aan het probleem. Dit kan bijvoorbeeld door een pijnanamnese. Door de patiënte te betrekken in de behandeling krijgt deze het gevoel dat haar pijnklachten serieus worden genomen. Tevens is het belangrijk de patiënte uitleg te geven over het symptoom pijn, de oorzaken, de factoren die de pijn kunnen verergeren of verminderen en de mogelijke behandelingen. Eventuele angsten of misvattingen omtrent het gebruik van opioïden kunnen tijdens een gesprek met de patiënte naar voren komen en vervolgens worden ontkracht. Bespreek met de patiënte het belang van regelmatige medicatie-inname. Door gelijkmatig een werkzame spiegel in het bloed op te bouwen, vergroot je het pijnstillende effect van de medicatie: 'Als je wacht tot de pijn er is, dan ben je al te laat.'

Gedurende een klinische opname is het mogelijk om eventuele patronen in de pijnbeleving vast te leggen door regelmatig de pijnscore bij te houden, bijvoorbeeld met behulp van een visuele analoge schaal (zie figuur 8.4). De patiënte kan op zo'n schaal aangeven waar haar pijnscore zich bevindt. Indien nodig kan de pijnmedicatie vervolgens aangepast worden, door de standaardmedicatie te veranderen of rescuemedicatie te geven, zodat de pijn uiteindelijk tot een voor de patiënte draaglijke waarde daalt. Cruciaal hierbij is dat de verpleegkundige blindelings vertrouwen moet hebben in de patiënte en diens weergave van de ernst van haar pijn. Patiënten die al langere tijd veel pijn hebben gehad, vertonen niet altijd de uiterlijke kenmerken van iemand die veel pijn heeft. Dit in tegenstelling tot bijvoorbeeld een patiënte die na een grote operatie met een hoge pols en een vertrokken gezicht in bed ligt.

Figuur 8.4   Een visueel-analoge pijnschaal.

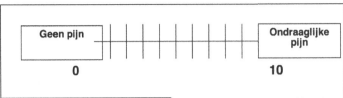

Een visueel-analoge pijnschaal

'Pijn is wat de patiënte zegt dat het is en is zo erg als de patiënte zegt dat het is'

8.11   Verpleegkundige aspecten: leven met kanker

De diagnose 'kanker' zet doorgaans het hele leven van de patiënte op zijn kop. Alles lijkt plotseling in het teken te staan van de kanker en de kankerbehandeling. 'Lijkt', want hoewel de patiënte zeker direct na het stellen van de diagnose en in de periode van de behandeling alle tijd, aandacht en energie op de kanker projecteert, komt zij daar ook langzaam weer van los. Dit losmakingsproces heeft veel gemeen met het rouwproces na het overlijden van een dierbare. Hoewel dit proces wellicht niet zo wetmatig verloopt als men vroeger wel eens dacht, doorloopt men ook bij de verwerking van 'kanker' in meerdere of mindere mate de stadia die de Zwitsers-Amerikaanse psychiater Elisabeth Kübler-Ross (1926-2004) beschreven heeft:

- **ontkenning:** dit overkomt mij niet!
- **boosheid:** waarom overkomt mij dit?
- **onderhandeling:** ik neem me voor ... als maar ... gebeurt;
- **neerslachtigheid:** het kan me allemaal niets meer schelen;
- **aanvaarding:** wat er ook komt, ik ben er klaar voor.

Niet iedereen doorloopt al deze stadia en in gelijke mate, maar iedereen die omgaat met kankerpatiënten zal deze stadia herkennen. Dit is belangrijk omdat het de reacties van patiënten – die immers kunnen verschillen naar gelang het stadium van de ziekte én van de aanvaarding ervan – helpt te begrijpen. Het helpt de verpleegkundige adequaat te reageren met begrip en bemoediging en voorkomt dat zij de patiënte juist averechts benadert.

Zo'n averechtse benadering is vaak het gevolg van het niet herkennen of ontkennen van deze verschillende momenten met hun eigen reactiepatronen. Dooddoeners als: 'Je kunt nu wel boos worden, maar je doet er toch niets aan' werken misschien wel wanneer de patiënte haar ziekte geaccepteerd heeft, maar vallen natuurlijk helemaal verkeerd als zij nog in het agressieve stadium zit.

Een functionele tweedeling in scenario's die kunnen volgen op de behandeling is die tussen *genezing* en *voortschrijding*. Bij genezing wordt de patiënte weer gericht op het leven na de kanker. De ervaring rond de behandeling zal levenslang een stempel blijven drukken, maar wordt door de meeste patiënten niet als negatief ervaren: 'Ik geniet meer van de dingen', 'Ik geef een andere zin aan wat ik doe' en: 'Ik leef intenser' zijn veelgehoorde uitspraken van vrouwen die de enerverende periode van diagnostiek en behandeling achter de rug hebben. Genezing gaat samen met steeds meer afstand nemen tot de kanker en daarmee meer openstaan voor wat er in de omgeving gebeurt, maar het perspectief van waaruit men de dingen ervaart, is voor altijd veranderd.

Als de ziekte voortschrijdt, staan aanpassing en met name het verleggen van grenzen op de voorgrond. De grenzen worden langzaam maar zeker verlegd op verschillende niveaus, bijvoorbeeld ten aanzien van wat men nog aanvaardbaar acht voor de behandeling (in het begin van de behandeling, als er nog uitzicht is op genezing, neemt de patiënte de vaak zeer ernstige bijwerkingen of gevolgen voor lief), of ten aanzien van de betrokkenheid bij de omgeving (naarmate de conditie afneemt, neemt men met steeds minder genoegen). Met name dit laatste betekent dat de wereld van de zieke steeds kleiner wordt. Dit geldt zowel voor de fysieke als voor de geestelijke ruimte. Zelfs het contact met vrienden en – veelal in een wat later stadium – verwanten neemt af. Het is van groot belang dit te herkennen én uit te leggen, omdat het niet zelden bron van grote teleurstelling is voor degenen die de patiënte met veel zorg omringen.

Literatuur

Baskett TF. On the shoulders of giants: Eponymes and names in obstetrics and gynaecology. London: RCOG Press, 1996.

Benedet JL, Pecorelli S, editors. Staging classifications and clinical practice guidelines of gynecologic cancers by the FIGO Committee on Gynecologic Oncology, Oxford: Elsevier, 2000.

Heineman MJ, Evers JLH, Massuger LFAG, Steegers EAP, redactie. Obstetrie en gynaecologie: De voortplanting van de mens. 6e dr. Maarssen: Elsevier gezondheidszorg, 2007.

Tavasolli FA, Devilee P, editors. Pathology & genetics: Tumours of the breast and female genital organs, Lyon: IARC, 2003.

9 Inter- en transseksualiteit en aangeboren afwijkingen van de genitalia

C.A.M. Moons

9.1 Inleiding

Om de diverse aangeboren afwijkingen van de genitalia te kunnen begrijpen, moet men de verschillende stadia kennen van de (embryologische) ontwikkeling van de genitalia. Deze kan op verschillende momenten verstoord worden, met verschillende afwijkingen tot gevolg.

De embryologische ontwikkeling van de genitalia verloopt als volgt.

- **Stap 1: Chromosomaal.** Bij de conceptie ligt het geslacht vast: een mannelijke zygote (bevruchte eicel) heeft het chromosomenpatroon 46 XY, een vrouwelijke zygote heeft 46 XX.
- **Stap 2. Ontwikkeling van de gonaden.** Na zeven weken van celdeling ontstaan de primitieve gonaden (geslachtsklieren). Deze differentiëren zich tot ovaria, tenzij er een Y-chromosoom aanwezig is; dan ontstaan er testes.
- **Stap 3. Ontwikkeling van de overige primaire geslachtskenmerken.** Elk embryo heeft in aanleg twee dubbelzijdige geslachtsbuizen: de gangen van Wolff (ductus mesonephricus), en de gangen van Müller (ductus paramesonephricus). Onder invloed van de androgenen uit de testes ontstaan uit de gangen van Wolff de zaadblaasjes, de zaadleider, de bijbal enzovoort, en gaan de gangen van Müller grotendeels in regressie. Ontbreken de androgenen (bij XX) of worden zij niet herkend (bij XY), dan ontstaan uit de gangen van Müller onder invloed van oestrogenen de eileiders, de uterus en het proximale deel van de vagina, en gaan de gangen van Wolff in regressie. Soms blijven delen van die laatste nog bestaan (gangen van Gartner).
- **Stap 4. Ontwikkeling van de genitalia externa.** Uit de sinus genitalis en het tuberculum pubicum ontstaan onder andere de labia majora en minora pudendi en het distale deel van de vagina. Op de grens van het proximale en het distale deel van de vagina ontstaat het hymen, dat spontaan in meerdere of mindere mate perforeert. Bij jongens vindt de vorming van penis, urethra en scrotum plaats.

De aanleg van de inwendige en uitwendige geslachtsorganen is afgerond rond de twaalfde zwangerschapsweek.

9.2 Syndroom van Turner

9.2.1 Pathofysiologie

Het turnersyndroom is één van de meest voorkomende chromosomale afwijkingen; het komt voor bij ongeveer 1 op de 2500 pasgeboren meisjes. Er zijn geen bekende risicofactoren. Ouders van een kind met het turnersyndroom hebben een kleine kans op een tweede kind met het syndroom en komen bij een volgende zwangerschap in aanmerking voor prenatale diagnostiek.

9.2.2 Diagnostiek

Het turnersyndroom is een aangeboren aandoening die berust op een stoornis in de chromosomale fase en die alleen voorkomt bij meisjes (XX). Bij de klassieke variant van het turnersyndroom is er sprake van een 45, X0-patroon, bij de mozaïekvariant hebben sommige cellen wel een tweede X-chromosoom en andere niet (zie paragraaf 3.4.3). De verschijnselen zijn hier minder hevig. Cellen met alleen een Y-chromosoom zijn niet levensvatbaar en daarom komt het turnersyndroom niet voor bij mannen (XY).

Bij meisjes met het turnersyndroom zijn de uterus en vagina normaal aangelegd, maar zijn de follikels al in de embryonale fase uit de ovaria verdwenen. De ovaria zijn daardoor niet goed aangelegd, en wat resteert zijn zeer kleine, fibrotische strengen die *streak ovaries* genoemd worden. Bij de geboorte kunnen de volgende kenmerken zichtbaar zijn – al variëren deze van persoon tot persoon:

- geringere lengte;
- korte, brede nek (*webbed neck*);
- brede borstkas en ver uit elkaar staande tepels;
- verdikte hand- en voetruggen;
- brede neusrug;
- laagstaande oren;
- kleinere onderkaak;
- uitstaande ellebogen.

De verstandelijke ontwikkeling is meestal normaal.

Op latere leeftijd worden deze vrouwen vaak niet groter dan 1,50 meter. Tevens komen hartafwijkingen (coarctatio aortae), nierafwijkingen (agenesie van één nier) en diabetes mellitus meer voor bij vrouwen met het syndroom.

Bij het opgroeien blijven puberteitsverschijnselen achterwege, daar is immers oestrogeen voor nodig dat in dit geval niet gemaakt wordt door de ovaria. Bij deze meisjes dus geen borstontwikkeling, menstruatie en andere secundaire geslachtskenmerken.

9.2.3 Behandeling

Genezing van het syndroom van Turner is niet mogelijk, symptoombestrijding wél. Een menstruatie kan opgewekt worden door de pil te slikken. Hormoonsubstitutie (groeihormoon vanaf 6 jaar en oestrogeen/progesteron vanaf 12 jaar) is noodzakelijk om de groei te bevorderen en osteoporose tegen te gaan. Bij kinderwens zijn er soms bepaalde mogelijkheden zoals ivf met eiceldonatie.

9.3 Androgeenongevoeligheidssyndroom

9.3.1 Pathofysiologie

Het androgeenongevoeligheidssyndroom (*androgen insensitivity syndrome* (AIS), ook bekend als testiculaire feminisatie of *feminizing testes syndrome*) komt voor bij ongeveer 1 op de 20.000 XY-geboorten. Bij dit syndroom zijn de uitwendige geslachtskenmerken vrouwelijk maar is het chromosomenpatroon mannelijk (46,XY). De stoornis vindt plaats in de derde stap van de embryogenese, de verdere ontwikkeling van de primaire geslachtskenmerken.

Bij de mannelijke foetus worden de testes wel aangelegd en gaan deze ook androgenen produceren, maar kan de geslachtsontwikkeling niet voltooid worden doordat het foetale weefsel ongevoelig is voor deze androgenen. Hierdoor ontwikkelen de uitwendige geslachtsorganen zich verder langs de vrouwelijke lijn (de 'reserveroute', zie paragraaf 3.4.3), maar de ontwikkeling van de inwendige vrouwelijke geslachtsorganen is dan al onderdrukt door de *mullerian inhibitory factor* die door de foetale testes wordt geproduceerd. Kinderen met een androgeenongevoeligheidssyndroom hebben dan ook geen ovaria, tubae en uterus, en de vagina eindigt blind en is korter.

Vaak worden deze kinderen als meisjes opgevoed omdat de uiterlijke geslachtskenmerken vrouwelijk zijn en ontdekt men pas later, bij het uitblijven van de menstruatie, dat zij een mannelijk chromosomenpatroon hebben: er is sprake van mannelijk pseudohermafroditisme (zie paragraaf 9.6).

De gevoeligheid van weefsels voor androgenen wordt gecontroleerd door een gen op het X-chromosoom. Het ongevoeligheidssyndroom is dan ook een X-gebonden recessieve aandoening, die overerft via de moeder en in ongeveer een derde van alle gevallen ontstaat door een spontane mutatie. Een draagster van het defecte gen heeft een kans van één op twee dat een kind het gen erft. Een XY-kind zal het syndroom hebben, een XX-kind zal opnieuw draagster zijn van het defecte gen.

9.3.2 Diagnostiek

De niet-ingedaalde testikels kunnen een liesbreuk veroorzaken tijdens de kinderjaren en dat kan bij het kind de aanleiding zijn voor deze diagnose. In de helft van de gevallen wordt het syndroom pas tijdens de puberteit ontdekt, als blijkt dat het meisje niet menstrueert.

De vrouwelijke puberteitsontwikkeling vindt plaats omdat de testikels (aanwezig in liezen of buikholte) enig oestrogeen produceren. Hierdoor ontwikkelen de mammae zich en is er een normale groeispurt in de puberteit. Er zal echter geen geslachtsbeharing ontstaan (hiervoor is androgeen nodig) en nooit een menstruatie plaatsvinden (er zijn geen ovaria en geen uterus). De vagina kan verlengd worden opdat geslachtsgemeenschap mogelijk wordt.

9.3.3 Behandeling

Omdat er een risico bestaat dat de testikels na het twintigste levensjaar een kwaadaardige verandering ondergaan, wordt aangeraden deze voor die leeftijd te verwijderen. Gewoonlijk wordt deze gonadectomie uitgesteld tot de late tienerjaren, zodat de vrouwelijke puberteit spontaan kan verlopen. Dit heeft zowel fysiek als psychologisch voordelen ten opzichte van een puberteitsontwikkeling die door een hormoonbehandeling wordt opgewekt. Men moet zich realiseren dat deze meisjes niet onder invloed van toegediende hormonen kunnen vermannelijken, omdat zij volledig ongevoelig zijn voor androgenen.

Soms wordt de gonadectomie al op jonge leeftijd uitgevoerd, hoewel er dan nog geen kans is op het ontstaan van kanker. Meestal gebeurt dit met de bedoeling een psychologische crisis op latere leeftijd te voorkomen, die zou kunnen ontstaan als men de reden voor de ingreep moet uitleggen. Hier valt tegenin te brengen dat een vroege operatie een schending inhoudt van het recht op informed consent en op een optimale behandeling. Wie weet kan in de toekomst, als het kind volwassen is, het onontwikkelde sperma uit de testikels worden geïsoleerd en worden gebruikt om een donoreicel te bevruchten.

Als de gonadectomie na de puberteit plaatsvindt, moet direct na de ingreep langdurige substitutie met vrouwelijk hormoon worden gegeven. Dit is noodzakelijk om overgangsklachten en osteoporose te voorkomen en om de patiënte te beschermen tegen hart- en vaatziekten. Wordt de gonadectomie op jonge leeftijd uitgevoerd, dan wordt hormoontherapie gestart op 10- of 11-jarige leeftijd met als doel de puberteit op gang te brengen.

9.4 Syndroom van Mayer-Rokitansky-Küster

9.4.1 *Pathofysiologie*

Het syndroom van Mayer-Rokitansky-Küster (MRK-syndroom, uterovaginale agenesie) is een congenitale afwijking die wordt gekenmerkt door het niet of onvolledig aangelegd zijn van uterus en vagina. De directe aanleiding voor deze ontwikkelingsstoornis is onbekend. In Nederland worden per jaar naar schatting vier meisjes met het MRK-syndroom geboren op een totaal van ongeveer honderdduizend vrouwelijke geboorten.

Bij de vrouw met het MRK-syndroom zijn de gangen van Müller wel aangelegd, maar niet versmolten. Een gedeelte van de buizen groeit uit tot normaal functionerende eileiders; iedere maand vindt er een eisprong plaats en de hormoonspiegels veranderen volgens een cyclisch patroon. Uitwendig ontwikkelt een MRK-vrouw zich als elke andere vrouw, de uitwendige geslachtsorganen zijn aanwezig en in de puberteit krijgt zij okselbeharing, schaamhaar en borstgroei. De menstruatie blijft echter uit en er is geen vagina aanwezig. Soms is er ter plaatse wel een klein kuiltje.

Recent onderzoek maakt een onderscheid tussen de typische ('symmetrische') vorm en de atypische of asymmetrische vorm van her MRK-syndroom. Bij deze laatste vorm worden naast een asymmetrie van de Müllerse buisrestanten vaker afwijkingen aan niersysteem, wervelkolom, onderste extremiteiten en gehoor gevonden.

9.4.2 *Diagnostiek*

Het MRK-syndroom wordt vermoed als in de puberteit de menstruatie niet op gang komt. De diagnose kan worden bevestigd door een gynaecoloog na een anamnese, een gynaecologisch onderzoek en een MRI-scan. Soms wordt ook bloedonderzoek gedaan en een nierfoto gemaakt.

9.4.3   Behandeling

Er is geen mogelijkheid om een baarmoeder te construeren. Wel zijn er verschillende methoden om een vagina te maken. In Nederland worden momenteel de niet-operatieve methode van Frank (oprekken van het perineum door middel van pelottes) en de operatieve methode van Davidov toegepast. Er is nog een aantal andere operatieve methoden.

De ervaringen van MRK-vrouwen met de behandelingen zijn gemengd. Ook nadat er een vagina is gemaakt, is de MRK-vrouw niet klaar met het verwerkingsproces, emoties blijven altijd een grote rol spelen.

9.5   Adrenogenitaal syndroom

9.5.1   Pathofysiologie

Het adrenogenitaal syndroom, ook wel congenitale bijnierhyperplasie genoemd, is een erfelijke, chronische bijnieraandoening die voorkomt bij mannen en vrouwen en wordt aangetroffen bij ongeveer 1 op de 10.000 pasgeborenen. Dit is waarschijnlijk een onderschatting, omdat alleen de ernstige vormen van adrenogenitaal syndroom worden gerekend. Als men ook de milde vormen meerekent, komt men uit op een gemiddelde van 1 op de 1000 pasgeborenen.

De bijnieren maken onder andere hormonen die zorgen voor de zout- en waterhuishouding (aldosteron) en voor de reactie op stress en lichamelijke inspanning (cortisol). Ze maken daarnaast ook mannelijke geslachtshormonen (androgenen). Bij kinderen met het syndroom produceren de bijnieren te weinig cortisol en daardoor gaat de hypofyse de bijnieren overmatig stimuleren (zie paragraaf 3.2). Het gevolg is een verhoogde productie van het mannelijke geslachtshormoon testosteron. Mensen met het adrenogenitaal syndroom hebben een gevoelige glucosehuishouding: cortisol is een antagonist van insuline, en bij een laag cortisolgehalte zal de insulinespiegel dus hoog zijn en de glucosespiegel laag. Er is echter nog geen eenduidig wetenschappelijk bewijs dat het syndroom de kans op het ontwikkelen van een diabetes door insulineresistentie vergroot.

9.5.2   Diagnostiek

Bij meisjes met het syndroom zijn, door de grote hoeveelheid androgenen, de uitwendige geslachtsdelen bij de geboorte vaak vermannelijkt; dit kan problemen geven bij de geslachtsbepaling. Jongens hebben bij geboorte vaak een te grote penis en een opvallend gepigmenteerd scrotum.

Het defect in de bijnieren betreft ook de productie van aldosteron. Dit leidt tot overmatig zoutverlies, een ernstig ziektebeeld met uitdroging kort na de geboorte. Op deze manier wordt vooral bij jongens de diagnose adrenogenitaal syndroom gesteld.

Als de aldosteronproductie normaal is, wordt het adrenogenitaal syndroom meestal tussen het 4e en 6e levensjaar ontdekt door bijvoorbeeld te vroeg optredende puberteitskenmerken of groeiversnelling. De aandoening kan echter ook pas op volwassen leeftijd worden ontdekt, bijvoorbeeld door overbeharing bij vrouwen en extreme acne (onder invloed van de mannelijke hormonen).

Figuur 9.1   Meisje met vermannelijkte uiterlijke geslachtskenmerken (clitorishypertrofie en fusie van de labia).

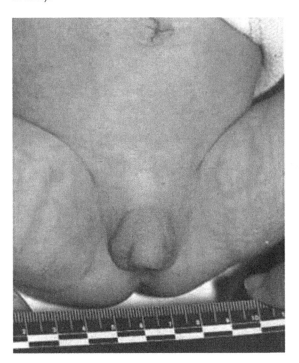

De diagnose kan ook gesteld worden op basis van genetisch onderzoek en echografie van de inwendige geslachtsorganen. Gericht laboratoriumonderzoek kan de diagnose verder bevestigen. Tegenwoordig wordt met de hielprik in de eerste week na de geboorte standaard op het adrenogenitaal syndroom getest.

9.5.3   Behandeling

De behandeling bestaat uit het geven van cortisol om de hormoonspiegel op peil te houden, waardoor ook de hoeveelheid testosteron zal dalen tot een normaal niveau. Dit moet het hele leven lang worden volgehouden, en daarbij zal de patiënte moeten zoeken naar een nauwkeurige balans in de dosering, aangepast aan elke specifieke, wisselende situatie. De uitwendige geslachtsorganen kunnen bij meisjes in de eerste levensmaand worden gecorrigeerd, in de puberteit volgt vaak een vervolgoperatie.

Belangrijk is aandacht voor zowel de praktische (uitstel van aangifte) als de emotionele gevolgen voor de ouders bij onduidelijkheid van het geslacht.

9.6   Pseudohermafroditisme

Pseudohermafroditisme wordt ook wel fenotypische interseksualiteit genoemd. Bij interseksualiteit vertoont een lichaam zowel mannelijke als vrouwelijke kenmerken. We kunnen onderscheid maken tussen:

- het fenotypische geslacht (uitwendig man of vrouw);
- het gonadale geslacht (het geslacht op basis van de aanwezige gonaden: ovarium of testis);

- het genetische geslacht (aanwezigheid van X- en/of Y-chromosomen);
- de genderidentiteit (tot welk geslacht iemand zichzelf voelt horen).

Deze aspecten kunnen in vele combinaties voorkomen. Aan welk criterium men het grootste gewicht wenst toe te kennen is in wezen arbitrair en wordt vaak beïnvloed door het eigen vakgebied. Vrij algemeen houdt men toch de genderidentiteit aan als belangrijkste criterium.

Soms is het aantal geslachtschromosomen normaal maar ontwikkelt de mannelijke foetus (met XY-chromosomen) zich toch in vrouwelijke richting, door een stoornis in de productie van of gevoeligheid voor geslachtshormonen. Dit komt onder andere voor bij het androgeenongevoeligheidssyndroom (zie paragraaf 9.3) en wordt ook wel mannelijk pseudohermafroditisme genoemd. Andersom kan zich uit de vrouwelijke foetus ook uiterlijk een man ontwikkelen, zoals bij het adrenogenitaal syndroom. Dit wordt ook wel vrouwelijk pseudohermafroditisme genoemd.

9.7   Hermafroditisme (verus): interseksualiteit

In het dierenrijk is hermafroditisme het standaard fenotype bij wormen en slakken, maar bij mensen is het uiterst zeldzaam. Alleen bij echt hermafroditisme kan in een lichaam zowel ovarium- als testiculair weefsel voorkomen. Dat kan in de vorm van twee soorten geslachtsklieren, bijvoorbeeld links een testikel en rechts een eierstok, of in de vorm van ovotestes, waarbij beide soorten weefsel naast elkaar in de geslachtsklieren worden aangetroffen.

Interseksualiteit wordt door de meeste mensen met een intersekseaandoening beschouwd als een lichamelijk kenmerk en niet als een identiteit. Velen verzetten zich dan ook tegen de term 'interseksueel zijn'. De meeste mensen met een intersekseaandoening voelen zich (en zien er ook uit als) man óf vrouw. Slechts in een beperkt aantal gevallen kiezen zij voor een identiteit die tussen man of vrouw in ligt, of zelfs voor een aparte intersekse-identiteit.

Om de begrippen helder te houden moet men onderscheid maken tussen interseksualiteit en transseksualiteit. Bij het laatste is sprake van een identiteitsprobleem: men voelt zich man of vrouw in een lichaam dat geheel vrouwelijk of mannelijk is. Bij interseksualiteit daarentegen heeft het lichaam zowel mannelijke als vrouwelijke kenmerken.

9.8   Uterusmisvormingen

Bij aplasie van de uterus (wel aangelegd maar niet verder ontwikkeld) is vaak ook sprake van aplasie van de vagina, onder andere bij het MRK-syndroom. Bij androgeenongevoeligheid is de uterus in het geheel niet aangelegd. Vaak is amenorroe het eerste symptoom.

Door fusiestoornissen van de gangen van Müller (de derde stap in de embryologische ontwikkeling van de genitalia) kunnen diverse uterusmisvormingen ontstaan, vaak in combinatie met afwijkingen aan de ureters of de nieren. Bij de diagnostiek van dergelijke aandoeningen moet dan ook altijd naar nieren en urinewegen gekeken worden.

- Bij een uterus duplex zijn de buizen niet gefuseerd en zijn er twee uterushoorns, die in het cervixgebied met elkaar verbonden zijn.

Figuur 9.2   Indeling van aangeboren afwijkingen van de gangen van Müller.
I afwijkingen in de aanleg of de uitgroei; II-1 afwijkingen in de fusie met een aanleg- of uitgroeistoornis; II-2 afwijkingen in de fusie zonder een aanleg- of uitgroeistoornis; III afwijkingen in de resorptie.
A agenesie van de vagina; B agenesie van de vagina; endometriumknoppen aanwezig; C agenesie
van de vagina en de uterus; D uterus unicornis; E uterus unicornis met communicerende rudimen-
taire hoorn met functionerend endometrium; F uterus unicornis met niet-communicerende rudimen-
taire hoorn met functionerend endometrium; G uterus unicornis met niet-communicerende rudi-
mentaire hoorn met niet-functionerend endometrium; H uterus bicornis bicollis (uterus didelphys);
I uterus bicornis unicollis; J partiële uterus bicornis unicollis; K uterus septus; L uterus met partieel
septum (uterus subseptus); M uterus met partieel septum (uterus arcuatus).

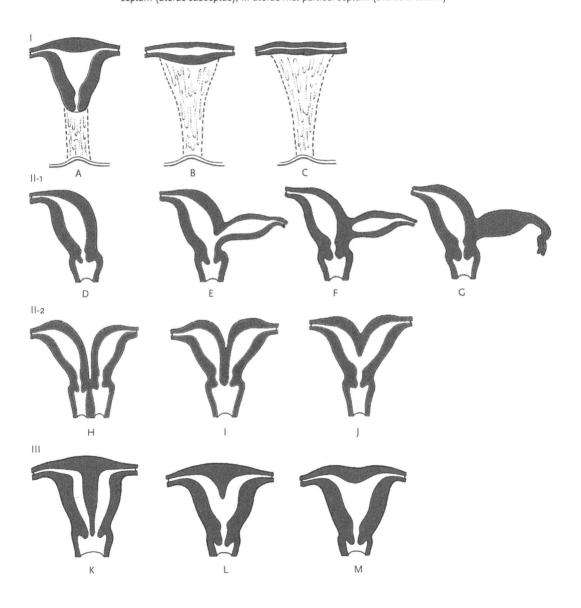

- Bij een uterus bicornis bicollis zijn de beide cervices breed met elkaar verbonden, bij een uterus bicornis unicollis is de fusie in de cervix voltooid maar toont de fundus twee hoorns.
- Bij een uterus unicornis is één uterushoorn in het geheel niet tot ontwikkeling gekomen. Deze hoorn kan geheel los liggen of nog in verbinding staan met de wel ontwikkelde hoorn. Een zwangerschap in de niet ontwikkelde hoorn kan groot gevaar opleveren.
- Bij een uterus septus is de fusie wel voltooid in het corpus uteri, maar vindt men in het cavum een tussenschot.
- Bij een uterus arcuatus is in de gebogen vorm van de fundus nog een aanduiding te vinden van de versmelting van de twee gangen van Müller.

De gevolgen van de diverse afwijkingen zijn niet direct en voor iedereen te voorspellen. Er kunnen menstruatiestoornissen optreden als de afvloed verstoord is. Er kan sprake zijn van sub- of infertiliteit en er kunnen zich problemen voordoen tijdens de zwangerschap. Hierbij valt te denken aan spontane abortus of partus immaturus, en aan liggingsafwijkingen en placentaproblemen. De baring kan door de uterusmisvorming gecompliceerd verlopen.

Er is soms een mogelijkheid om de misvorming chirurgisch te corrigeren, maar dit zal alleen gedaan worden bij een duidelijke indicatie.

9.9   Misvormingen van vagina en/of vulva

De vagina ontstaat (net als de uterus en de tubae) uit de versmelting van de gangen van Müller. Bij verstoring van dit proces kan aplasie ontstaan. Aplasie van de vagina gaat bijna altijd samen met aplasie van de uterus, onder andere bij het MRK-syndroom. Als meisjes komen met een amenorroe, ziet men bij het spreiden van de labia dat de introïtus ontbreekt. Vaak is er achter de urethra een klein kuiltje dat therapeutische mogelijkheden biedt als een vrouw een vagina (en de mogelijkheid tot coïtus) wenst.

Een te sterk ontwikkelde clitoris kan voorkomen bij het androgenitaal syndroom, chirurgische correctie is dan noodzakelijk.

Bij hymenale atresie is de hymenale opening afgesloten, waardoor menstruatiebloed zich ophoopt en niet kan afvloeien. Meisjes komen met de klacht van maandelijks terugkerende buikpijn en amenorroe. Bij het spreiden van de labia ziet men een opbollend hymen en bij rectaal onderzoek is een uitpuilende hematocolpos voelbaar (zie figuur 9.3). Een steriele incisie is voldoende om de atresie op te heffen.

De aanwezigheid van een septum in de vagina kan het gevolg zijn van laterale fusiestoornissen (volledig of partieel septum in lengterichting) of – zeldzamer – van een verticale fusiestoornis (transversaal septum). Soms kan een dergelijk septum een obstructie veroorzaken. Ook bij coïtusproblemen is klieving eenvoudig en gewenst.

Figuur 9.3   Hematocolpos als gevolg van een staand hymen.

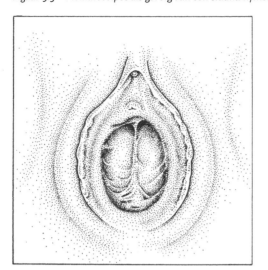

9.10   Verpleegkundige aspecten: de gevolgen van en het omgaan met de aandoening

Aandoeningen van de genitalia hebben naast directe lichamelijke gevolgen (de aan- of afwezigheid van bepaalde lichaamsdelen, de hormoonhuishouding) ook invloed op de psyche, de identiteit, het zelfvertrouwen en de lichaamsbeleving. Vaak worden dergelijke aandoeningen in de adolescentie vastgesteld, en zijn het artsen of ouders die het aan het kind vertellen. Op een leeftijd dat het kind bezig is met het ontdekken van de eigen identiteit en het eigen lichaam, heeft de vaststelling van een dergelijke aandoening een grote impact. Meisjes en jongens kunnen in de war raken over wie ze zijn, welk geslacht en identiteit ze hebben. Naast verdriet, boosheid en angst kan schaamte een rol spelen. Meiden voelen zich soms buitengesloten en incompleet, geen echte vrouw zonder baarmoeder of maandelijkse menstruatie. Ze kunnen vragen hebben over hoe ze moeten omgaan met de verhalen op school over ongesteld zijn. Ook het krijgen van een relatie, het eerste seksuele contact en de eerste gemeenschap kunnen beladen en angstig zijn. Daarnaast kan het toekomstbeeld van een meisje erg onzeker zijn, met vragen over vruchtbaarheid, zwangerschap, andere mogelijkheden om een kind te krijgen en/of kinderloosheid.

De emoties en problemen die een diagnose met zich meebrengt zijn niet direct en zeker niet op een technische manier op te lossen. Het verwerken van de boodschap kost tijd en geduld, en vergt een specifieke aanpak van ouders, artsen en verpleegkundigen.

Het is belangrijk om de informatie en kennis die er zijn te delen met het kind. Er zijn ouders en artsen die, in een poging het kind een innerlijk conflict te besparen, informatie over de aard en achtergrond van de aandoening achterhouden. Men kan echter beter de waarheid volledig vertellen, in combinatie met (psychologische) begeleiding en behandeling. Als jongeren zelf op zoek moeten gaan naar informatie, kunnen zij zich groteske beelden gaan vormen en gemakkelijk verkeerde conclusies trekken. Bovendien is het een eenzame weg.

Voor ouders is het soms taboe om over seksuele zaken te spreken met hun kind of met anderen. Ook zij hebben steun, begeleiding en training nodig zodat zij beter in contact kunnen komen met hun kind. Openheid zonder taboes creëert een klimaat waarin een kind durft te praten en waarin het gezin samen met anderen kan werken aan verwerking.

Elk kind (en elke ouder) zal op een eigen manier, een manier die bij hem of haar past, de diagnose verwerken (coping). Hoe effectief die copingstrategie is, houdt verband met de staat van welzijn en geluk van de betreffende persoon. Bij de verwerking kan het contact met lotgenoten en een patiëntenvereniging behulpzaam zijn.

Bij de geboorte van een kind kan er onduidelijkheid zijn over het geslacht. Een kinderarts zal in consult komen en diverse onderzoeken zullen ingezet worden. Het vraagt de nodige multidisciplinaire zorg en begeleiding om vragen te beantwoorden en ouders te ondersteunen in het verwerkingsproces. Ook aandacht voor praktische zaken, zoals uitstel van de aangifte en de geboortekaartjes, is nodig.

De verpleegkundige kan de patiënte op verschillende momenten in het verwerkingsproces tegenkomen, zowel op de polikliniek als op de afdeling. Zij vervult een rol in het verstrekken van informatie maar zeker ook in de begeleiding en ondersteuning bij de verwerking. Zij kan een coördinerende en continuerende rol in het zorgproces van deze patiënte hebben, en het eerste aanspreekpunt zijn voor de patiënte, de ouders en de artsen. Openheid mag juist van haar als professional verwacht worden; het noemen en bespreekbaar maken van diverse onderwerpen behoort tot haar taak.

Literatuur

Bakker RW, Hemrika DJ. Syllabus gynaecologie en oncologie, Diemen: Stichting Bigra, 2000.

Heineman MJ, Evers JLH, Massuger LFAG, Steegers EAP, redactie. Obstetrie en gynaecologie: De voortplanting van de mens. 6e dr. Maarssen: Elsevier gezondheidszorg, 2007.

Websites

http://www.ags.nl.nu. AGS adrenogenitaal syndroom.

http://www.aisnederland.nl. Belangenvereniging voor vrouwen en meisjes met AOS en hun ouders.

http://www.erfelijkheid.nl

http://www.erfocentrum.nl. Het Nationale Kennis- en Voorlichtingscentrum Erfelijkheid, Zwangerschap en Medische Biotechnologie.

http://www.kiesbeter.nl. Alles over gezondheid en zorg.

http://www.nvacp.nl. Nederlandse Vereniging voor Addison en Cushing Patiënten.

http://www.turnercontact.nl. Turner Contact Nederland.

10 Anticonceptie en sterilisatie

M.H.A. van Hooff

10.1 Inleiding

Vanaf het moment dat de relatie tussen geslachtsgemeenschap en zwangerschap duidelijk werd, hebben mensen pogingen gedaan om zwangerschap te voorkomen. Anticonceptie wordt vooral toegepast om van de coïtus te kunnen genieten zonder angst voor een ongewenste zwangerschap. Twintig jaar coïtus zonder geboortebeperking zal gemiddeld resulteren in acht tot twaalf kinderen. Meestal zal uit persoonlijke overwegingen van sociale, religieuze, ideële, economische of medische aard worden gekozen al dan geen anticonceptie te gebruiken.

Anticonceptie kan ertoe bijdragen dat ieder kind een gewenst kind is, kan de gelijkheid van man en vrouw bevorderen en maakt het mogelijk zwangerschap uit te stellen om carrière te maken. Anticonceptie draagt bij aan de beperking van de bevolkingsgroei. In sommige werelddelen ziet men af van anticonceptie omdat een groot kindertal belangrijk is voor de verzorging van de ouders op latere leeftijd. In andere werelddelen wordt anticonceptie juist bevorderd omdat het opvoeden en onderhouden van kinderen te duur is.

10.2 Het kiezen van een anticonceptiemethode

Er zijn veel methoden voor anticonceptie. Er zijn biologische methoden, barrièremethoden, intra-uteriene methoden, hormonale methoden en chirurgische methoden. Elke methode heeft zijn eigen voor- en nadelen, afhankelijk van de persoonlijke situatie en wensen van de vrouw dan wel het paar.

In Nederland is het vooral de huisarts die adviseert bij de keuze voor een anticonceptiemethode. Die keuze zal voornamelijk worden bepaald door subjectieve voorkeuren met betrekking tot de betrouwbaarheid, het al dan niet definitieve karakter van de anticonceptie, acceptatie van het gebruik van hormonen, stuurbaarheid van de menstruatie, frequentie van het gebruik, vergoeding, vrije verkrijgbaarheid, of plaatsing door de arts noodzakelijk is, of de betrokkene wisselende seksuele partners heeft – of juist een partner heeft met wisselende seksuele contacten – en beschermd wil worden tegen soa's.

Er kunnen ook medische redenen zijn om bepaalde vormen van anticonceptie in specifieke situaties aan of af te raden. Zo wordt hormonale anticonceptie ontraden bij trombose in de voorgeschiedenis en een spiraaltje bij een recente ontsteking van de genitalia interna. In geval van een preëxistente ziekte onderscheidt de World Health Organization (WHO) vier mogelijke adviezen:

- er bestaat geen enkele beperking voor het gebruik van de betreffende methode;
- de voordelen van de methode zijn groter dan de bewezen of theoretische risico's;

- de theoretische of bewezen risico's zijn groter dan de voordelen van de methode, maar deze kan onder bijzondere omstandigheden en onder strikte medische controle wel worden gebruikt;
- het gezondheidsrisico van de anticonceptiemethode is in principe niet acceptabel.

Goede informatie over de verschillende vormen van anticonceptie zal tot een weloverwogen, vrije keuze leiden, wat de 'compliance' vergroot en daarmee de kans op een ongewenste zwangerschap verkleint. Naast aandacht voor veiligheid en effectiviteit van de gekozen methode is het ook belangrijk aandacht te besteden aan de kans op overdracht van soa's. Als optimale veiligheid van anticonceptie in combinatie met optimale bescherming tegen soa gewenst is, kan men kiezen voor condooms als soa-bescherming en pil of spiraaltje als anticonceptie.

De betrouwbaarheid van een anticonceptiemethode wordt weergegeven met de pearlindex (tabel 10.1). Deze index geeft het aantal keren dat een anticonceptiemethode faalt, uitgedrukt in het aantal zwangerschappen ten opzichte van het aantal cycli dat de methode is toegepast. Het resultaat wordt aangegeven als percentage zwangerschappen per vrouwjaar, waarbij één vrouwjaar overeenkomt met twaalf expositiecycli. Een pearlindex van 2 betekent dus dat van de honderd vrouwen die dit middel gedurende twaalf cycli gebruiken, er twee zwanger worden.

10.3   Biologische methoden

Veel biologische geboorteregelingsmethoden zijn gebaseerd op het zich onthouden van coïtus op de vruchtbare dagen. Geschat wordt dat de eicel na de eisprong ongeveer twaalf uur bevruchtbaar is. Zaadcellen kunnen in de buikholte en vooral in het cervixslijm langere tijd overleven. Er zijn zwangerschappen aangetoond waarbij de coïtus zeven dagen vóór de eisprong plaats had gehad. De kans op zwangerschap is het grootst wanneer de coïtus twee dagen of minder vóór de eisprong plaatsheeft, of kort na de eisprong. Voor betrouwbare anticonceptie dient het paar zich te onthouden van negen dagen vóór tot één dag ná de eisprong. Als alternatief kunnen zij gedurende deze niet-veilige periode barrièremiddelen gebruiken.

Bij dit alles gaan deze methoden ervan uit dat de eisprong voorspelbaar is. Naast de gegevens over variatie in de lengte van de menstruele cyclus kunnen gegevens van de basale temperatuurcurve en lichamelijke veranderingen zoals eigenschappen van het cervixslijm en 'middenpijn' worden gebruikt om het tijdstip van de eisprong te bepalen.

10.3.1   *Coïtus interruptus*

Coïtus interruptus is in de volksmond bekend als 'voor het zingen de kerk uit'. Het paar streeft naar onderbreking van de coïtus voordat de ejaculatie in de vagina plaatsheeft. Dit vergt veel zelfbeheersing; onder invloed van opwinding, alcohol of drugs kan het 'terugtrekken' te wensen overlaten.

Coïtus interruptus is een onveilige anticonceptiemethode, onder andere omdat die vaak wordt toegepast door jongeren met weinig ervaring met seks. Het sperma kan door verdere seksuele handelingen alsnog in de vagina komen en hoewel

Tabel 10.1 Pearlindex: percentage vrouwen met ongewenste zwangerschap tijdens het eerste jaar per anticonceptiemethode.

Onderdeel	Gemiddelde toepassing	Perfecte toepassing
Zonder anticonceptie	85	–
Biologische methoden		
• coïtus interruptus	27	4
• kalendermethode	25	9
• ovulatiemethode	25	3
• symptothermometer	25	2
• postovulatoir	25	1
Barrièremethoden		
• spermicide	29	18
• condoom	15	2
• vrouwencondoom	21	5
• pessarium	16	6
Female cap		
• nullipara	16	9
• para	32	26
Spermicidespons		
• nullipara	16	9
• para	32	20
Intra-uteriene middelen		
• koperspiraal	0,8	0,6
• levonorgestrel iud	0,1	0,1
Hormonale anticonceptie		
• combinatiepil	8	0,3
• hormoonpleister	8	0,3
• hormoonring	8	0,3
Progestageen		
• prikpil	3	0,3
• progestageenstaafje	0,05	0,5
Sterilisatie vrouw	0,5	0,10
Sterilisatie man	0,15	

in het door de kliertjes van Cowper afgescheiden voorvocht geen zaadcellen voorkomen, is er vaak al enige uitvloed van semen voordat de ejaculatiereflex optreedt, zodat zwangerschap mogelijk is.

10.3.2 Periodieke onthouding

De methode van periodieke onthouding gaat ervan uit dat de menstruele cyclus regelmatig is en het tijdstip van de ovulatie voorspelbaar. Het uitgangspunt houdt in dat de tweede cyclushelft (de luteale fase) bij iedereen veertien dagen duurt; in werkelijkheid varieert die duur tussen de tien en achttien dagen. Bovendien is de intra-individuele variatie groot: slechts 15% van de volwassen vrouwen heeft een variatie van minder dan zes dagen in de cyclusduur in een periode van een jaar. Voor veel vrouwen zal het dan ook geen betrouwbare methode zijn.

10.3.3 Standaarddagen

Bij deze methode dient geen onbeschermde geslachtsgemeenschap plaats te vinden van de achtste tot de negentiende cyclusdag. De cyclus mag hierbij niet korter zijn dan 26 dagen en niet langer dan 32 dagen. Aangezien veel vrouwen per jaar één of enkele cycli hebben die buiten deze range valt, is de methode slechts voor een kleine groep goed toepasbaar. Bij correcte toepassing is de pearlindex circa 4,75%.

10.3.4 Temperatuurmethode

De temperatuurmethode is erop gebaseerd dat de lichaamstemperatuur na de eisprong met 0,3 tot 0,5 °C stijgt onder invloed van de progesteronproductie. Vanaf de tweede dag van de temperatuurstijging wordt verondersteld dat zwangerschap niet meer mogelijk is. Voor de interpretatie van de verkregen temperaturen en het bepalen van de veilige dagen kan gebruik worden gemaakt van een microcomputer (Cyclotest 2 Plus®, Ladycomp®, Minisophia®) waarin de gebruikster naast de temperatuur ook gegevens over de cyclusduur invoert.

10.3.5 Methode-Billings

Bij de methode-Billings wordt naast de temperatuur tevens gebruikgemaakt van verandering van het cervixslijm gedurende de cyclus. Rondom de eisprong kunnen lange draden worden getrokken van het cervixslijm (*Spinnbarkeit*). Dit kan worden vastgesteld door een vinger of tampon tot aan de cervix in te brengen en terug te trekken. In de vruchtbare periode zal een heldere slijmdraad naar buiten worden getrokken. Vrijwel direct na de eisprong wordt het cervixslijm dikker, verdwijnt dit verschijnsel en kan het sein op veilig.

10.3.6 Ovulatiecomputer

Een ovulatiecomputer (Persona®) volgt de urinespiegels van twee hormonen, LH en oestradiol, waarvan rond de eisprong veel wordt geproduceerd. Met behulp van teststaafjes in de ochtendurine meet het apparaat de gehaltes LH en oestron-3-glucuronide, een afbraakproduct van oestradiol. Het apparaat geeft rood licht op de onveilige dagen en groen licht op de dagen die als veilig worden beschouwd.

Gedurende de eerste gebruiksmaand zal de computer zestien tests met ochtend-urine vragen, om zo snel mogelijk een compleet beeld van de persoonlijke cyclus te kunnen verkrijgen. In de tweede en derde maand zal op acht ochtenden een urinetest gevraagd worden. Vervolgens wordt op minimaal vijf dagen een urine-test gevraagd.

Wanneer gebruikt volgens de instructies en als enige anticonceptiemethode, heeft deze methode een pearlindex van 6: als honderd vrouwen een jaar lang de computer gebruiken, zes van hen waarschijnlijk zwanger zullen raken doordat hun vruchtbare dagen onjuist bepaald zijn. De methode wordt ook vaak gebruikt voor het bepalen van vruchtbare dagen door vrouwen die juist zwanger willen worden.

10.3.7 Lactatieamenorroe

De lactatieamenorroemethode is een methode waarbij de vrouw bewust volledi-ge borstvoeding geeft zodat zij amenorroe blijft houden. De methode wordt voor-namelijk in ontwikkelingslanden toegepast. De borstvoeding dient volledig te zijn, kolven staat niet gelijk aan borstvoeding omdat de zuigreflex ontbreekt. Vanaf de vijftiende dag post partum mag geen vaginaal bloedverlies meer optre-den tot de zesde maand. Bij bloedverlies wordt de methode als onveilig beschouwd. De kans op een zwangerschap na zes maanden is 2%, afhankelijk van leeftijd, pariteit, etniciteit en coïtusfrequentie in het kraambed.

10.4 Barrièremethoden

Barrièremethoden proberen het contact tussen de zaadcel en het cervixslijm te voorkomen. Het meest gebruikte barrièremiddel is het condoom.

10.4.1 Condoom

Het condoom is het oudste en tevens meest bekende barrièremiddel. Het con-doom voorkomt naast zwangerschap ook de overdracht van soa's. Het condoom dient aangebracht te worden over de penis in erectie vóórdat het 'voorvocht' de penis verlaat. Het is aan te bevelen het condoom al tijdens het voorspel aan te brengen. Bij het verslappen van de penis na de ejaculatie moet voorkomen wor-den dat het condoom afglijdt en in de schede achterblijft. Bij het terugtrekken van de penis kan het condoom het beste worden vastgehouden, zodat het niet kan afglijden. Dat dit nog wel eens gebeurt, is een van de oorzaken van een onbe-doelde zwangerschap: het zogenoemde 'condoomongeval'. Ook scheuren van een condoom kan aanleiding zijn tot een onverwachte zwangerschap, al is de kwaliteit van de condooms tegenwoordig doorgaans goed. Om het risico van een 'condoomongeval' zo veel mogelijk te verminderen kan men zaaddodende pas-ta's, crèmes, gel of schuim gebruiken.

Omdat het condoom bescherming biedt tegen de overdracht van soa's, wordt het ook wel uitsluitend voor dit doel gebruikt, naast andere vormen van anticoncep-tie zoals de pil.

Condooms zijn in allerlei kleuren, vormen, met en zonder zaaddodend middel, met of zonder zaadreservoir verkrijgbaar. Condooms van latex (rubber) kunnen soms aanleiding geven tot irritaties ten gevolge van een latexallergie. Sinds kort zijn er ook latexvrije condooms, gemaakt van polyurethaan.

Mits correct gebruikt, hebben condooms een pearlindex van 2.

10.4.2   Vrouwencondoom

Het vrouwencondoom bestaat uit een polyurethaan zakje van 15 cm lang, met aan elk uitende een soepele ring van rubber. De kleinste ring is gesloten en wordt diep in de schede voor de cervix ingebracht, de grootste ring is open en komt aan de buitenkant van de vulva te liggen. De betrouwbaarheid kan net als bij het mannencondoom worden verhoogd door vooraf een zaaddodend preparaat in de schede in te brengen. Ondanks het voordeel dat de vrouw controle over haar eigen anticonceptie heeft, is het vrouwencondoom nooit erg populair geworden, het wordt slechts door 0,5% van de anticonceptiegebruiksters toegepast.

10.4.3   Pessarium

Het pessarium, ook wel diaphragma occlusivum genoemd, is een barrièremiddel dat door de vrouw zelf kan worden ingebracht. Het is een soepele rubberen ring, met een diameter van 55 tot 100 mm met tussenstappen van 5 mm. De ring moet voorafgaand aan de geslachtsgemeenschap diep in de schede worden ingebracht, zodanig dat de cervix wordt afgedekt. Voordat het wordt ingebracht, moet het pessarium aan de zijde van de baarmoederhals worden voorzien van een zaaddodend middel (spermicide), waarbij de randen niet vergeten mogen worden. Het diafragma moet na zes tot acht uur worden verwijderd; in de tussenliggende tijd worden de zaadcellen door het zaaddodende middel geïmmobiliseerd.

Een pessarium dient te worden aangemeten door een ter zake deskundige huisarts, gynaecoloog of hulpverlener en is ongeveer een jaar bruikbaar.

Heeft men voorafgaand aan een zwangerschap een pessarium gebruikt en wil men de methode na de bevalling opnieuw gaan toepassen, dan moet opnieuw een pessarium worden aangemeten. Voor vrouwen met latexallergie is er een siliconen pessarium.

Mits correct gebruikt, hebben pessaria een pearlindex van 6.

Figuur 10.1   Pessarium.

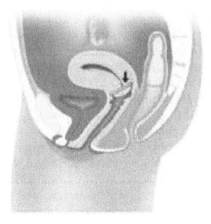

10.4.4 De female cap

De female cap (FemCap®) is een siliconenkapje dat op de cervix wordt geplaatst. In combinatie met een zaaddodend middel is de betrouwbaarheid vergelijkbaar met die van het pessarium. De femcap kan maximaal 24 uur blijven zitten. Er zijn drie standaarddiameters: small (22 mm) voor vrouwen die nog niet zwanger zijn geweest, medium (26 mm) voor vrouwen die wel zwanger zijn geweest maar geen natuurlijke bevalling hebben gehad (dus na een miskraam, abortus of keizersnede) en large (30 mm) voor vrouwen die langs de normale weg een of meerdere kinderen hebben gekregen.
Mits correct gebruikt, heeft de female cap een pearlindex van 9 voor nulliparae tot 26 voor multiparae.

10.5 Spermiciden

Zaaddodende middelen worden gebruikt om de betrouwbaarheid van condoom, vrouwencondoom en pessarium te vergroten. Het gebruik van zaaddodende middelen als enige vorm van anticonceptie wordt afgeraden in verband met de geringe betrouwbaarheid. De zaaddodende middelen in de vorm van pasta, crème, gel of schuim verliezen na twee uur hun werking. Soms dient het middel dan, wanneer het vroegtijdig is aangebracht bij het gebruik van een pessarium, opnieuw te worden aangebracht. De meeste spermicide middelen bevatten 9-nonoxynol als werkzaam bestanddeel. Hoewel de beschikbare gegevens tegenstrijdig zijn, lijken spermicide middelen geen bescherming te bieden tegen seksueel overdraagbare aandoeningen.

10.6 Intra-uteriene middelen

De ontdekking van de anticonceptieve werking van in de baarmoeder ingebrachte voorwerpen (*intra-uterine devices* of iud's) komt van Arabische kameeldrijvers in het begin van onze jaartelling. Zij brachten stenen in in de baarmoeder van hun kamelen om te voorkomen dat ze tijdens een karavaantocht drachtig werden.
Het iud bij vrouwen wordt 'spiraaltje' genoemd. We kennen het koperhoudende spiraaltje en het hormoonhoudende spiraaltje.

10.6.1 Koperhoudende iud's

De koperhoudende spiraaltjes zijn geschikt voor baarmoeders van normale grootte met een sondelengte groter dan 6,5 cm. Er zijn iud's met een kortere stam die geschikt zijn voor baarmoeders kleiner dan 6,5 cm.
De spiraaltjes verschillen van vorm (zie foto's). Sommige hebben een plastic frame, met om het verticale pootje een koperdraad van 0,3 tot 0,4 mm dikte gewonden. De GyneFix® heeft geen frame maar bestaat uit zes koperhulzen om een draad die met een knoop in het myometrium van de fundus van de baarmoeder wordt geplaatst.
Lange tijd is gedacht dat de werking van het koperhoudende spiraaltje berustte op een steriele ontsteking van het endometrium, waardoor de innesteling werd

voorkomen. De gedachte was dat de eicel wel bevrucht werd in de eileider, maar niet kon innestelen. Men sprak van de 'interceptiemethode', en bepaalde prolifegroeperingen beschouwen het spiraaltje als een abortivum en als ongewenst.

Volgens de huidige inzichten veroorzaakt het koperhoudende spiraaltje inderdaad een steriele ontstekingsreactie van het endometrium maar leidt deze tot de afgifte van cytotoxische stoffen met een zaaddodend effect. Daarnaast heeft ook het koper zelf een zaaddodend effect en beïnvloedt het spiraaltje de beweeglijkheid van de eileider, waardoor de kans op contact tussen eicel en zaadcel afneemt. Men schat de pearlindex op 0,8%. Ontstaat er desondanks een zwangerschap, dan geeft het koper geen verhoogde kans op aangeboren afwijkingen en is een normale ontwikkeling van de foetus te verwachten.

Het koperhoudende spiraaltje is waarschijnlijk veilig tot tien jaar na plaatsing. Voor een optimale betrouwbaarheid wordt geadviseerd het spiraaltje na vijf jaar te wisselen.

Figuur 10.2   Drie soorten spiraaltjes: koper (multiload, linksboven), hormoonhoudend (Mirena®, rechtsboven) en GyneFix® (onder).

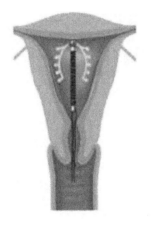
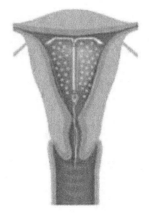
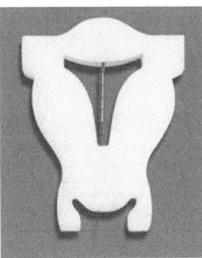

10.6.2 Hormoonhoudende iud's

Er is één hormoonhoudend spiraaltje in de handel, Mirena®. Dit heeft een T-vormig skelet met in het verticale pootje een capsule die per dag 20 µg levonorgestrel afgeeft. Levonorgestrel, een progestativum dat is afgeleid van progesteron, zorgt voor indikking van het cervixslijm zodat zaadcellen dit moeilijker kunnen passeren, en vermindert ook de beweeglijkheid van de zaadcellen zelf. Bovendien voorkomt het dat het endometrium in de baarmoeder zich opbouwt, zodat de hoeveelheid, duur en frequentie van het bloedverlies bij de menstruaties afneemt. Het iud dankt zijn anticonceptieve werking naast de levonorgestrel ook voor een deel aan het inerte spiraaltje.

Het hormoonhoudende spiraaltje is zeer geschikt voor vrouwen met hevige of langdurige menstruaties. Gedurende de eerste drie maanden na plaatsing treedt vaak gering bloedverlies (*spotting*) op, op onverwachte momenten. Na zes maanden heeft 75% van de gebruiksters geen menstruaties meer. Hierover moeten zij goed worden voorgelicht, gezien het vaak aanleiding geeft tot angst dat zij zwanger zijn en omdat het binnen een aantal culturen niet acceptabel is dat een vrouw niet maandelijks vloeit. Het uitblijven van menstruaties en de daarmee gepaard gaande angst voor zwangerschap kan voor gebruiksters een reden zijn het spiraaltje te laten verwijderen. Het hormoonhoudende spiraaltje blijft vijf jaar werkzaam.

10.6.3 Contra-indicaties en bijwerkingen

Absolute contra-indicaties voor een iud zijn zwangerschap, vaginaal bloedverlies anders dan menstrueel bloedverlies waarvan de oorzaak nog niet bekend is, en kwaadaardige aandoeningen van de cervix en de baarmoeder. Relatieve contra-indicaties zijn onder andere het gebruik van corticosteroïden of andere immunosuppressiva, en verminderde afweer zoals bij hiv-infecties. Bij een verhoogde bloedingsneiging, dysmenorroe, hevige of langdurige menstruaties is een koperhoudend spiraaltje relatief gecontraïndiceerd, het levonorgestrelspiraaltje brengt juist verbetering van de klachten en wordt vaak aangeraden bij deze klachten.

Koperhoudende iud's kunnen de hoeveelheid bloedverlies, de duur van de menstruatie en de pijn bij de menstruatie doen toenemen. Verder bestaat er kans op expulsie (uitstoting). De kans op een *pelvic inflammatory disease*, een opstijgende infectie van de baarmoeder en de eileiders, is voornamelijk verhoogd in de eerste drie weken na plaatsing. Geadviseerd wordt om vóór het plaatsen van het iud te vragen naar risicofactoren voor aanwezige infecties, en een PCR-screening te doen op *Chlamydia* en gonorroe.

Een enkele keer kan bij het plaatsen van een iud een perforatie optreden. Het spiraaltje wordt dan door de wand van de baarmoeder geduwd en komt in de buik terecht. Meestal is de plaatsing moeizaam geweest en blijft patiënte ook na het plaatsen buikpijn houden. Bij echoscopie is het iud niet zichtbaar in het cavum uteri; met een röntgenfoto kan aangetoond worden dat het spiraaltje zich in de buik bevindt. Het spiraaltje zal vervolgens in het algemeen per laparoscopie uit de buik worden verwijderd.

10.6.4 Inbrengen en verwijderen van een iud

Een iud kan op ieder moment van de menstruele cyclus worden ingebracht. Het moment van voorkeur is tijdens een menstruatie omdat dan het ostium internum van de cervix iets wijder is, wat de insertie vergemakkelijkt. Ook bestaat er dan vrijwel zeker geen zwangerschap.

Voorafgaand aan het plaatsen van het iud wordt een vaginaal toucher verricht om de ligging van de baarmoeder (anteversieflexie of retroversieflexie) te bepalen. Vervolgens wordt een speculum ingebracht om de cervix met het ostium externum à vue te brengen. Bij ligging in anteversieflexie wordt de voorlip van de cervix vastgepakt met een kogeltang. Bij twijfel over de grootte van de uterus kan met een knopsonde de lengte van de uterus worden bepaald en de insertiediepte worden bepaald. Met behulp van de *push in*-techniek, dat wil zeggen strekken van de uterus door tractie aan de geplaatste kogeltang en inbrengen van de inserter tot aan de fundus uteri, wordt het iud ingebracht. Vervolgens wordt de inserter heen en weer draaiend verwijderd en worden de draadjes op een afstand van 2-3 cm afgeknipt.

De Mirena® is T-vormig en wordt met een speciaal ontwikkelde inserter ingebracht. Bij de GyneFix® moet een knoop aan de top van de draad waarop de koperomhulsels zijn aangebracht in de spierlaag worden aangebracht ter plaatse van de fundus uteri. De inserter wordt tegen de fundus uteri geplaatst, vervolgens wordt met behulp van een knop op de inserter de naald waarop de knoop zit 1 cm in de spierlaag van de fundus uteri geprikt. Vervolgens wordt de inserter met de naald verwijderd. Het spiraaltje hangt nu in het cavum uteri. Tot slot worden de draadjes afgeknipt.

Geadviseerd wordt het iud de eerste maand als niet veilig te beschouwen. Bij controle ongeveer vijf weken na het plaatsen kan met een speculum worden gekeken of de draadjes te zien zijn. Dit geeft echter geen zekerheid dat het iud goed gesitueerd is. Door middel van vaginale echoscopie is de ligging van het iud in de baarmoederholte betrouwbaar te bepalen. Een koperhoudend iud is goed zichtbaar. Van de Mirena® zijn met echoscopie alleen de uiteinden zichtbaar en is er een slagschaduw (zwarte strook) achter de verticale stam te zien. Hoewel bijsluiters jaarlijkse controle adviseren, vindt in de praktijk geen verdere controle plaats. Wel worden gebruiksters geïnformeerd over mogelijke bijwerkingen of klachten bij verplaatsing (dislocatie) van het iud.

Belangrijk is dat patiënte voor het plaatsen van het iud goed geïnformeerd is over wat ze kan verwachten – doorgaans een kortdurende stekende pijn op het moment dat het iud in de baarmoederholte wordt gebracht. Direct na het plaatsen zakt de pijn af. De eerste dag is nog geringe krampende pijn te verwachten, die geleidelijk dient af te nemen. Vaak wordt geadviseerd 90 tot 120 minuten voor het inbrengen een pijnstiller (een NSAID zoals naproxen of diclofenac) te nemen. Soms wordt ervoor gekozen de cervix lokaal te verdoven.

Bij het inbrengen van het iud treedt bij een kleine groep patiënten een vasovagale reactie op, waardoor een bradycardie kan ontstaan met de neiging tot flauwvallen. Patiënte blijft in die situatie plat liggen. Vaak stopt de vagale reactie na vijf tot vijftien minuten. Indien zij langer duurt, kan atropine (0,5 mg intramusculair) worden toegediend om de vasovagale reactie te couperen.

Het spiraaltje kan over het algemeen eenvoudig worden verwijderd door met een speciale tang aan de draadjes te trekken. Zijn deze niet (meer) te zien en blijkt bij echoscopie dat het spiraaltje zich in de baarmoederholte bevindt, dan kan het spiraaltje met behulp van een hysteroscoop worden verwijderd.

10.7   Hormonale anticonceptie

De pil is in Nederland de meest gebruikte vorm van anticonceptie door vrouwen die in de toekomst nog kinderwens hebben. Het aantal vrouwen tussen de 16 en 49 jaar dat de pil gebruikt, ligt tussen de 40 en 45%, en in de leeftijdsklasse van 20 tot 29 jaar zelfs op 70%. De meeste anticonceptiepillen zijn combinatiepreparaten die zowel een oestrogeen (vrijwel altijd ethinylestradiol) als een progestativum bevatten. Sinds enkele jaren zijn ook een vaginale ring (Nuvaring®) en een anticonceptiepleister (Evra®) verkrijgbaar die deze combinatie van hormonen bevatten.

Er zijn ook vormen van hormonale anticonceptie met alleen een progestageen. Deze *progestagen only*-methoden – de minipil, de prikpil, het anticonceptiestaafje en het hormoonspiraaltje – worden in paragraaf 10.7.3 besproken.

10.7.1   *Orale anticonceptie*

De werking van combinatiepreparaten is gebaseerd op drie mechanismen:
- ovulatieremming op basis van remming van de afgifte van LH en FSH;
- veranderingen in het endometrium waardoor implantatie wordt bemoeilijkt;
- veranderingen in het cervixslijm waardoor de doorlaatbaarheid voor spermatozoa vermindert.

In combinatiepreparaten zorgt de progestagene component voor de anticonceptieve werking. De oestrogene component zorgt voor de cycluscontrole, en voorkomt met name doorbraakbloedingen.

DRIE GENERATIES PROGESTAGEEN
Er zijn anticonceptiepillen van de eerste, de tweede en de derde generatie. Alle in Nederland verkrijgbare pillen bevatten ethinylestradiol als oestrogeen, het verschil in generatie verwijst naar een verschil in de soort progestageen. Eerstegeneratiepillen bevatten norethisteron of lynestrenol; deze worden nog nauwelijks gebruikt. Tweedegeneratiepillen bevatten levonorgestrel of norgestimaat, derdegeneratiepillen bevatten desogestrel of gestodeen.

Er zijn nog twee pillen in de handel met een progestageen dat niet past binnen deze indeling: Diane® bevat cyproteronacetaat en Yasmin® drosperidon.

DRIE TOEDIENINGSSCHEMA'S
Er zijn éénfasepreparaten (alle pillen bevatten dezelfde hoeveelheid werkzame stof), tweefasepreparaten (een pilstrip bevat twee verschillend samengestelde pillen) en driefasepreparaten. In tabel 10.2 wordt een overzicht gegeven van in Nederland verkrijgbare pilpreparaten.

STARTEN MET DE PIL
Meestal schrijft de huisarts de pil voor op verzoek van de vrouw. Daarvoor is geen uitgebreid lichamelijk onderzoek nodig; gynaecologisch onderzoek is alleen geïndiceerd als er gynaecologische klachten zijn. Wel dient er aandacht te zijn voor de medische voorgeschiedenis van de vrouw en de familieanamnese, in het bijzonder met het oog op de mogelijke bijwerkingen van de pil (risico op veneuze trombose en longembolie, hart- en vaatziekten en borstkanker) en medicatie

Tabel 10.2 Overzicht van in Nederland beschikbare orale anticonceptiepillen ingedeeld naar samenstelling en toedieningsschema.

			Oestrogeen (ethinylestradiol)	Progestageen
Monofasisch	Eerste generatie	• Ministat®	37,5 µg	0,75 mg lynestrol
		• Modicon®	35 µg	0,5 mg norethisteron
		• Neocon®	35 µg	1,0 mg norethisteron
	Tweede generatie	• Cilest®	35 µg	0,25 mg norgestimaat
		• Microgynon 50®	50 µg	0,15 mg levonorgestrel
		• Microgynon 30®	30 µg	0,15 mg levonorgestrel
		• Stederil 30®	30 µg	0,15 mg levonorgestrel
		• Lovette®	20 µg	0,10 mg levonorgestrel
	Derde generatie	• Femodeen®	30 µg	0,75 mg gestodeen
		• Marvelon®	30 µg	0,15 mg desogestrel
		• Mercilon®	20 µg	0,15 mg desogestrel
		• Meliane®	20 µg	0,075 mg gestodeen
		• Minulet®	30 µg	0,075 mg gestodeen
		• Harmonet®	20 µg	0,075 mg gestogeen
	Overige	• Yasmin®	30 µg	3,0 mg drospirenon
		• Diane®	35 µg	2,0 mg cyproteronacetaat
Meerfasepreparaten	Eerste generatie	• Trinovum®	7 tabl, 35 µg	0,5 mg norethisteron
			7 tabl, 35 µg	0,75 mg norethisteron
			7 tabl, 35 µg	1 mg norethisteron
	Tweede generatie	• Binordiol®	11 tabl, 50 µg	0,05 mg levonorgestrel
			10 tabl, 50 µg	0,125 mg levonorgestrel
		• Trigynon®,	6 tabl, 30 µg	0,05 mg levonorgestrel
		Trinordiol®	5 tabl, 40 µg	0,075 mg levonorgestrel
			10 tabl, 30 µg	0,125 mg levonorgestrel
	Derde generatie	• Ovidol®	7 tabl, 50 µg	-
			15 tabl, 50 µg	0,125 desogestrel
		• Tri-minulet®,	6 tabl, 30 µg	0,05 mg gestodeen
		Triodeen®	5 tabl, 40 µg	0,07 mg gestodeen
			10 tabl, 30 µg	0,10 mg gestodeen

die de werking van de pil kan beïnvloeden (onder andere anti-epileptica en rifampicine). Roken in combinatie met pilgebruik verhoogt de kans op hart- en vaatziekten extra; daarom moet men daaraan vooral bij pilgebruiksters ouder dan 35 jaar aandacht besteden. Overigens draagt dan stoppen met roken meer bij aan verlaging van het risico dan stoppen met de pil.

Over het meten van de bloeddruk bij het starten van de pil is verschil van mening. De World Health Organization (WHO) adviseert het meten van de bloeddruk, het Nederlands Huisartsen Genootschap (NHG) acht het in NHG-Standaard

Hormonale anticonceptie niet relevant. De WHO baseert zijn standpunt op een case-controlonderzoek waaruit bleek dat bloeddrukcontrole bij pilgebruiksters de kans op een hartinfarct verminderde. De NHG gaat uit van het gegeven dat de kans op een hartinfarct bij jonge vrouwen zeer klein is. Beide standpunten zijn dus verdedigbaar. Het meten van de bloeddruk met eenmalige controle na drie maanden lijkt vooral van belang bij vrouwen ouder dan 35 jaar, rooksters en vrouwen met een positieve familieanamnese voor hart- en vaatziekten, hypertensie, diabetes mellitus en/of gestoorde vetstofwisseling.

BIJWERKINGEN

De pil kan enkele ernstige bijwerkingen hebben, zoals trombose, longembolie, hart- en vaatziekten en mammacarcinoom. De media besteden regelmatig aandacht aan deze bijwerkingen. Het is belangrijk ze af te wegen tegen de (veelal hogere) risico's van een eventuele (ongewenste) zwangerschap. Tabel 10.3 bevat een overzicht van absolute en relatieve contra-indicaties voor het gebruik van de pil.

Trombose

Het belangrijkste gezondheidsrisico bij gebruik van de pil is de verhoogde kans op diepe veneuze trombose (DVT). Het risico is vooral verhoogd in het eerste jaar van het pilgebruik. De kans op DVT onder vrouwen tussen de 15 en 50 jaar is ongeveer 5 per 100.000. In het eerste jaar is dit risico verhoogd tot ongeveer 50 per 100.000, daarna daalt het voor subvijftigpillen (met minder dan 50 µg oestrogeenhormoon) tot ongeveer 15 per 100.000. Deze 'daling' wordt veroorzaakt doordat de vrouwen met de hoogste kans op trombose deze kort na het starten met de pil krijgen, dus in het eerste jaar. Ter vergelijking: het tromboserisico bij zwangerschap en kraamperiode is 60 per 100.000.

De meeste gevallen van diepe veneuze trombose genezen na tijdige signalering en behandeling restloos. Bij een longembolie bestaat de kans op overlijden: de jaarlijkse sterfte aan DVT met longembolie wordt geschat op 1,8 tot 3,7 per miljoen pilgebruiksters, tegenover 0,2 tot 0,8 per miljoen niet-pilgebruiksters. Uit onderzoeken is gebleken dat de kans op DVT bij derdegeneratiepillen hoger ligt dan bij tweedegeneratiepillen. De kans is vooral groot bij vrouwen met een familiair verhoogde stollingsneiging, zoals bij een factor-V-Leidenmutatie of een resistentie tegen geactiveerd proteïne C (APC). De kans op DVT neemt verder vooral toe met de leeftijd, met immobilisatie (lange vliegreizen, gips), met chirurgische ingrepen en met overgewicht. Tijdens lange vliegreizen is het risico te verminderen door de kuitspieren regelmatig aan te spannen. Bij operaties met langdurige immobilisatie moet men overwegen de pil te staken of preventieve antistolling te geven.

Hart- en vaatziekten

De progestagenen in derdegeneratiepillen hebben minder androgene eigenschappen dan die in tweedegeneratiepillen, en daardoor een minder ongunstig effect op de vetstofwisseling. Men veronderstelde dan ook dat de kans op hart- en vaatziekten kleiner zou zijn bij derdegeneratiepillen dan bij tweedegeneratiepillen. Uit onderzoek is echter duidelijk geworden dat de kans op een hartinfarct bij gebruik van de derdegeneratiepil niet significant lager is dan bij een tweedegeneratiepil. De kans op een hartinfarct wordt sterker beïnvloed door roken dan door pilgebruik. De kans op een cerebrovasculair accident is vergelijkbaar bij pillen van de tweede en de derde generatie.

Tabel 10.3   Absolute en relatieve contra-indicaties voor pilgebruik.

Absolute contra-indicaties	Overmatig nicotinegebruik, meer dan 10 sigaretten per dag in combinatie met een leeftijd ouder dan 35 jaar
	Hypertensie (systolische bloeddruk > 160 mmHg, diastolische bloeddruk > 110 mmHg)
	Ernstige diabetes mellitus die langer dan twintig jaar bestaat en/of in combinatie met nefropathie, retinopathie, neuropathie of vaatziekten
	Diepe veneuze trombose, longembolie, myocardinfarct of cerebrovasculaire accidenten in de voorgeschiedenis
	Migraine met focale neurologische symptomen (aura), vanwege het risico op cerebrovasculaire accidenten
	Mammacarcinoom tot vijf recidiefvrije jaren na de behandeling
	Ernstige leverfunctiestoornissen: actieve virale hepatitis, gedecompenseerde levercirrose, benigne en maligne levertumoren
	Zwangerschap (tot nu toe zijn geen aangeboren afwijkingen beschreven bij kinderen geboren uit moeders die tijdens de zwangerschap langere tijd de pil gebruikten)
Relatieve contra-indicaties	Nicotinegebruik, minder dan tien sigaretten per dag in combinatie met een leeftijd ouder dan 35 jaar.
	Matige hypertensie (tussen 160/100 mmHg en 180/110 mmHg) mits de bloeddruk regelmatig gecontroleerd wordt. Het oplopen van de bloeddruk tijdens pilgebruik is een contra-indicatie voor voortzetting van het pilgebruik
	Hyperlipidemie met familiair voorkomen van hart- en vaatziekten
	Veneuze trombose, longembolie en asymptomatische erfelijke trombofilie in de familie-anamnese
	Mammacarcinoom met meer dan vijf recidiefvrije jaren
	Cholelithiasis, pilgerelateerde cholestase
	Lichte (gecompenseerde) levercirrose
	Gebruik van medicatie die de werking van de pil kan verminderen
	Onverklaard vaginaal bloedverlies
	Borstvoeding tijdens de eerste zes weken post partum, vanwege potentiële risico's voor de pasgeborene
	Zonder borstvoeding tot 21e dag post partum in verband met tromboserisico

Kanker

De kans op borstkanker is bij pilgebruiksters iets verhoogd. Het relatieve risico bedraagt 1,24 tijdens pilgebruik. Tien jaar na het staken van het pilgebruik is het risico vergelijkbaar met niet-pilgebruiksters.

De kans op het ontstaan van borstkanker vóór het veertigste levensjaar is anderhalf tot tweemaal verhoogd bij vrouwen die vóór het twintigste levensjaar met de pil beginnen en deze gedurende minimaal vijf jaar aansluitend gebruiken. Bij vrouwen met een familiair verhoogd risico op borstkanker lijkt pilgebruik deze kans niet verder te verhogen.

Omdat de kans op borstkanker vóór het veertigste levensjaar zeer laag is, is er geen reden pilgebruik om die reden aan jonge vrouwen te ontraden. Als bij pilgebruiksters borstkanker ontdekt wordt, is deze vaak minder ver gevorderd dan bij niet-pilgebruiksters. Pilgebruik verlaagt de kans op eierstokkanker en endometriumcarcinoom.

AFWEGINGEN BIJ STARTEN MET DE PIL

- De kans op trombose is 500 per miljoen pilgebruiksters in het eerste jaar pilgebruik, en daarna 150 per miljoen pilgebruiksters per jaar. De kans op overlijden ten gevolge van trombo-embolie is 3 per miljoen pilgebruiksters per jaar.
- De kansen op een hartinfarct zijn lager: 1 per miljoen voor niet-rokende niet-pilgebruiksters, 4 per miljoen bij niet-rokende pilgebruiksters, 8 per miljoen rokende niet-pilgebruiksters en 43 per miljoen rokende pilgebruiksters.
- Zoals boven beschreven is de kans op DVT groter bij derdegeneratiepillen dan bij tweedegeneratiepillen. Dit is de reden dat aan beginnende pilgebruiksters de tweedegeneratiepil wordt geadviseerd.
- De kans op mammacarcinoom is klein en heeft geen invloed op de keuze al dan niet te starten met de pil.

In alle gevallen moet men de risico's van hormonale anticonceptie afwegen tegen de risico's van een (eventueel ongewenste) zwangerschap of van andere methoden van anticonceptie.

DE VERGETEN PIL EN DE REGEL VAN ZEVEN

Omdat de pil dagelijks ingenomen moet worden en het moderne leven niet altijd evenveel regelmaat kent, zal de gebruikster regelmatig één of meer pillen vergeten. Van een vergeten pil is sprake als het interval tussen twee pillen langer dan 36 uur is. De kans op zwangerschap is afhankelijk van het moment in de cyclus dat de pil is vergeten, het aantal pillen dat is vergeten en of er coïtus is geweest in de periode van 72 uur vóór tot 48 uur nadat de vrouw de pil had moeten innemen. Gehandeld wordt volgens de regel van zeven (zie tabel 10.4). Achtergrond van de regel van zeven is het optreden van adequate ovulatieremming als de pil zeven of meer dagen achtereen is ingenomen. Indien aan de voorgaande eis voldaan is, zal het vervolgens minimaal zeven dagen duren voor follikels voldoende groot worden om tot een ovulatie te komen. De stopweek mag dus nooit langer dan zeven dagen zijn en de kans op een ovulatie is het grootst als na een stopweek in de eerste pilweek de pil één of meerdere dagen wordt vergeten.

Tabel 10.4   **Adviezen bij vergeten pil.**

Week 1	Geen coïtus gehad	Doorgaan met pilstrip en aanvullende anticonceptie of onthouding gedurende zeven dagen
Week 2	Wel coïtus gehad	Morningafterbehandeling (zie paragraaf 10.8)
	Minder dan vier pillen vergeten	Geen zwangerschapsrisico, doorgaan met pilstrip
	Vier of meer pillen vergeten	Aanvullende anticonceptie gedurende zeven dagen
Week 3		Zonder stopweek doorgaan met nieuwe pilstrip of in aansluiting aan de vergeten pil(len) een pauzeweek inlassen

OVERIGE OORZAKEN VAN VERMINDERDE BETROUWBAARHEID

Bij braken binnen vier uur na het innemen van de pil moet men de pil als nietingenomen beschouwen. Vaak kan dan binnen 36 uur na de laatste niet-uitgebraakte pil alsnog een nieuwe pil worden ingenomen zodat de anticonceptie betrouwbaar blijft. Bij aanhoudend braken moet gehandeld worden volgens het schema in tabel 10.4.

Diarree is alleen een probleem als er waterdunne ontlasting is. De betrouwbaarheid kan ook in het geding zijn door andere resorptiestoornissen, zoals chronische darmziekten, het gebruik van paraffinehoudende laxantia of door binding van de hormonen uit de pil aan actieve koolstof (Norit®).

Medicijnen zoals fenytoïne, carbamezepine, barbituraten en primidon kunnen de betrouwbaarheid van de pil beïnvloeden doordat de hormonen versneld worden afgebroken in de lever. Breedspectrumantibiotica kunnen de resorptie verminderen als gevolg van hun invloed op de darmflora. Dit laatste is alleen aangetoond voor griseofulvine en rifampicine. Vaak wordt ook bij andere antibiotica, zoals amoxicilline, geadviseerd de pil als niet betrouwbaar te beschouwen. De juistheid van dit advies is echter niet aangetoond.

Als een vrouw bij eerdergenoemde medicatie wel de pil wenst te gebruiken, kan men kiezen voor pillen met 50 µg ethinylestradiol en een relatief hoge dosering progestageen. Geadviseerd wordt drie tot vier strippen achtereen te gebruiken met een pilvrije periode van maximaal vijf dagen. Een alternatief is dagelijks twee tabletten van een subvijftigpil te nemen.

OMGAAN MET BIJWERKINGEN EN PILKLACHTEN

In het algemeen wordt de pil goed verdragen. Veel vrouwen ervaren bij de start van de pil bijverschijnselen die lijken op zwangerschapsverschijnselen: geringe gewichtstoename en vochtretentie, gespannen borsten, hoofdpijn, misselijkheid en soms lichte pigmentverschuivingen zoals bij een zwangerschapsmasker (chloasma). Deze verschijnselen worden veroorzaakt door de oestrogenen in de pil en verdwijnen vaak na enkele maanden pilgebruik.

Enkele andere bijwerkingen worden voornamelijk aan de progestagenen toegeschreven: onregelmatig bloedverlies, amenorroe, gewichtstoename, stemmingsveranderingen, libidoverlies en droge slijmvliezen, waaronder die in de vagina.

Doorbraakbloedingen komen vooral in de eerste drie maanden van het pilgebruik voor. Ze zijn geen teken van verminderde betrouwbaarheid van de pil. Het is van belang dat vrouwen die starten met de pil goed zijn voorgelicht over het optreden van doorbraakbloedingen zodat ze bij onregelmatig bloedverlies niet de pil staken en daardoor kans lopen op een ongewenste zwangerschap. Regelmatig innemen van de pil vermindert de kans op doorbraakbloedingen, roken verhoogt die kans. Indien de doorbraakbloedingen langer dan drie maanden blijven bestaan terwijl de vrouw de pil regelmatig inneemt, dan kan dat wijzen op andere oorzaken voor het bloedverlies, zoals een cervicitis op basis van een chlamydia-infectie of afwijkende cervixytologie. Is dit uitgesloten, dan zijn de adviezen afhankelijk van het patroon van het bloedverlies.

Bij *spotting* op onvoorspelbare momenten van de pilcyclus of in de eerste cyclushelft is er vaak endometriumatrofie als gevolg van onvoldoende oestrogene stimulatie. Een mogelijke oplossing is het ophogen van de oestrogeendosering dan wel overstappen op een driefasepreparaat. Als een derdegeneratie pil wordt gebruikt kan overstappen op een tweedegeneratiepil met een minder krachtig werkzaam progestageen een oplossing bieden.

Bij bloedverlies in de tweede cyclushelft kan men de oestrogeendosering verlagen dan wel de progesterondosering verhogen. Progestagenen in de derde generatiepillen hebben de hoogste biologische activiteit en bij gebruik van een tweedegeneratiepil kan overstappen op een derdegeneratiepil een oplossing bieden.

Indien onttrekkingsbloedingen uitblijven, ontstaat een amenorroe. Amenorroe of hypomenorroe (zeer weinig bloedverlies) bij pilgebruik is een gevolg van endometriumatrofie. Bij twijfel dient een zwangerschap te worden uitgesloten. Indien de pil volgens het gebruikelijke schema wordt ingenomen, blijft deze betrouwbaar. Als het uitblijven van onttrekkingsbloedingen niet acceptabel is voor de vrouw, kan men kiezen voor een pil met een hogere oestrogeendosering of een minder potent progestageen.

In sommige gevallen schrijft de pilgebruikster stemmingsveranderingen en libidoverlies aan de pil toe. Deze klachten kunnen echter evengoed verband houden met persoonlijke omstandigheden of ambivalenties in de beleving van de seksualiteit. Het bespreekbaar maken van de persoonlijke omstandigheden kan dit mogelijk verbeteren.

Hoofdpijn tijdens pilgebruik komt vaak voor, maar spanningshoofdpijn en migraine komen ook zonder pilgebruik vaak voor. Hoofdpijn die alleen optreedt tijdens de dagen waarop de pil wordt ingenomen wordt toegeschreven aan een effect van oestrogeenadaptatie. Hoofdpijn in de stopweek wordt veroorzaakt door een daling van oestrogeen- en/of progestageenspiegels. Afhankelijk van de mogelijke oorzaak kan gekozen worden voor toediening van oestrogenen in de stopweek, voor een pilschema waarin de pil meerdere maanden achtereen wordt gebruikt of voor progestageenanticonceptie.

10.7.2 De anticonceptiering en de anticonceptiepleister

Sinds 2003 zijn in Nederland een anticonceptiering en een anticonceptiepleister beschikbaar. Beide bevatten een combinatie van oestrogeen en progestageen, en hun werking berust op dezelfde mechanismen als de combinatiepil.

De vaginale ring is flexibel en transparant, en heeft een diameter van 54 mm. De ring heeft een kern van ethyleenvinylacetaat en bevat 2,7 mg ethinylestradiol en 11,7 mg etonogestrel, de actieve metaboliet van het derdegeneratieprogestageen desogestrel. Gedurende drie weken geeft de ring dagelijks 15 µg ethinylestradiol en 0,12 mg etonogestrel af, die continu door het vaginaslijmvlies worden opgenomen. Na de werkzame periode van drie weken volgt een ringvrije periode van één week, waarin een onttrekkingsbloeding optreedt. De menstruatie kan worden uitgesteld door direct een nieuwe ring in te brengen.

Figuur 10.3   Anticonceptiering.

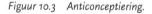

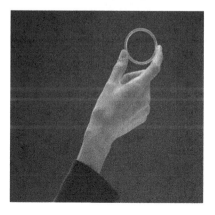
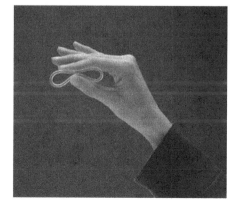

Gebruiksters kunnen de ring zelf inbrengen en verwijderen. De inbrengtechniek is vergelijkbaar met die van een tampon. De ring wordt verwijderd door deze met de middelvinger aan te haken en voorzichtig uit de vagina te trekken. De ring hoeft niet precies op de goede plaats te zitten om werkzaam te zijn. De betrouwbaarheid is vergelijkbaar met de anticonceptiepil. Om betrouwbaar te blijven mag de ring maximaal 3 uur per 24 uur uit de vagina worden gehaald. Raakt de ring uit de vagina, bijvoorbeeld door hard persen bij defecatie, dan kan hij worden teruggeplaatst. Gebruiksters en hun partners voelen in het algemeen de ring niet tijdens geslachtsgemeenschap of vinden het niet bezwaarlijk.

De anticonceptiepleister is een dunne, flexibele huidpleister van ongeveer 4,5 bij 4,5 cm. De pleister is opgebouwd uit een buitenste beschermlaag van beige polyester, een middelste plaklaag die de werkzame stoffen bevat (0,75 mg ethinylestradiol en 6,0 mg norelgestromin), en als binnenste laag een transparant polyester filmpje ter bescherming van de plaklaag in de verpakking. Dit filmpje wordt verwijderd als de pleister op de huid geplakt wordt. Per 24 uur geeft de pleister 20 μg ethinylestradiol en 150 μg norelgestromin af, waardoor een constante hoeveelheid van deze hormonen in het bloed aanwezig is. Door de constante afgifte zijn er in het bloed nauwelijks schommelingen meer in de hormoonspiegels. Net als bij orale anticonceptie en de anticonceptiering is het schema drie weken gebruik, gevolgd door een stopweek van maximaal zeven dagen. In de stopweek treedt een onttrekkingsbloeding op. Eén pleister bevat voldoende voor een anticonceptieve werking van één week, en moet per pleistercyclus van drie weken wekelijks worden vervangen op dezelfde dag als de dag waarop begonnen is. De pleister kan op een schoon, droog, intact en gezond stukje huid van billen, buik, romp of bovenarm worden geplakt. Om huidirritatie zo veel mogelijk te vermijden kan men het beste steeds een andere plaats kiezen. De pleister is bestand tegen aanraking met water. Douchen, baden, zwemmen en sauna hebben geen invloed op de werking of hormoonafgifte. Rondom de pleister mogen geen huidverzorgingsproducten worden gebruikt. Dat betekent ook dat men de pleister vóór het douchen of baden moet opplakken, aangezien veel douche- en badproducten parfum of crèmes bevatten. Ook mag de pleister niet extra worden vastgeplakt met gewone pleister of tape. Als de pleister toch geheel of gedeeltelijk loslaat, dient binnen 24 uur een nieuwe pleister te worden opgeplakt. De pleister is ongeveer even betrouwbaar als de gewone pil. De pleister heeft wel een kleine reserve: als de pleister langer dan een week blijft zitten worden nog maximaal 2 dagen voldoende hormonen afgegeven voor een anticonceptieve werking. Als men na de stopweek te laat weer met de pleister begint of de pleister te laat vervangt, dan zijn dezelfde regels van toepassing als bij het vergeten van de pil. Net als bij de orale anticonceptie kan de stopweek worden overgeslagen of verkort om de maandelijkse bloeding anders te plannen, bijvoorbeeld met het oog op een vakantie.

10.7.3 *Progestageenanticonceptie*

Progestageenanticonceptie is verkrijgbaar als tablet, intramusculaire injectie met depotwerking (prikpil) en subcutaan implantaat. Evenals bij combinatiepreparaten berust de werking van progestageenanticonceptie op het remmen van ovulaties. Continu gebruik van progestativa gaat opbouw en uitrijping van het endometrium tegen en voorkomt zo implantatie van de bevruchte eicel. Dit effect kan ook tot *spotting* en doorbraakbloedingen leiden. Goede voorlichting over het optreden van deze bloedingen voor de start met progestageenanticonceptie verlaagt het percentage gebruiksters dat om deze reden het gebruik staakt.

Bijwerkingen van progestageenanticonceptie zijn onregelmatig bloedverlies, amenorroe, gewichtstoename, stemmingsveranderingen, libidoverlies en droge slijmvliezen, ook van de vagina. Doorbraakbloedingen en spotting kunnen worden behandeld door één tot twee weken naast de progestageenanticonceptie oestrogenen te slikken.

De contra-indicaties en interacties met andere geneesmiddelen van progestageenanticonceptie komen grotendeels overeen met die welke gelden voor orale combinatiepreparaten. Zie tabel 10.3

ORALE PROGESTAGEENANTICONCEPTIE

Orale progestageenanticonceptie wordt ook wel de minipil genoemd. De momenteel verkrijgbare minipil bevat een dagelijkse dosering van 75 µg desogestrel. De kans op zwangerschap is bij orale progestageenanticonceptie groter dan bij orale combinatiepreparaten. De effectiviteit van orale progestageenanticonceptie neemt al af als het pilinterval langer dan 27 uur bedraagt. Ook de kans op doorbraakbloedingen en spotting is groter dan bij orale combinatiepreparaten. Een mogelijke bijwerking is toename van acne en een vette huid. Orale progestageenanticonceptie is vooral geschikt voor gebruik tijdens borstvoeding, omdat het de hoeveelheid borstvoeding niet beïnvloedt.

PRIKPIL

Bij de prikpil wordt om de veertien weken een intramusculaire injectie met 150 mg medroxyprogesteronacetaat (MPA) toegediend. Indien correct toegepast is de kans op zwangerschap zeer laag. Een nadeel van de prikpil is dat, indien deze gedurende lange tijd is gebruikt, het tot anderhalf jaar na de laatste injectie kan duren voor herstel van de vruchtbaarheid optreedt. Ook kunnen tot die tijd cyclusstoornissen optreden ten gevolge van lage restant-bloedspiegels MPA.

SUBCUTAAN IMPLANTAAT

Het implantaat is een klein buigzaam kunststofstaafje, 4 cm lang en 2 mm in doorsnee, dat 68 mg etonogestrel bevat, een metaboliet van desogestrel. Door gereguleerde afgifte wordt dagelijks een kleine hoeveelheid afgegeven. Het implantaat wordt door een arts onder plaatselijke verdoving ingebracht aan de

Figuur 10.4   Subcutaan implantaat.

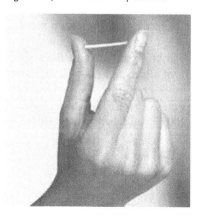

binnenzijde van de bovenarm. Direct na het inbrengen moet het goed voelbaar zijn.

Het implantaat is drie jaar werkzaam, en de betrouwbaarheid is zeer groot als het op het juiste moment en op de juiste wijze is ingebracht. De gepubliceerde zwangerschappen zijn vooral gevallen waarbij het staafje niet in de arm van de vrouw was terechtgekomen maar voor het plaatsen uit de 'injectiespuit' is geraakt.

Anders dan bij de prikpil betekent verwijdering van het implantaat dat de normale ovulatoire cyclus zich onmiddellijk zal herstellen. De voornaamste reden voor voortijdige verwijdering zijn bloedingsproblemen.

10.8   Postcoïtale anticonceptie

Postcoïtale anticonceptie wordt gezien als noodoplossing wanneer een onbeschermde coïtus heeft plaatsgehad of wanneer de anticonceptie mislukt is (condoom gescheurd of pil vergeten), en een zwangerschap ongewenst is. Deze methode wordt ook toegepast na verkrachting. Uiteraard is de kans op zwangerschap afhankelijk van het moment van de cyclus waarop de coïtus heeft plaatsgehad. Coïtus op de dag voor de ovulatie geeft de grootste kans op zwangerschap, namelijk 17%.

Doel van postcoïtale anticonceptie is het voorkomen van de innesteling. Dit kan door medicatie of door een koperhoudend spiraaltje. De huidige morningafterpil bestaat uit twee tabletten met 0,75 mg levonorgestrel, ingenomen met een interval van twaalf uur binnen 72 uur na de coïtus. De methode leidt in 85% tot preventie van onbedoelde zwangerschappen. De morningafterpil is sinds enkele jaren zonder recept verkrijgbaar.

Een ander methode is het zogeheten yuzpeschema oftewel de 2×2-methode, waarbij tweemaal twee combinatiepillen met 50 µg ethinylestradiol en levonorgestrel worden ingenomen met een interval van twaalf uur. Met deze methode wordt 57% van de ongewenste zwangerschappen voorkomen. Voor beide methoden geldt dat toepassing op de derde dag na de coïtus duidelijk minder effectief is dan op de eerste dag.

Een andere medicamenteuze methode van postcoïtale anticonceptie is het antiprogesteron mifepriston. Mifepriston gegeven in de eerste vijf dagen postcoïtum kan gezien worden als postcoïtale anticonceptie ter voorkoming van een ongewenste zwangerschap. Na deze periode kan mifepriston tot een amenorroeduur van acht weken worden gebruikt voor het opwekken van een abortus. Gebruik van mifepriston kan tot uitstel van de menstruatie leiden, wat tot ongerustheid kan leiden indien dit niet is besproken. Mifepriston wordt op recept verstrekt door een aantal apotheken.

Een koperhoudend spiraaltje lijkt de meest effectieve methode om zwangerschap te voorkomen. Dit kan tot vijf dagen na de onbeschermde coïtus. Bij het plaatsen van een spiraaltje moet er aandacht zijn voor het risico op seksueel overdraagbare aandoeningen die tot een PID kunnen leiden. Overwogen moet worden een gift doxycycline 200 mg of azitromycine 1000 mg te geven.

10.9 Anticonceptie post partum

10.9.1 Postpartumanticonceptie met borstvoeding

Bij de biologische anticonceptiemethoden is de lactatieamenorroemethode besproken (paragraaf 10.3.7). Veel vrouwen zullen echter optimale zekerheid wensen en tijdens de borstvoeding voor aanvullende anticonceptie kiezen. Vaak kiezen zij tijdelijk voor een barrièremiddel. Borstvoeding kan ook uitstekend worden gecombineerd met een spiraaltje. Geadviseerd wordt het spiraaltje niet voor de zesde week post partum te plaatsen, omdat de uterus nog moet involueren. De kans op uitstoting of verlies van het spiraaltje en op perforatie van het myometrium waardoor het spiraaltje in de buik komt, is kort post partum verhoogd.
Orale anticonceptie met combinatiepreparaten wordt afgeraden gedurende de eerste zes weken post partum. Dit advies berust op theoretische bezwaren waarvoor geen of beperkt bewijs is: de hoeveelheid borstvoeding gedurende de eerste zes maanden zou erdoor kunnen verminderen, de samenstelling van de borstvoeding zou kunnen veranderen, de steroïden die in de moedermelk terechtkomen zouden effect kunnen hebben op de pasgeborene (de concentratie steroïden in de moedermelk is echter meer dan honderdmaal lager dan in het bloed van de moeder) en oestrogeengebruik in de eerste drie weken post partum zou het tromboserisico bij de moeder kunnen verhogen.
Progestageenanticonceptie kan tijdens de lactatie veilig worden gebruikt en direct of twee weken post partum worden gestart. Een subcutaan implantaat kan vanaf twee weken post partum worden ingebracht.

10.9.2 Postpartumanticonceptie zonder borstvoeding

Alle vormen van anticonceptie kunnen post partum worden toegepast indien geen borstvoeding wordt gegeven. De beperkingen genoemd in de voorgaande paragraaf zoals het verhoogde risico op trombose en het tijdstip van plaatsing van een spiraaltje, gelden eveneens als geen borstvoeding wordt gegeven.

10.10 Sterilisatie

In Nederland worden per jaar ongeveer tienduizend sterilisaties bij vrouwen uitgevoerd. Voor nadere bespreking van deze ingreep, zie paragraaf 2.8.4.

10.11 Herstel van de vruchtbaarheid en anticonceptiemethode

Met uitzondering van sterilisatie hebben alle vormen van anticonceptie ten doel de vruchtbaarheid tijdelijk te beperken. Herstel van vruchtbaarheid treedt op direct na het staken van orale anticonceptie of het verwijderen van een implantaat. Zeven dagen na het staken hebben de gonadotrofinespiegels zich hersteld, en vanaf twee weken na het staken kan een eisprong optreden. Na het stoppen met de pil is het dus niet nodig enkele maanden een zwangerschap te vermijden omdat er nog hormonen in het lichaam aanwezig zijn.

Na het verwijderen van een spiraaltje treedt eveneens onmiddellijk herstel van de vruchtbaarheid op. Wordt een spiraaltje pre-ovulatoir verwijderd, dan kan de gebruikster in dezelfde maand al zwanger raken.

Na gebruik van de prikpil kan herstel van de vruchtbaarheid veel langer op zich laten wachten, de mediaan ligt op tien maanden na de laatste injectie.

Tabel 10.5 Geboorteregeling naar leeftijd van de vrouw.

Leeftijd	Jaar	N	Pil of prikpil	Sterilisatie vrouw	Sterilisatie partner	Spiraal	Condoom	Overige anticonceptie-methoden
Alle leeftijden	1993	4512	47%	4%	9%	3%	8%	3%
	1998	4932	43%	7%	8%	2%	6%	1%
	2003	2436	41%	3%	7%	5%	8%	2%
18-20 jaar	1993	263	66%	0%	0%	1%	4%	1%
	1998	218	65%	0%	0%	0%	3%	0%
	2003	140	57%	0%	0%	0%	4%	1%
20-25 jaar	1993	913	71%	0%	0%	1%	6%	3%
	1998	646	71%	0%	0%	0%	4%	1%
	2003	394	67%	0%	0%	3%	6%	1%
25-30 jaar	1993	971	61%	1%	1%	2%	8%	2%
	1998	830	66%	0%	1%	3%	6%	0%
	2003	397	56%	1%	0%	5%	7%	2%
30-35 jaar	1993	946	41%	3v	9%	5%	11%	2%
	1998	875	47%	2%	4%	3%	10%	1%
	2003	502	39%	1%	3%	5%	10%	2%
35-40 jaar	1993	867	28%	9%	20%	5%	8%	4%
	1998	841	36%	7%	13%	4%	6%	2%
	2003	489	30%	5%	13%	6%	9%	2%
40-45 jaar	1993	553	17%	16%	22%	4%	6%	5%
	1998	757	21%	13%	19%	4%	7%	2%
	2003	514	23%	9%	19%	6%	7%	2%
45-50 jaar	1993	–	–	–	–	–	–	–
	1998	764	14%	20%	13%	2%	5%	1%
	2003	–	–	–	–	–	–	–

N = Aantal vrouwen in de steekproef. – = Gegevens ontbreken.
Bron: Centraal Bureau voor de Statistiek, Voorburg/Heerlen 2007.

Literatuur

Beerthuizen RJ. Anticonceptie. Utrecht: Nederlandse Vereniging voor Obstetrie en Gynaecologie, 2005. http://www.nvog.nl > voorlichting > patiëntenvoorlichting > gynaecologie > algemene gynaecologie.

Beerthuizen RJCM. Er is meer dan de pil. Winterswijk: Stichting Anticonceptie Nederland, 2002.

Beijderwellen L, Does FEE van der, Kardolus GJ, Lobo C, Sluisveld ILL van, Boukes FS. NHG-Standaard Hormonale anticonceptie (tweede herziening). Huisarts Wet 2003;46:552-63.

Dieben TOM, Roumen FJME, Apter D. Efficacy, cycle control, and user acceptability of a novel combined contraceptive vaginal ring. Hum Reprod 1996;11:2443-8.

Dukkers van Emden DM, Smeenk RCJ, Verblackt HWJ, Westerveld MC, Wiersma Tj. NHG-Standaard Het spiraaltje. Huisarts Wet 2000;43:314-20.

Grabrick DM, Hartmann LC, Cerhan JR, Vierkant RA, Therneau TM, Vachon CM, et al. Risk of breast cancer with oral contraceptive use in women with a family history of breast cancer. JAMA 2000;284:1791-8.

Heineman MJ, Evers JLH, Massuger LFAG, Steegers EAP, redactie. Obstetrie en gynaecologie: De voortplanting van de mens. 6e dr. Maarssen: Elsevier gezondheidszorg, 2007.

Hillis SD, Marchbanks PA, Tylor LR, Peterson HB. Poststerilization regret: Findings from the United States Collaborative Review of Sterilization. Obstet Gynecol 1999;93:889-95.

Hubacher D, Lara-Ricalde R, Taylor DJ, Guerra-Infante F, Guzmán-Rodríguez R. Use of copper intrauterine devices and the risk of tubal infertility among nulligravid women. N Engl J Med 2001;345:561-7.

Inspectie voor de gezondheidszorg. Advies sterilisatie bij mensen met een geestelijke handicap (herzien advies december 1998). Den Haag: Inspectie voor de gezondheidszorg, 2005.

Kemmeren JM, Tanis BC, Bosch MA van den, Bollen EL, Helmerhorst FM, Graaf Y van der, et al. Risk of arterial thrombosis in relation to oral contraceptives study: Oral contraceptives and the risk of ischemic stroke. Stroke 2002;33:1202-8.

Khader YS, Rice J, John L, Abueita O. Oral contraceptives use and the risk of myocardial infarction: A meta-analysis. Contraception 2003;68:11-7.

Lethaby AE, Cooke I, Rees M. Progesterone/progestin releasing intrauterine systems versus either placebo or any other medication for heavy menstrual bleeding. Cochrane Database Syst Rev 2000:CD002126.

Marchbanks PA, McDonald JA, Wilson HG, Folger SG, Mandel MG, Daling JR, et al. Oral contraceptives and the risk of breast cancer. N Eng J Med 2002;346:2025-32.

Peterson HB, Xia Z, Hughes JM, Wilcox LS, Tylor LR, Trussell J. The risk of pregnancy after tubal sterilization: Findings from the US Collaborative Review of sterilization. Am J Obstet Gynecol 1996;174:1161-70.

Tanis BC, Bosch MA van den, Kemmeren JM, Cats VM, Helmerhorst FM, Algra A, et al. Oral contraceptives and the risk of myocardial infarction. N Eng J Med 2001;345:1787-93.

Vandenbroucke JP, Rosing J, Bloemenkamp KWM, et al. Oral contraceptives and the risk for venous trombosis. N Engl J Med 2001;34:1527-35.

Wilkinson D, Ramjee G, Tholandi M, Rutherford G. Nonoxynol-9 for preventing vaginal acquisition of HIV infection by women from men. Cochrane Database Syst Rev 2002:CD003936.

World Health Organization. Medical eligibility criteria for contraceptive use, third edition, Geneva: WHO, 2004. http://www.who.int/reproductive-health/publications.

Website

http://www.nvog.nl. NVOG-richtlijnen.

http://www.anticonceptie-online.nl. Stichting Anticonceptie Nederland.

http://www.nhg.artsennet.nl. Artsennet, portal van de KNMG.

http://www.who.int/reproductive-health/publications. World Health Organization, sexual and reproductive health resources.

11 Seksualiteit en gynaecologie

I. Dries, W.L. Gianotten, M.J. Ramakers en Ph.T.M. Weijenborg

11.1 Inleiding

Mensen beginnen niet gemakkelijk uit zichzelf te praten over verstoorde seksualiteit of intimiteit. Dit heeft voor een deel te maken met de verwarring die een seksueel probleem oproept; met teleurstelling vanwege niet gehaalde verwachtingen; het niet willen afvallen van de partner; met de gedachte dat men een probleem zelf hoort op te lossen; maar ook gewoon uit gêne omdat het over seks gaat. Zelfs bij heel uitgesproken, grote seksuele problemen zet slechts een klein percentage mensen zelf de stap naar de hulpverlening. Niets zeggen is dus niet abnormaal, maar het lost alleen niets op. Juist in het proactief vragen naar het seksuele functioneren schuilt de kracht van de hulpverlening. Zoals:

- 'Zijn er sinds uw behandeling voor kanker dingen veranderd op seksueel gebied?'
- 'We weten van de medicijnen die u gebruikt dat ze de seksualiteit negatief kunnen beïnvloeden. Hebt u dat ook gemerkt? Als dat zo is, dan hebben we daar waarschijnlijk ook oplossingen voor'.
- 'Met al die onderzoeken en de (gynaecologische) operatie komt bij de meeste mensen de seksualiteit in de knel te zitten. Als dat zo is, dan is het verstandig om daar eens naar te kijken. Veel vrouwen en hun partners hebben dan ook vragen over seksualiteit en intimiteit. Zijn er wat dat betreft bij jullie vragen of problemen?'

Uit veel trainingen rond seksualiteit blijkt het volgende. Wie nooit vraagt naar seksueel functioneren of naar seksuele problemen, zal niets nieuws leren. Wie er wel naar vraagt, zal enerzijds merken dat het contact met de patiënte al snel veel persoonlijker wordt. En anderzijds is er een reële kans dat met beter seksueel functioneren en meer intimiteit tussen partners de kwaliteit van leven met sprongen vooruitgaat.

Mensen hebben geen sjablonen hoe om te gaan met seksualiteit als er ook sprake is van zwangerschap, kanker, gynaecologische problemen enzovoort. Daar mag best enige hulp bij geboden worden. Bij lotgenotencontact worden vanzelfsprekend veel sjablonen aangereikt. Het lastige is echter dat veel mensen deze stap niet zetten. Dit wordt gedeeltelijk ondervangen door de anonieme discussie op internet. Vanuit de hulpverlening is er een andere mogelijkheid, namelijk anoniem andere mensen opvoeren. Bijvoorbeeld: 'Ik weet dat mensen in dezelfde situatie dit of dat hebben gedaan. En vaak pakte dat goed uit. Ik weet niet of dat iets is wat bij jullie zou passen, maar je zou kunnen overwegen om het er eens samen over te hebben'.

De ziektebeelden die in dit boek aan de orde zijn gekomen, hebben invloed op de seksualiteit en de relatie. Soms is het nodig om via de arts of de seksuoloog medicatie, intensieve therapie of een hulpmiddel in te zetten. Maar de O&G-verpleegkundige kan ook veel doen door er simpelweg naar te vragen en mensen aan het werk te zetten om weer met plezier te gaan vrijen. Dit hoofdstuk beoogt een theoretisch kader te scheppen om bovenstaande daadwerkelijk in de praktijk te brengen.

11.2 Seksuologie

Seksuologie is de leer van het normale en gestoorde geslachtsleven van de mens. Seksuologische hulpverlening is een onderdeel daarvan, naast seksuologisch onderwijs, seksuologische preventie en voorlichting, en seksuologisch wetenschappelijk onderzoek. In Nederland zijn de meeste seksuologen aangesloten bij de Nederlandse Vereniging Voor Seksuologie (NVVS). De NVVS registreert gekwalificeerde seksuologen op het terrein van de seksuologische hulpverlening (seksuoloog NVVS/SH) en seksuologische voorlichting, preventie en onderwijs (seksuoloog NVVS/VPO). Daarnaast is er een register Aantekening seksuologie NVVS (zie ook http://www.nvvs.info).

Wanneer je je professioneel met seksualiteit en met seksuele problemen gaat bezighouden, is het goed om een aantal basisbegrippen te kennen. Seksualiteit is namelijk een belangrijk gegeven in ieders leven. Het is goed om je te realiseren dat seksualiteit voor ieder individu een eigen betekenis heeft, die in de verschillende fasen van het leven zal wisselen. De betekenis zal met name ook gekleurd zijn door de (seksuele) opvoeding en voorlichting, en door de seksuele ervaringen die iemand heeft. Seksualiteit kan meerdere functies hebben, die niet voor iedereen evenveel gewicht hebben. De volgende kernfuncties zijn te onderscheiden.

- **Voortplanting.** Seksualiteit en voortplanting zijn van oudsher sterk met elkaar verweven, maar door de toegenomen kennis en kunde in de geneeskunde verder van elkaar af komen te staan. De mogelijkheden voor behandeling nemen nog steeds toe. De moderne anticonceptiva verlenen vrouwen en mannen seksuele vrijheid, maar ook de – soms lastige – keuze om zelf het moment voor een eventuele zwangerschap te bepalen. Een aantal vrouwen komt door (te lang) uitstellen van kinderwens uiteindelijk in een fase van verminderde vruchtbaarheid. Langdurig vruchtbaarheidsonderzoek en langdurige fertiliteitsbehandeling kunnen de normale seksualiteit verstoren. Andersom kan uiteraard door problemen bij seksualiteit, bijvoorbeeld vaginisme, ongewenste kinderloosheid optreden.
- **Intimiteit.** Seks brengt mensen in contact met elkaar. Het is een drijvende kracht bij het aangaan en in stand houden van relaties. Er ontstaat intimiteit als beide partners zich kwetsbaar durven en kunnen opstellen. Aan de andere kant kan seks ook een bron zijn van problemen, bijvoorbeeld bij afwijzing, machtsongelijkheid en vernedering. Bij paren met seksuele problemen ontstaan gemakkelijk communicatieproblemen. In eerste instantie praat men niet meer over seksuele wensen en verwachtingen, later ook niet meer over andere onderwerpen. Seksuele problemen bij iemand die geen partner heeft, kunnen zo iemand onzeker of beschaamd maken en haar belemmeren in het aangaan van relaties.
- **Lustbeleving.** Seks kan mensen plezier verschaffen. Naast voortplanting en intimiteit is er het fysieke aspect van een orgasme als ontlading na – solitair of samen met een partner – het opbouwen van een seksuele spanningsboog. In vrijheid genieten van seksueel plezier versterkt de eigenwaarde, versterkt het gevoel van mannelijkheid of vrouwelijkheid en leidt tot een positief lichaamsbeeld. Omgekeerd leiden seksuele problemen vaak tot onzekerheid, faalangst en aantasting van de eigenwaarde of van het gevoel man of vrouw te zijn. Dit gevoel van seksueel falen kan zich uitstrekken tot buiten de slaapkamer, iemand kan zich ook minderwaardig gaan voelen in andere situaties dan seksuele.

Door hun relatie met voortplanting, intimiteit en lustbeleving kunnen seksuele problemen de kwaliteit van leven in belangrijke mate beïnvloeden.

11.2.1 De voorwaarden voor seksueel functioneren

Er is een aantal lichamelijke voorwaarden om seksueel te kunnen functioneren. De uitwendige en inwendige geslachtsorganen dienen niet alleen normaal aangelegd te zijn (anatomie), maar ook te functioneren (fysiologie). Geslachtshormonen zijn met name belangrijk voor het seksueel verlangen. Het zenuwstelsel is belangrijk om (seksuele) prikkels door te geven. Bloedvaten zorgen voor toevoer (tijdens seksuele opwinding) en afvoer van bloed (herstelfase). De bekkenbodemspieren vervullen een belangrijke rol tijdens het orgasme.
Naast lichamelijke voorwaarden zijn er ook meer psychologische en relationele factoren. Om optimaal seksueel te kunnen functioneren is het belangrijk dat de binnenkomende prikkels op een positieve manier verwerkt worden in het centraal zenuwstelsel (psychosomatische cirkel). Iemands gedachten (cognities) over seksualiteit bepalen in belangrijke mate of hij of zij seksuele prikkels als positief of als negatief ervaart. De ervaringen kleuren de cognities. Iemand die tijdens seks tot dan toe alleen maar ellende en pijn heeft gehad, zal seksuele opwinding als minder prettig ervaren dan iemand die de voorgaande vrijpartijen heerlijk, opwindend en spannend vond. Voor vrouwen is de relationele context belangrijker dan voor mannen. Dat wil zeggen, vrouwen hebben voor een positieve seksuele ervaring niet alleen de juiste seksuele stimulansen nodig, maar waarderen het vrijen beter als dit gebeurt met een partner die ze waarderen, in een sfeer en een context die ze waarderen. Daarnaast moet er uiteraard een mogelijkheid zijn om (alleen of met een ander) aan de gewenste seksualiteit uiting te geven.

11.2.2 De seksuele responscyclus

In de seksuologie heeft men geprobeerd om te beschrijven wat er gebeurt tijdens het vrijen: de seksuele responscyclus (figuur 11.1; zie ook het deel Algemeen, paragraaf 3.2). Dat kan in een heteroseksuele vrijpartij, in een homoseksuele vrijpartij of solo. In die indeling kennen we vijf verschillende fasen.

Figuur 11.1   *De seksuele responscyclus.*
Grafische voorstelling van de seksuele opwinding tijdens verschillende fasen van de seksuele reactiecyclus. De intensiteit van de stippeling geeft de mate weer waarin de aandacht op zichzelf gericht is (niet gestippeld) of op de partner (gestippeld).

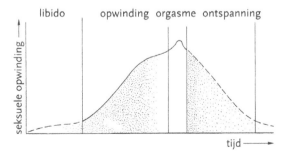

LIBIDO

Ook wel 'de zin om te vrijen' of 'seksueel verlangen' genoemd. Het seksueel verlangen wordt onder andere hormonaal gestuurd. Testosteron is daarbij het belangrijkste hormoon, in ieder geval voor mannen. Voor vrouwen is inmiddels duidelijk dat er ook testosteron nodig is voor het seksueel verlangen, zij het in veel kleinere hoeveelheden dan bij de man, maar daarnaast – en dat is in de praktijk veel belangrijker – dat het seksueel verlangen bij vrouwen ook erg afhankelijk is van de relatie met de partner. Naarmate men ouder wordt, daalt het seksuele verlangen enigszins. Dat speelt bij vrouwen en mannen en heeft waarschijnlijk bij beiden te maken met een langzaam dalende testosteronspiegel. Veel problemen van verminderd seksueel verlangen bij vrouwen hebben te maken met (onderliggende) relatieproblemen en/of depressie. Depressie is de meest voorkomende oorzaak van geen zin.

In principe zijn er drie stoornissen in het seksueel verlangen: verminderd seksueel verlangen, seksuele aversie en overmatig seksueel verlangen. Bij vrouwen is verminderd seksueel verlangen een van de meest voorkomende seksuele problemen. Seksuele aversie komt af en toe voor bij vrouwen, en kan een relatie hebben met vroegere negatieve (seksuele) ervaringen. Ook kan (religieuze en/of culturele) repressie van seksualiteit een rol spelen. Overmatig seksueel verlangen komt bij vrouwen zelden voor.

Wat veel voorkomt in heteroseksuele relaties is dat er een verschil is in verlangen. Ieder stel moet een manier vinden om om te gaan met de verschillen die er bestaan tussen beide partners. De meeste paren komen daar wel uit. Soms gaat het alleen maar om zin in andere dingen of zin op andere momenten. En soms zijn de verschillen (te) groot of is de wil om zich aan elkaar aan te passen er niet (meer). Gemiddeld hebben mannen meer zin in genitale seks, in presteren, in penetratie en in klaarkomen. Gemiddeld hebben vrouwen meer zin in relatiegericht vrijen met vooral contact en sensualiteit. Dat is niet beter of slechter, maar anders.

SEKSUELE OPWINDING

Seksuele opwinding heeft een emotionele en een fysieke component.

- **Emotionele of subjectieve opwinding** is het zich opgewonden voelen, 'geil zijn'.
- **Fysieke of genitale opwinding** uit zich in het gehele lichaam (bijvoorbeeld versnelde polsslag, toegenomen bloeddruk, versnelde ademhaling, spierbewegingen), met als duidelijkste uitingen in de geslachtsorganen bij de man het stijf worden van de penis en bij de vrouw het vochtig worden van de vagina. Lang niet alle vrouwen kunnen aangeven of en hoeveel ze lubriceren. Als een vrouw gemeenschap heeft terwijl ze emotioneel niet opgewonden is en dus onvoldoende lubriceert (droog is), kan dat pijn veroorzaken. Bij vrouwen met suikerziekte kan het gebeuren dat de vrouw zich wel degelijk emotioneel opgewonden voelt maar dat de vagina traag of onvoldoende vochtig wordt. Dit kan gebeuren bij diabetische neuropathie (zenuwbeschadiging bij suikerziekte).

In principe zijn er dan ook twee soorten opwindingsstoornis: de genitale en de subjectieve opwindingsstoornis; oftewel het verschil tussen de emotionele opwinding en de fysieke uiting daarvan. De twee kunnen ook min of meer los van elkaar voorkomen.

PLATEAUFASE

Dit is de fase waarin de aandacht naar binnen is gericht en gefocust is op de eigen seksuele opwinding.

HET ORGASME

Het orgasme of het klaarkomen is de ontlading van de opgebouwde seksuele spanning, voor ieder individueel verschillend emotioneel gekleurd, maar lichamelijk bestaand uit het ritmisch samentrekken van de bekkenbodemspieren en van de kleine gladde spiertjes in de inwendige genitalia. Wat betreft de snelheid of het gemak van klaarkomen is er een duidelijk verschil tussen man en vrouw. De meeste mannen komen gemakkelijk en tamelijk snel tot een hoogtepunt. Bij vrouwen kost dat meer tijd (en in het algemeen ook meer moeite). Te vlug klaarkomen gebeurt eigenlijk bijna nooit bij vrouwen, terwijl veel mannen daar last van hebben.

Ook hier weer is er verschil tussen het lichamelijke proces van klaarkomen (en bij de man de daarbij behorende zaadlozing) en aan de andere kant het beleven van het orgasme. In principe bestaan er vier stoornissen.

- **Orgasmestoornis.** Geen of vertraagd optredend orgasme. Als een vrouw een orgasme krijgt tijdens het masturberen en niet tijdens seks met een partner, is dat geen orgasmestoornis. Bij het krijgen van een orgasme tijdens seks met een partner spelen voor vrouwen behalve goede seksuele stimulatie ook de partner zelf en de context of sfeer waarin het vrijen zich afspeelt een belangrijke rol.
- **Anhedonisch orgasme.** Wel de fysiologische reacties horend bij het orgasme, maar geen of weinig intens orgasmegevoel. Alleen bij mannen:
- **Ejaculatiestoornis.** Wel orgasme maar geen, weinig krachtige of retrograde ejaculatie. Bij een retrograde ejaculatie komt de zaadlozing niet meer naar buiten maar gaat de blaas in. De man ervaart dan nog wel een orgasme.
- **Voortijdig orgasme.** Te snel optredend orgasme. Dit is bij mannen in het algemeen na erectiestoornissen de meest voorkomende seksuele klacht.

DE RESOLUTIE- OF HERSTELFASE

De fase waarin de lichamelijke veranderingen weer terugkeren naar de uitgangspositie. In de kliniek zie je zelden problemen in deze fase. Inmiddels is duidelijk dat de klassieke seksuele responscyclus vooral een weergave is van de mannelijke seksuele respons. Bij vrouwen gaat veel minder duidelijk seksueel verlangen vooraf aan de seksuele opwinding, maar zie je vaker dat tijdens de seksuele opwinding het verlangen duidelijker wordt. Vrouwen verwoorden dat bijvoorbeeld zo: 'Ik heb niet zoveel zin als mijn man, maar als we eenmaal bezig zijn met vrijen, krijg ik er meestal wel zin in'.

11.2.3 Seksuele disfuncties

Bij het bespreken van de seksuele responscyclus zijn er verschillende fasen. In ieder van die fasen is het mogelijk dat er iets fout loopt. Dat noemt men een seksuele disfunctie. Aan de hand van de seksuele responsfasen worden de seksuele disfuncties als volgt omschreven.

- **Verminderd seksueel verlangen:** weinig of geen zin in seks.
- **Seksuele aversie:** angst voor of afkeer van seks.

- **Overmatig seksueel verlangen:** geobsedeerd door/verslaafd aan seks enzovoort.
- **Genitale-opwindingsstoornis:** penis niet, niet voldoende of maar korte tijd stijf (erectiestoornis); vagina niet, niet voldoende of maar korte tijd vochtig (lubricatiestoornis).
- **Seksuele-opwindingsstoornis:** geen, weinig intens of maar kort aanhoudend gevoel van seksuele opwinding; erectie c.q. lubricatie onaangetast.
- **Orgasmestoornis:** geen of vertraagd optredend orgasme.
- **Anhedonisch orgasme:** wel de fysiologische reacties horend bij het orgasme maar geen of weinig intens orgasmegevoel.
- **Ejaculatiestoornis:** wel orgasme, maar geen, weinig krachtige, of retrograde ejaculatie.
- **Voortijdig orgasme:** te snel optredend orgasme.
- **Dyspareunie:** pijn in de geslachtsdelen voor, tijdens of na seksuele activiteit.
- **Vaginisme:** reflectoire, onvrijwillige contracties van de bekkenbodemspieren, buikspieren, rug- en beenspieren, met in wisselende mate angst voor pijn op moment van insertie van penis, vinger, tampon of speculum.

11.2.4 Seksuele hulpvraag

Niet iedereen met symptomen van een seksuele functiestoornis heeft daar last van, en van degenen die er last van hebben zoekt niet iedereen hulp. Of mensen met de symptomen van een seksuele functiestoornis hier ook hulp voor zoeken, zal onder meer afhangen van:
- de vraag of zij 'last' hebben van die symptomen;
- het belang dat zij aan seksualiteit toekennen;
- of zij het zoeken van hulp bij seksuele problemen aanvaardbaar achten;
- de beschikbaarheid van vormen van hulp die zij aanvaardbaar achten.

Hulpverlenen begint meestal pas als er een hulpvraag is. Voor sommige mensen is een seksuele disfunctie een probleem waarvoor zij hulp willen (vragen). Bijvoorbeeld de patiënte met dyspareunie die verdrietig is omdat het vrijen niet meer gaat, omdat er relatieproblemen ontstaan, omdat ze niet meer durft te beginnen met vrijen of omdat ze geen relatie meer durft aan te gaan. Voor anderen is seksuele disfunctie geen probleem. Bijvoorbeeld de patiënte die geopereerd is vanwege baarmoederhalskanker en geen orgasme krijgt, maar dat 'geen probleem' vindt omdat ze nu vooral behoefte heeft aan geborgenheid. Zolang iemand geen probleem heeft, is er geen hulp nodig. Het kan wel zo zijn dat zo iemand gebaat is bij informatie en advies.

11.2.5 Het vóórkomen van seksuele problemen

Stoornissen in het verlangen en seksuele opwindingsstoornissen zijn bij vrouwen de twee meest voorkomende disfuncties. Pijnklachten nemen bij vrouwen de derde plaats in. In Nederland is in de jaren tachtig en negentig een aantal onderzoeken uitgevoerd naar het vóórkomen van een aantal seksuele problemen. Op grond daarvan schat men de prevalentie van seksuele disfuncties onder mannen en vrouwen tussen de 18 en 65 jaar op ten minste 10-20% bij mannen en ten minste 15-35% bij vrouwen (zie tabel 11.1).

Tabel 11.1   Prevalentie van seksuele disfuncties in de Nederlandse bevolking in 2006.

	Mannen (n = 2013)			Vrouwen (n = 2024)		
	Wel eens problemen	Problemen, regelmatig of vaker	Disfuncties*	Wel eens problemen	Problemen, regelmatig of vaker	Disfuncties*
Seksuele aversie[†]	14,4%	2,0%	0,9%·	32,9%	5,8%	4,1%[#]
Erectieproblemen	56,4%	10,2%	7,9%	–	–	–
Lubricatieproblemen	–	–	–	56,0%	12,9%	9,0%
Problemen met de subjectieve opwinding	14,2%	1,3%	0,8%·	35,1%	6,3%	3,3%[#]
	37,7%	5,3%	2,9%·	80,0%	26,6%	9,7%[#]
Orgasmeproblemen	64,1%	20,9%	10,4%[#]	20,9%	2,6%	0,5%·
Voortijdig orgasme	10,7%	0,9%	0,7%·	29,6%	6,5%	5,4%[#]
Dyspareunie	88,0%	29,9%	16,7%	91,6%	37,9%	19,5v[#]
Probleem[‡]						

[#] Significant hoger percentage dan bij de andere sekse (p ≤ 0,01).
· Significant lager percentage dan bij de andere sekse (p ≤ 0,01).
* Probleem komt minstens regelmatig voor, met een lastscore van ten minste 3.
[†] Onderzocht bij 2073 mannen en 2075 vrouwen.
[‡] Minstens één probleem met het seksueel functioneren.
Bron: Kedde & Haas 2006.

Het tegelijk optreden van diverse seksuele disfuncties is geen uitzondering. Dat is niet verwonderlijk, want de seksuele responscyclus verloopt in een aantal opeenvolgende fasen. Wanneer in één van de fasen een probleem bestaat, kunnen in de volgende fasen ook problemen optreden. Opwindingsstoornissen bijvoorbeeld komen vaak tegelijk voor met orgasmestoornissen. Vrouwen met dyspareunie (pijn bij gemeenschap) hebben vaak ook een opwindingsstoornis; deze kan zowel oorzaak als gevolg zijn.

11.2.6   *De oorzaken van seksuele disfuncties*

Bij de meeste seksuele problemen is sprake van een interactie tussen lichamelijke (somatische), psychische, relationele en sociale factoren, dat wil zeggen deze aspecten beïnvloeden de seksualiteit en elkaar, zowel in gezonde situaties als bij problemen met seksualiteit.

LICHAMELIJKE RISICOFACTOREN
*   **Geslacht.** Vrouwen rapporteren vaker seksuele disfuncties dan mannen.
*   **Leeftijd.** Opwindingsstoornissen kunnen met het ouder worden beginnen of verergeren. Vaak wordt er gedacht dat vrouwen die in de overgang zijn niet goed meer gemeenschap kunnen hebben vanwege die overgang. Maar uit onderzoek blijkt dat ook vrouwen op hogere leeftijd nog voldoende opgewonden kunnen raken, als er maar genoeg tijd wordt uitgetrokken, en – en dat zagen we al eerder – er voldoende seksuele stimulatie is door een partner die gewaardeerd wordt.

- **Endocriene (hormonale) factoren.** Seksueel verlangen is bij mannen, maar ook bij vrouwen gekoppeld aan testosteron. In de loop van het leven daalt zowel bij mannen als vrouwen het testosterongehalte.
- **Depressie.** Tijdens een depressie neemt doorgaans het seksueel verlangen af.
- **Diabetes.** Door neuropathie kan de 'bedrading' van het lubricatiemechanisme verstoord raken. Recidiverende infecties aan vulva en vagina (bijvoorbeeld bij vrouwen met diabetes) kunnen leiden tot pijn en uiteindelijk ook weer tot verminderde zin en opwinding.
- **Medicatie.** Bijvoorbeeld bloeddrukverlagers, slaapmiddelen, angstremmers en antidepressiva. Antidepressiva remmen het orgasme. Bij vrouwen die al moeite hebben met het bereiken van een orgasme is dat bij gebruik van antidepressiva soms helemaal niet meer mogelijk.
- **Algemene gezondheidstoestand.** Pijn en/of vermoeidheid, bijvoorbeeld bij gynaecologische kanker, kunnen leiden tot een verminderd seksueel verlangen en/of opwindings- en orgasmeproblemen.

PSYCHOSOCIALE RISICOFACTOREN

Een deel van de mensen vindt het soms moeilijk te accepteren dat niet-lichamelijke oorzaken een rol spelen bij seksualiteit, en dus ook bij seksuele disfuncties. Toch spelen allerlei psychische factoren een belangrijke en – als je het goed uitlegt – voor patiënten begrijpelijke en acceptabele rol.

Gebrek aan kennis, onjuiste kennis en/of gebrek aan vaardigheden kunnen seksuele problemen veroorzaken. In onze ontwikkeling krijgen we vanuit ouders, religie, school, vrienden en de media directe, maar ook impliciete seksuele voorlichting. Daar zitten correcte of 'goede' boodschappen bij, maar ook misleidende of zelfs destructieve. Veel van die boodschappen hebben te maken met sekserollen: wat je als man moet doen of wat je als vrouw moet ervaren. Voorbeelden van misleidende boodschappen zijn:

- 'Als je eenmaal aan een vrijpartij begint moet je hem ook afmaken (mét coïtus en mét orgasme)';
- 'Je moet niet egoïstisch zijn in bed (en dus moeten beiden klaarkomen)';
- 'Als je genoeg van elkaar houdt, dan wil je op den duur hetzelfde';
- 'Mannen zijn verantwoordelijk voor het seksuele gebeuren';
- 'Een orgasme is pas echt goed als je tegelijk klaarkomt'.

Door gebrekkige of onjuiste informatie of door negatieve ervaringen kunnen angsten en remmingen ontstaan die het deelnemen aan en het genieten van seks in de weg kunnen staan. Wij noemen een aantal voorbeelden.

- Angst voor seksueel overdraagbare aandoeningen.
- Onzekerheid of gebrekkig seksueel zelfvertrouwen. Als je nog weinig positieve ervaring hebt en alle andere mensen lijken seksueel fantastisch te functioneren, dan helpt dat niet om ontspannen in een vrijage te stappen. Kwetsende opmerkingen van een (vorige) partner over je seksuele prestatie of over je lichaam maken het moeilijker om zin en opwinding te krijgen.
- Faalangst. Wie bang is dat het (alweer) niet zal lukken, loopt een gerede kans op weinig opwinding en/of goed seksueel functioneren.
- Angst voor zwangerschap.
- Angst voor controleverlies.
- Angst voor lust of seksuele opwinding.
- Remming door schaamte over het eigen lichaam.

- Remming door ervaringen met seksueel misbruik. Ongeveer 39% van de vrouwen en ongeveer 7% van de mannen heeft in enige mate seksueel geweld meegemaakt dat later nog effect heeft op hun seksuele functioneren. Stoornissen in het seksueel verlangen, seksuele aversie en stoornissen in de seksuele opwinding kunnen het gevolg zijn van seksueel misbruik.
- Zingevingsproblematiek – al dan niet in een religieuze context – kan bijdragen aan seksueel disfunctioneren.

Relationele problemen kunnen stoornissen in het seksueel verlangen veroorzaken. Hoewel relatieproblemen vaker oorzaak dan gevolg zijn van seksuele problemen, kan het omgekeerde ook voorkomen. Machtsconflicten en communicatieproblemen spelen vaak een rol bij relationele problematiek. Met andere woorden als:

- er ruzie is;
- er een machtsstrijd gaande is;
- de een gekwetst is door overspel of ontrouw van de ander;
- men geen belangstelling meer heeft voor elkaar;
- er geen contact of intimiteit meer is.

In het algemeen is er niet één bepaalde oorzaak maar is er sprake van meerdere oorzaken en factoren die een probleem in stand houden. Door de verwevenheid van problematiek is niet altijd goed te achterhalen of psychosociale en/of relationele problemen van een persoon (en partner) oorzaak of gevolg zijn van de seksuele stoornis.

De seksuoloog zal zoeken naar die verschillende oorzaken om inzicht in het ontstaan en in de samenhang te krijgen. Dat geeft meestal ook een ingang voor de behandeling. Lang niet altijd moeten alle factoren worden behandeld. Het is nodig om het evenwicht tussen enerzijds stimulerende factoren en anderzijds afremmende factoren weer zó goed te krijgen dat er geen disfunctie meer is.

11.3 Dyspareunie

Het Griekse woord *dyspareunie* betekent letterlijk 'het niet bij elkaar passen van bedgenoten'. Het wordt gedefinieerd als 'steeds weerkerende of aanhoudende genitale pijn bij de man of vrouw, samenhangend met de coïtus'. Het gaat dus om pijn bij de geslachtsgemeenschap. Bij mannen komt dyspareunie weinig voor, bij vrouwen is het een veelvoorkomend probleem.

Bij vrouwen komt deze klacht vooral voor in de leeftijd tussen de 25 en 30 jaar en rond de 50 jaar (perimenopauzale vrouwen). In een groot Amerikaans onderzoek bleek in 1999 21% van de vrouwen tussen 18 en 29 jaar klachten van dyspareunie te hebben. Dyspareunie bij vrouwen wordt onderverdeeld in twee soorten:

- oppervlakkige dyspareunie: het naar binnen gaan van de penis doet pijn;
- diepe dyspareunie: het doorstoten van de penis doet pijn.

11.3.1   Oorzaken

Er kunnen allerlei lichamelijke oorzaken zijn voor oppervlakkige dyspareunie, variërend van vulvovaginale infecties tot vulvacarcinoom. Pijnlijke processen dieper in de schede, de baarmoeder, de eierstokken of de buik- en bekkenholte kunnen pijn veroorzaken bij het dieper doorstoten van de penis. Zo kan een PID veel last veroorzaken bij gemeenschap, maar ook een (geobstipeerde) dikke darm. Dit laatste kan bijvoorbeeld voorkomen bij zwangeren die ijzermedicatie slikken, ijzer werkt namelijk obstiperend.

11.3.2   Diagnose

Indien er een lichamelijke oorzaak is voor dyspareunie, wordt deze meestal tijdens een gynaecologisch onderzoek door de huisarts of gynaecoloog vastgesteld. Soms is een consult door de dermatoloog nodig, als er sprake is van een huidafwijking, bijvoorbeeld psoriasis.

Als de somatische aandoening verholpen is, kan de klacht van pijnlijke gemeenschap verdwijnen, maar dat gebeurt niet altijd. Pijn kan blijven optreden als de vrouw gemeenschap heeft, en daarbij onvoldoende opgewonden is en/of onvoldoende ontspannen is, bijvoorbeeld omdat ze bang is 'dat het weer pijn gaat doen'. Dan kan er sprake zijn van het vulvairevestibulitissyndroom (VVS) oftewel focale vulvitis. Kenmerkend voor vrouwen met VVS is dat er aanvankelijk alleen pijn is aan het begin van de gemeenschap, bij de penetratie. Door toenemende opwinding en lubricatie tijdens de coïtus kan de pijn verminderen of verdwijnen. Na het vrijen is er dan een schraal branderig gevoel. Deze branderigheid kan enkele uren tot dagenlang bestaan en na verloop van tijd permanent aanwezig blijven. Vulvaire pijnklachten kunnen ook optreden tijdens en vooral na het plassen, bij fietsen, bij het dragen van strakke kleding, bij gebruik van maandverband en inlegkruisjes en na zwemmen in chloorhoudend water. Na enige tijd worden de klachten van pijn bij gemeenschap steeds heftiger en uiteindelijk wordt coïtus meestal onmogelijk. Er is tot nu toe geen enkele aanwijzing dat VVS veroorzaakt wordt door een lichamelijke oorzaak, hoewel uitgebreid is gezocht naar een relatie met *Candida*, humaan papillomavirus, cytomegalovirus en herpessimplexvirus. Vrouwen met VVS worden nogal eens (ten onrechte dus) behandeld met antischimmelmedicatie, antibiotica en steroïden. De diagnose van VVS is niet moeilijk, maar iemand die onervaren is met het ziektebeeld kan de diagnose gemakkelijk missen. Door gericht uitvragen van de klachten en gericht lichamelijk onderzoek van het vestibulum vulvae en in de (vaginale) bekkenbodemmusculatuur kan de diagnose gesteld worden. In de ingang van de schede zijn namelijk kleine rode plekjes te zien, die erg pijnlijk zijn bij het aanraken met een wattenstokje (de touchtest). Een aantal vrouwen zoekt geen hulp of krijgt geen hulp en gaat over tot (soms uitgebreide) zelfmedicatie, meestal in de vorm van allerlei smeersels en glijmiddelen.

11.3.3   Behandeling

De behandeling van vrouwen met VVS varieert van operatie tot psychotherapeutische behandeling individueel of in een groep. In Nederland adviseert de Nederlandse Vereniging voor Obstetrie en Gynaecologie (NVOG) in een in 2000 gepubliceerde richtlijn om in eerste instantie niet te opereren maar met conservatieve middelen te behandelen. Een zogenoemde seksuologische meersporenbehandeling van vrouwen met VVS door de seksuoloog bestaat uit de volgende elementen.

- Pijnverbod (patiënte mag niets doen wat pijn veroorzaakt) en staken van de coïtus om voortdurende vulvaire irritatie te voorkomen en de neerwaartse spiraal van pijn-angst-spierspanning-pijn te doorbreken.
- Hygiënische maatregelen (geen zeep en inlegkruisjes, huid spoelen met water, daarna droogdeppen, eventueel föhnen en insmeren met een indifferente crème) om vulvaire irritatie te voorkomen en huid te beschermen.
- Bekkenbodemtherapie gericht op controle en relaxatie. Soms wordt daartoe verwezen naar een gespecialiseerd bekkenfysiotherapeut.
- Individuele psychoseksuele therapie gericht op herstel van seksuele motivatie, zin, verlangen en opwinding, met aandacht voor verbetering van lichaamsbeeld en autonomie.
- Partnerrelatiegesprekken gericht op verbeteren van de communicatie en herstel van de seksuele relatie.

11.4   Vulvodynie

Vulvodynie wordt gedefinieerd als 'chronische vulvaire klachten van branderigheid, steken, en schraal of rauw gevoel'. Het is net als dyspareunie een klacht en geen diagnose. Vrouwen met vulvodynie hebben onafhankelijk van seksuele gemeenschap last van pijn aan de vulva. Een aantal vrouwen met VVS, zeker als dat langdurig bestaat, krijgen soms permanent last en hebben dan naast dyspareunie ook vulvodynie.

11.4.1   *Oorzaken*

Er zijn tal van oorzaken voor chronische vulvaire klachten. Meestal melden die vrouwen zich bij de gynaecoloog en een aantal wordt ook gezien door de dermatoloog. Naast recidiverende schimmelinfecties kunnen infecties met bacteriën (bijvoorbeeld stafylokokken of streptokokken) of virussen (bijvoorbeeld HSV) voor veel last zorgen. Daarnaast zijn er tal van andere huidziekten, zoals lichen en psoriasis, maar ook (pre)maligne afwijkingen, zoals vulvaire intra-epitheliale neoplasie (VIN), die klachten aan de vulva veroorzaken.

Er bestaat ook een ziektebeeld van chronische vulvaire branderigheid waarbij geen lichamelijke oorzaak te vinden is. Dit betreft vaak oudere (post)menopauzale vrouwen, bij wie de vulvaire klachten vaak bizarre vormen aannemen ('alsof draaiende vuurpijlen omhoog spiralen in de schede') en invaliderend werken. Men spreekt dan van essentiële vulvodynie.

11.4.2   *Behandeling*

Uiteraard is de behandeling van vulvodynie afgestemd op de aandoening die vastgesteld is als veroorzaker voor de klachten. Dat kan door de huisarts, maar meestal is de gynaecoloog of dermatoloog daarbij betrokken. Afhankelijk van de duur en de verwekker van de klachten zijn dergelijke behandelingen meer of minder succesvol. Wat nogal eens vergeten wordt is dat vrouwen met vulvodynie tijdens gemeenschap wel degelijk last kunnen hebben van dyspareunie. Het is goed om daar in het gesprek met de patiënte aandacht aan te besteden.

De behandeling van vrouwen met lichamelijk onverklaarde chronische vulvaire klachten van branderigheid en schraalheid (essentiële vulvodynie) is in de praktijk niet zo eenvoudig. Vaak gaat het om hardnekkige klachten, waar moeilijk grip op te krijgen is. Als er medicatie wordt voorgeschreven, is dat meestal amitriptyline in lage dosis.

11.5 Vaginisme

Vaginisme wordt gedefinieerd als reflectoire, onvrijwillige contracties van de bekkenbodemspieren, buikspieren, rug- en beenspieren, met in wisselende mate angst voor pijn op moment van insertie van penis, vinger, tampon of speculum. Het idee hierbij is dat de bekkenbodemspieren rond het begin van de vagina zodanig worden aangespannen dat er geen penetratie mogelijk is. Eigenlijk is er weinig bekend over het precieze onderliggende mechanisme. Wat wel is aangetoond is dat vrouwen op bedreigende filmfragmenten reageren met verhoogde spierspanning, zowel in de bekkenbodemspieren als in de nekspieren. Een vaginistische reactie voorkomt dat de schede gepenetreerd wordt, je zou het dus kunnen beschouwen als een beschermende reflex van de schede. Een dergelijke vaginistische afweerreactie kan ook optreden tijdens bijvoorbeeld een speculumonderzoek of inwendig onderzoek, als dat ruw en snel gebeurt. Meestal hebben vrouwen met vaginisme al een aantal vaginistische signalen in de voorgeschiedenis, zoals moeite met tampongebruik. De diagnose vaginisme wordt dan ook meestal gesteld op grond van het verhaal van de patiënte. Een inwendig gynaecologisch onderzoek is een kunstfout bij een vrouw met vaginisme.

11.5.1 Oorzaken

Slechts heel af en toe vindt men bij vrouwen met vaginisme een lichamelijke oorzaak, bijvoorbeeld een stug maagdenvlies (hymen imperforatus) of andere aangeboren afwijkingen zoals een tussenschot in de schede (septum vaginae) of het helemaal ontbreken van de schede.

Wat precies de oorzaak is van zogenoemd klassiek vaginisme (ook wel primair vaginisme, dat wil zeggen van begin af aan bestaand vaginisme), bij vrouwen bij wie geen lichamelijke oorzaak speelt, is tot op heden niet bekend. Sommigen zoeken het in de opvoedingssfeer (negatieve houding ten opzichte van seks) of beperkte seksuele kennis (gebrekkige voorlichting), maar in onderzoeken is dit niet bevestigd. Evenmin spelen seksueel misbruik of incest een rol als oorzaak voor vaginisme.

11.5.2 Behandeling

Indien een stug maagdenvlies of een vaginatussenschot de lichamelijke verklaring is voor het vaginisme, is operatieve behandeling door de gynaecoloog aangewezen. Het vlies of tussenschot wordt dan gekliefd, zodat gemeenschap kan plaatsvinden.

Bij vrouwen met klassiek vaginisme werd in het verleden wel een operatieve behandeling uitgevoerd (oprekken onder narcose), maar dat is heden ten dage *bad medical practice* en wordt dus niet meer uitgevoerd. Een gynaecologisch inwendig onderzoek tijdens het eerste consult is gecontraïndiceerd omdat de diagnose primair vaginisme meestal op basis van de anamnese gesteld kan worden en een inwendig onderzoek de angst en de daarmee samenhangende reflectoire afweerreactie alleen maar zal doen toenemen.

Vrouwen met vaginisme doorlopen meestal naar tevredenheid de seksuele responscyclus, dat wil zeggen dat zij seksueel verlangen, seksueel opgewonden raken, orgasme kunnen beleven en tevreden zijn met hun seksleven. Soms melden vrouwen zich in de hulpverlening als er kinderwens is, soms omdat ze gemeenschap willen. Het komt overigens zelden voor dat vrouwen met vaginisme hulp zoeken omdat hun partner dat wenst. Opvallend genoeg is de partnerkeuze van vrouwen met vaginisme vaak afgestemd op een partner die minder tot niet gehecht is aan seksuele gemeenschap.

Verwijzing naar een seksuoloog is geïndiceerd als de vrouw en haar partner gemotiveerd zijn voor een dergelijke behandeling. De seksuoloog zal in eerste instantie uitzoeken wat de motivatie van de vrouw (en haar partner) is om hulp te zoeken. Indien dit kinderwens is, kan in het algemeen een zwangerschap nagestreefd worden door zogenoemde homologe bedside inseminaties. Na uitleg en instructies kan het paar in de thuissituatie het zaad van de man met een dunne canule inbrengen in de schede van de vrouw.

Als de vrouw wil leren gemeenschap te hebben, kan dat gebeuren met behulp van systematische desensitisatie: dat wil zeggen met eigen vingers of met staafjes in opklimmende mate leren de eigen vagina te penetreren. Soms zijn ontspanningsoefeningen daarbij nuttig. Daarnaast wordt er altijd ook informatie en advies gegeven. Dit kan meer algemene basale voorlichting zijn, maar met name ook voorlichting over anticonceptie/zwangerschap.

11.5.3   *Effect van partus op vaginisme*

Klachten van vaginisme kunnen veel angst en onzekerheid met zich meebrengen tijdens de zwangerschap, met name ook voor en tijdens de bevalling. Overigens zijn er geen aanwijzingen dat patiënten met vaginisme anders bevallen dan vrouwen zonder deze klachten. Tijdens de partus zorgt de uitdrijvende kracht van de weeën ervoor dat de door fysisch-chemische veranderingen losser liggende spierbundels van de bekkenbodem van binnen naar buiten dakpansgewijs worden uitgewalst. Niet anders dan voor iedere barende is een zekere mate van ontspanning en vooral het vermogen om de controle enigszins los te laten tijdens de ontsluiting en tijdens de uitdrijving voorwaarde voor een zo fysiologisch mogelijk verlopende bevalling. Bij vrouwen met vaginisme dient inwendig onderzoek zo veel mogelijk vermeden te worden en indien noodzakelijk met nog meer beleid en voorzichtigheid te gebeuren dan gebruikelijk. Na de bevalling herstelt de anatomische situatie zich al spoedig en zal bij een vrouw met vaginisme vóór de bevalling dit probleem weer terugkeren ná de bevalling. Signalen tijdens de partus (vrouwen spannen vaak enorm hun bil-, dij- en bovenbeenspieren aan en laten nauwelijks inwendig onderzoek toe) die wijzen op problemen van vaginisme kunnen en moeten na de bevalling ter sprake komen. In dat gesprek kan uitleg en een aantal adviezen gegeven worden, en een verwijzing naar de seksuoloog ter sprake gebracht worden.

11.6 Chronische buikpijn en de relatie met seksueel misbruik

Patiënten met medisch onverklaarde chronische (pijn)klachten vormen voor veel hulpverleners een lastige groep, omdat bij (herhaald) lichamelijk onderzoek vaak geen duidelijke lichamelijke afwijkingen worden gevonden, de patiënte niet reageert op medische, farmacologische of chirurgische behandeling en wanhopig op zoek is naar hulp. De patiënte heeft vaak reeds een lange weg van onderzoekingen en behandelingen achter de rug met uiteindelijk steeds verdergaande somatisatie van haar klachten. Somatisatie is de neiging om psychologische stress in de vorm van lichamelijke klachten te ervaren en te communiceren, en de behoefte om hier medische hulp voor in te roepen.

11.6.1 Psychisch seksueel trauma

Tot het midden van de jaren tachtig veronderstelde men dat seksuele handelingen met kinderen niet zo erg waren. Sinds Draijer echter de aandacht vestigde op de omvang, de aard, de gezinsachtergronden en de gevolgen van seksueel misbruik van meisjes door verwanten in Nederland, wordt seksueel misbruik opgevat als een psychisch trauma. Vier groepen van problemen op de langere termijn worden in verband gebracht met seksueel misbruik in de voorgeschiedenis.

- **Uiteenlopende psychische klachten** en psychiatrische symptomen, zoals depressie.
- **Interpersoonlijke problemen.** Het vertrouwen in andere mensen is verstoord. Enerzijds is er veel wantrouwen, anderzijds is er ook een onvermogen om in te schatten of iemand te vertrouwen is, met daardoor een grotere kans om opnieuw misbruikt te worden.
- **Psychoseksuele problemen.** Seksueel misbruik kan met name ook de seksualiteit traumatiseren. Door herbeleving tijdens het vrijen kan de partner verward worden met de dader, soms door expliciet seksuele triggers, bijvoorbeeld de borsten aanraken, maar ook door een opmerking ('Je bent mooi'). Soms gaan vrouwen seks vermijden (aversie), soms ontwikkelt zich overmatig seksueel gedrag.
- **Somatisch beleefde klachten.** Enerzijds worden de traumatische herinneringen verdrongen (de patiënte is zich niet altijd een traumatisch verleden bewust), anderzijds worden (onbewuste pijnlijke) herinneringen lichamelijk beleefd als pijn en ziekte. Ongewenste kinderloosheid en baarmoederoperaties voor het dertigste jaar komen bij misbruikte vrouwen vaker voor dan bij anderen.

Om met een traumatische gebeurtenis verder te kunnen leven, wordt die gebeurtenis vaak 'verdrongen', kan of wil de patiënte niet nadenken over een andere oorzaak dan een louter lichamelijke en dringt zij vaak aan op medisch ingrijpen. Psychische oorzaken worden heftig ontkend. Het gevaar van veelvuldig medisch ingrijpen zonder duidelijke lichamelijke oorzaak dreigt voor iedere patiënte met niet onderkend seksueel misbruik. De patiënte die het verhaal van het trauma wil vertellen komt vaak chaotisch/onecht over. Voor de hulpverlener die onbekend is met deze problematiek kan het probleem verzonnen lijken, omdat het een onsamenhangend verhaal is. Ook Freud ging zo ver dat hij de hervonden herinneringen van zijn vrouwelijke hysterische patiënten afdeed als fantasieën en verzinsels, omdat hij er moeite mee had onder ogen te zien dat er in zijn eigen omgeving blijkbaar op grote schaal sprake was van vrouwenmishandeling en -onderdrukking.

11.6.2   Dissociatie

Dissociatie wordt gedefinieerd als het onbewust en onvrijwillig afsplitsen van gedachten, gevoelens en gedrag. Dissociatie is een door getraumatiseerde patiënten gehanteerd overlevingsmechanisme in situaties waarvan (opnieuw) traumatische dreiging uitgaat, bijvoorbeeld een invasief lichamelijk onderzoek. Dit onderscheidt dissociatie van het ook in het normale dagelijks leven bestaande vermogen van mensen om zich te onttrekken aan vervelende dingen (saai landschap, tandartsstoel). De patiënte die tijdens het onderzoek afwezig is, niet aanspreekbaar is, iets onverstaanbaars murmelt of iets zegt wat volledig buiten de onderzoekssetting valt, kan aan het dissociëren zijn.

11.6.3   Het hypertonebekkenbodemsyndroom

Voortdurend aanspannen van de bekkenbodemmusculatuur kan het resultaat zijn van aangeleerd gedrag (langdurig ophouden en uitstellen van mictie en defecatie, overdreven zindelijkheidstraining), maar kan ook optreden als reactie op dreiging. Bij herhaaldelijke blootstelling aan geweld, maar ook door herbelevingen en flashbacks van (seksuele) traumata uit het verleden kan er een permanente staat van verhoogde spierspanning bestaan met als gevolg allerlei buik- en bekkenklachten, waarvoor niet altijd een medische verklaring wordt gevonden. Voorbeelden zijn: diverse kijkoperaties gehad, pijnlijke menstruaties, gedeelte of gehele eierstok verwijderd, baarmoeder verwijderd, losmaken van verklevingen, oprekken van de plasbuis, herhaalde blaasontstekingen, interstitiële cystitis, spastische darm, aambeien, anaal fissuur, obstipatie, chronische buikpijn, lage rugklachten. Vaak is het plaspatroon verstoord: het plassen komt moeilijk op gang, wordt onderhouden met buikpers, de patiënte heeft moeite met uitplassen, residugevoel, heeft heel vaak aandrang ('hele kleine beetjes') of moet juist heel weinig plassen. Dit wordt ook wel 'hypertoon mictiepatroon' genoemd.

Het veelvuldig samengaan van gynaecologische, gastro-intestinale, seksuele en urologische (pijn)klachten en problemen met de bekkenbodemspieren kan wijzen op circulaire processen waarbij bekkenbodemhypertonie (gespannen bekkenbodemspieren), psychologische stress en lichamelijke symptomen elkaar versterken: de traumatische gebeurtenissen leiden tot psychologische reacties en spierspanning; de spierspanning veroorzaakt klachten; de klachten veroorzaken angst en spanning die de klachten verergeren. Indien er bij patiënten veel seksuele, uro-gynaecologische en/of gastro-enterologische problematiek is zonder dat daarvoor een duidelijk organisch substraat wordt gevonden, en er wordt wel tijdens het gynaecologisch onderzoek bekkenbodemhypertonie (een gespannen bekkenbodem) geconstateerd, dient men de diagnose hypertonebekkenbodemsyndroom te overwegen.

De behandeling van dit syndroom gebeurt bij voorkeur door een psycholoog/ seksuoloog in samenwerking met een gespecialiseerde bekkenfysiotherapeut: bewustwording van de onderliggende oorzaken van de disfunctionele bekkenbodemspieren en verbeteren van de bekkenbodemfunctie. Alleen maar verwijzen naar de fysiotherapeut 'voor ontspanningsoefeningen' lukt meestal niet. Indien voor de patiënte niet duidelijk(er) wordt waarom zij disfunctionele klachten heeft, wordt de spanning mogelijk alleen maar erger of zal behandeling kunnen leiden tot symptoomverschuiving.

11.7 De gevolgen van gynaecologische operaties voor het seksueel functioneren

De laatste jaren is het onderwerp seksueel functioneren eigenlijk niet meer uit de spreekkamer van een gynaecoloog weg te denken. Het sluit aan bij de bevinding dat patiënten vaker klachten melden wanneer een hulpverlener direct informeert naar de gevolgen van de lichamelijke (gynaecologische) klacht op seksueel gebied dan wanneer men dit overlaat aan het initiatief van de patiënte. Het meeste onderzoek is gedaan door vrouwen vóór en na een ingreep te ondervragen met (gestandaardiseerde) vragenlijsten. Daarnaast blijkt het echter ook mogelijk te zijn in een psychofysiologisch-seksuologisch laboratorium te meten of de fysiologie ofwel het fysiologische mechanisme van 'opgewonden raken', wel of niet verstoord is door een chirurgische interventie.

In hoofdstuk 2 zijn de gynaecologische ingrepen behandeld. Hierna zal kort worden ingegaan op de gevolgen van deze operaties op de seksuele beleving en op het seksueel functioneren.

11.7.1 *Abdominale operaties*

UTERUSEXTIRPATIE
Wanneer een uterusextirpatie wordt verricht, worden meestal zowel het corpus uteri als de cervix verwijderd. Sinds de jaren tachtig is de indicatie voor het verrichten van een uterusextirpatie aangescherpt. In die tijd waren het vrouwen zelf, onder andere in de vereniging Vrouwen Zonder Baarmoeder (VZB), die duidelijk maakten dat het verwijderen van een baarmoeder kon leiden tot ernstige problemen, variërend van klachten over het algemeen welbevinden tot specifiek seksuologische problematiek.

In de daaropvolgende jaren is veel gediscussieerd over de verschillende indicaties voor het verwijderen van de baarmoeder. Zo werd bijvoorbeeld een uterusextirpatie vanwege langdurige buikpijnklachten eigenlijk afgeraden. Ook zijn er nieuwe technieken ontwikkeld om bijvoorbeeld het probleem van overmatig bloedverlies op te lossen op een zodanige manier dat de baarmoeder gespaard zou kunnen blijven. De introductie van het Mirena®-iud (zie paragraaf 10.6.2) en hysteroscopische behandelingen zoals hysteroscopische myoom- en/of polepresectie of hysteroscopische destructie van het endometrium door middel van ablatie, *roller ball* enzovoort (zie paragraaf 1.4.2 en 2.9.4) droegen daar al snel toe bij. Tegenwoordig wordt de beslissing om de baarmoeder te verwijderen uitvoerig afgewogen: er moet een duidelijke klacht zijn, bijvoorbeeld onregelmatig en veel bloedverlies, waarvoor andere behandelingen niet succesvol zijn gebleken. De vrouw heeft er veel last van in het dagelijks leven: zij is bang de deur uit te gaan omdat ze onverwacht kan gaan 'doorlekken', ze voelt zich moe omdat het hemoglobinegehalte regelmatig te laag is en/of ze heeft vaak geen zin in seksueel contact omdat zij zich vies voelt en/of het bloedverlies verhevigt na coïtus. De verwachting is dat de vrouw na de ingreep opgelucht is, dat zij zich weer vrij kan bewegen en haar seksuele leven weer met plezier kan hervatten. Wanneer de vrouw geen of weinig last ondervindt van een vergrote uterus myomatosus, wordt in principe geen uterusextirpatie verricht.

Aangetoond is dat de gevolgen van een uterusextirpatie voor het algemeen welbevinden gerelateerd zijn aan het algemeen welbevinden voorafgaande aan de operatie. Iemand wordt niet depressief dóór deze ingreep, maar was al depressief vóór de ingreep. Voor het seksueel functioneren geldt hetzelfde: seksuele problemen voor de ingreep die leidden tot spanningen in de relatie worden door de ingreep meestal niet opgelost. Kortom, het seksueel functioneren vooraf bepaalt de uitkomst na de ingreep.

Tot op heden zijn geen psychofysiologische onderzoeken gepubliceerd over eventuele veranderingen in het vermogen tot fysiologische opwinding bij vrouwen na een uterusextirpatie. Na een Fins onderzoek uit de jaren tachtig vermoedde men dat een cervixsparende supravaginale ingreep een positief effect zou kunnen hebben op het seksueel functioneren, maar recent hebben onderzoeksresultaten aangetoond dat dit niet zo is. Enkele vrouwen geven aan dat zij na een uterusextirpatie haar orgasme anders voelen. Tot nu toe is niet onderzocht waarop deze verandering in beleving stoelt, maar het is zinnig om vrouwen die een uterusextirpatie overwegen hierover te informeren. Terzijde dient gemeld te worden dat sommige gynaecologen liever de cervix wél verwijderen bij een uterusextirpatie, omdat daardoor de kans op het krijgen van baarmoederhalskanker nihil wordt.

ADNEXEXTIRPATIE

In tegenstelling tot de dagelijkse praktijk in de Verenigde Staten is het in Nederland niet de gewoonte om tijdens een uterusextirpatie ook de adnexa mee te nemen uit voorzorg voor het ontwikkelen van ovariumcarcinoom. Een dergelijke ingreep wordt wel uitgevoerd bij bijvoorbeeld vrouwen met een oestrogeengevoelig mammacarcinoom of die genetisch een grotere kans hebben op het ontwikkelen van ovariumcarcinoom (draagsters van het BRCA1-gen en de BRCA2-genmutatie). Bij premenopauzale vrouwen leidt adnexextirpatie logischerwijs tot een tekort aan oestrogenen en androgenen, met de bijbehorende klachten zoals vagina-atrofie en een verminderd libido. Het maakt voor deze klachten uiteraard niet uit of de ingreep via laparotomie of laparoscopie wordt uitgevoerd.

Er is geen psychofysiologisch onderzoek gepubliceerd naar veranderingen in het vermogen tot fysiologische opwinding bij vrouwen die na een chirurgische ingreep voortijdig in de overgang zijn gekomen. Het lijkt onwaarschijnlijk dat een adnexextirpatie de vaatvoorziening en het zenuwstelsel van het kleine bekken zodanig beschadigt dat zulke veranderingen zouden kunnen worden vastgesteld. In een onderzoek dat bij pre- en postmenopauzale vrouwen de fysiologische respons mat 'in rust' en bij het aanbieden van erotische videofragmenten, bleken de postmenopauzale vrouwen in rust 'lager' te scoren dan de premenopauzale vrouwen, maar reageerden de vrouwen in beide groepen even sterk op de videofragmenten.

SACROCOLPOPEXIE, RECTOPEXIE

Er zijn verschillende gynaecologische overwegingen om bij een prolaps te kiezen voor een (abdominale of laparoscopische) ingreep waarbij de uterus behouden blijft en met een kunststof matje wordt opgehangen en gefixeerd op het sacrum ter hoogte van het promontorium (zie paragraaf 2.6). Bijvoorbeeld wanneer de vrouw haar baarmoeder wenst te behouden, wanneer zij nog relatief jong is (jonger dan 40 jaar) of wanneer verwacht wordt dat bij een vaginale benadering de vagina te zeer vernauwd en/of verkort wordt. In het operatiegebied ligt de n. hypogastricus (plexus hypogastricus superior), die een belangrijke schakel blijkt te zijn in de innervatie van de blaas, het continentiemechanisme en de spiercontracties tijdens orgasme. Wordt deze zenuw onverhoopt doorgenomen, dan kunnen genoemde functies ontregeld worden. Er zijn geen gegevens over eventuele seksuele problematiek na deze ingreep, en evenmin is bekend of de abdominale ingreep beter uitwerkt op het seksueel functioneren dan de vaginale operatie. Psychofysiologisch onderzoek is niet gedaan.

11.7.2 Vaginale operaties

PROLAPSOPERATIE

Vooral op wat oudere leeftijd komt een verzakking van de baarmoeder in combinatie met voor- en achterwand van de vagina regelmatig voor. Vaginale bevallingen, genetische aanleg, chronisch hoesten of overgewicht en/of zware lichamelijke arbeid zijn factoren die de kans op het krijgen van een verzakking vergroten, vooral op latere leeftijd (postmenopauze) wanneer de elasticiteit van de weefsels afneemt. Een prolapsoperatie wordt overwogen wanneer conservatieve behandelingen als pessarium en eventueel fysiotherapie niet afdoende zijn. Een dergelijke ingreep kan echter jarenlange complicaties teweegbrengen, zoals de noodzaak om blijvend te katheteriseren, urine-incontinentie of incontinentie voor ontlasting. Er kunnen ook seksuele problemen ontstaan, bijvoorbeeld doordat de vagina te hoog opgeheven is of te nauw geworden is. Het is logisch dat de behandelaar voorafgaand aan een eventuele ingreep al deze mogelijke gevolgen bespreekt en daarbij ook het seksueel functioneren aan de orde stelt. Het is altijd belangrijk om expliciet te zijn over het feit dat een verzakking een goedaardige aandoening is, en dat chirurgisch ingrijpen alleen zinvol is indien de vrouw veel last ondervindt van de verzakking.

Er zijn niet veel gegevens over de gevolgen van een prolapsoperatie voor het seksueel functioneren; de verschillende onderzoeken zijn moeilijk vergelijkbaar omdat de patiëntenpopulaties, de technieken en de uitkomstmaten onderling enorm verschillen. Men moet waarschijnlijk het meest beducht zijn voor het ontstaan van dyspareunie na een achterwandplastiek door het aanleggen van de 'levatorhechtingen'. Psychofysiologisch onderzoek is tot op heden niet verricht. Vanuit urologische hoek is er relatief veel aandacht voor de seksuologische gevolgen van urine-incontinentie, zoals incontinentie bij coïtus, en anorgasmie door incontinentieoperaties met tension-free vaginal tape (TVT) of transobturator tape (TOT). Weliswaar veronderstelt men dat zich in de vaginavoorwand de G-spot bevindt, maar tot nu toe is er geen onderzoek gedaan naar een eventuele beschadiging van deze G-spot.

DESIGNERVAGINA

De laatste jaren neemt de vraag van vrouwen om cosmetische chirurgie aan de genitalia hand over hand toe. Om seksueel (dis)functioneren en *women's hidden aesthetics* te verbeteren, bevelen diverse cosmetisch-chirurgische centra *designer vaginas* aan. Hieronder vallen onder andere het verkleinen van de labia minora pudendi (reductie), het vergroten van de labia majora door vetinjecties (augmentatie), het weghalen van vet in labia majora en mons pubis (liposuctie), het vernauwen van de vagina-ingang (rejuvenatie), het verkleinen van het preputium van de clitoris, het vergroten van de G-spot en het herstel van het hymen. Met name een (verzoek tot) labiumreductie komt regelmatig voor in de spreekkamer van de gynaecoloog. Naast cosmetische overwegingen vormen klachten als hinder bij fietsen of paardrijden, en soms seksuele problemen als pijn bij coïtus een aanleiding om hulp te zoeken. Tot nu toe is nauwelijks onderzocht of de verschillende chirurgische veranderingen aan de genitalia bij vrouwen inderdaad tot betere seks en grotere tevredenheid met het uiterlijk van de geslachtsdelen leiden.

EPISIOTOMIE
Misschien wel een van de meest uitgevoerde vaginale ingrepen is het hechten van een episiotomie of vaginale ruptuur die ontstaan is tijdens de partus. Het is bekend dat dyspareunieklachten na de partus vaak voorkomen, wat gedeeltelijk toegeschreven kan worden aan de 'hechtingen', maar vaker samen lijkt te hangen met een verminderd opgewonden en vochtig zijn en meer gespannen zijn tijdens seksueel contact. Ook de transitie van geliefden naar ouders vraagt extra energie; het paar moet onderling een nieuw evenwicht vinden en de (seksuele) relatie opnieuw vorm geven. Blijven seksuele problemen langer dan een jaar na de partus bestaan, dan is verwijzing voor verdere begeleiding geïndiceerd.

11.7.3   *Oncologische operaties*

Het voert wat ver om hier heel uitgebreid in te gaan op de verschillende chirurgische, radio- en chemotherapeutische behandelingen die aan de orde komen wanneer er een maligniteit aan de vulva, vagina, cervix, baarmoeder of adnexa is vastgesteld. De behandelaar zal in elk geval het (huidige) seksueel functioneren moeten aansnijden tijdens het gesprek over de mogelijke gevolgen van de behandelingen. De gevolgen van het hebben van kanker op het leven van alledag is elders uitgebreid beschreven. De gevolgen voor de seksualiteit, het kunnen en willen ervaren van intimiteit, seksuele opwinding en coïtus, worden enerzijds bepaald door het algemeen welbevinden en anderzijds door datgene wat nog mogelijk is na een (soms mutilerende) ingreep. Uit onderzoek is duidelijk geworden dat de tevredenheid over het seksueel functioneren voorafgaand aan de diagnose en behandeling de tevredenheid na de behandeling bepaalt. Als partners vooraf hun seksuele relatie en seksueel functioneren als goed beoordeelden, zullen zij ook na een ingreep in staat zijn intiem te zijn en eventueel te vrijen op een manier die voor beiden prettig is. Specifiek zijn daarnaast nog enkele belangrijke feiten te noemen.
Als de clitoris chirurgisch verwijderd moet worden vanwege een vulvacarcinoom, wil dat niet zeggen dat de patiënte daarna geen orgasme meer kan bereiken. Anatomisch is de clitoris groter dan de *hood and body* die verwijderd worden. Daar de stelen (crura) van de clitoris meer de diepte in verlopen, kan het gebied rondom de clitoris nog steeds gevoelig zijn voor stimulatie.
Vooral bij vulva- en vaginacarcinoom kan de chirurgische en/of radiotherapeutische behandeling de anatomie van vulva en vagina zodanig veranderen dat de coïtus technisch niet meer goed mogelijk is. De behandelaar kan de vrouw en haar partner eventueel verwijzen voor hulp bij het accepteren van dit verlies. Door in- of uitwendige radiotherapie van het kleine bekken kan de vagina atrofiëren en zelfs verdwijnen. Deze bestralingseffecten kunnen mogelijk voorkomen

worden door de vagina tijdens en na de bestraling op te rekken met vaginale dilatatoren. Het is niet uitgebreid onderzocht of de vaten van de vaginawand zodanige schade oplopen dat de seksuele respons wordt aangetast. In een psychofysiologisch pilotonderzoek werden geen verschillen gevonden in de reacties tussen vrouwen die radiotherapie hadden gehad en gezonde vrouwen.

Uit onderzoek bij patiëntes met cervixcarcinoom is duidelijk geworden dat zenuwsparend opereren, dat wil zeggen sparen van de n. hypogastricus ter hoogte van de plexus hypogastricus inferior, de fysiologie van seksuele respons intact laat. Over de gevolgen van een operatieve behandeling van endometriumcarcinoom of ovariumcarcinoom voor het seksueel functioneren zijn geen gegevens bekend.

11.8 Tot slot

Het seksueel functioneren verdient aandacht in de medische setting, in die zin dat hulpverleners tijdens de anamnese moeten informeren naar de gevolgen van de lichamelijke klacht op seksualiteit. Bij de informatie over de operatie hoort ook informatie over de mogelijke gevolgen voor de beleving en de fysiologie van de seksuele respons. Veel van deze gevolgen zijn echter nog niet uitgebreid onderzocht. Indien de vrouw aangeeft dat zij traumatische seksuele ervaringen heeft, is extra zorgvuldigheid bij het stellen van de indicatie voor een operatie vereist, omdat bekend is dat getraumatiseerde vrouwen relatief vaak een operatie ondergaan zonder dat sprake is van pathologie.

Het psychofysiologisch-seksuologisch laboratorium

Ellen Laan publiceerde in 1994 de eerste resultaten van haar psychofysiologische metingen bij vrouwen. Haar experimentele methode wordt tegenwoordig in verschillende academische centra gebruikt, vooral voor wetenschappelijk onderzoek. De deelneemsters worden vooraf uitgebreid geïnformeerd over de methode en het doel van het onderzoek. De vrouw neemt plaats in een onderzoekkamer en brengt een tampongroot instrumentje in haar vagina in. Deze zogeheten fotoplethysmograaf zendt licht uit dat door de vagina weerkaatst wordt en door het instrumentje weer wordt opgevangen. De mate van weerkaatsing wordt bepaald door de hoeveelheid bloed die op dat moment door de vaten in de wand van de vagina stroomt. Door de doorbloeding in de vaginawand afwisselend te meten op het moment dat de vrouw naar een neutraal filmfragment kijkt en op het moment dat de vrouw naar een erotisch filmfragment kijkt, krijgt men inzicht in de veranderingen in bloeddoorstroming tijdens seksuele opwinding. De filmfragmenten zijn afkomstig uit (heteroseksuele) erotische films die door vrouwen geregisseerd zijn. Laan vond dat de toename van de vaginale doorbloeding een autonoom proces is, snel optreedt en een goede en betrouwbare maat voor veranderingen in seksuele opwinding is. Tevens vond zij dat deze autonome respons optreedt onafhankelijk van de eigen beoordeling van de vrouwen over subjectief opgewonden zijn. Iemand kan aangeven zich helemaal niet opgewonden te voelen, terwijl er fysiologisch gezien wel een reactie in de vagina waarneembaar is. Deze methode van onderzoek is zeer geschikt gebleken bij vragen over eventuele (zenuw)schade na chirurgisch ingrijpen en radiotherapie.

Literatuur

Apperloo MJA, Stege JG van der, Hoek A, Weijmar Schultz WCM. De zin van androgenen bij vrouwen zonder zin. Tijdschrift voor Seksuologie 2004;28:3-13.

Apperloo MJA, Stege JG van der, Hoek A, Weijmar Schultz WCM. In the mood for sex: The value of androgens. J Sex Marital Ther 2003;29:87-102.

Bachmann GA, Leiblum SR, Grill J. Brief sexual inquiry in gynecologic practice. Obstet Gynecol 1989;73:425-7.

Bancroft J. Human sexuality and its problems. New York: Churchill Livingstone, 1989.

Basson R, Leiblum S, Brotto L, Derogatis L, Fourcroy J, Fugl-Meyer K, et al. Definitions of women's sexual dysfunction reconsidered: Advocating expansion and revision. J Psychosom Obstet Gynaecol 2003;24:221-9.

Braun V. In search of (better) sexual pleasure: Female genital 'cosmetic' surgery. Sexualities 2005;8:407-24.

Brewaeys A. Vrouwelijke seksuele disfuncties: Het behandelingsaanbod in Nederland. Tijdschrift voor Seksuologie 2003;27:55-61.

Drenth JJ. De oorsprong van de wereld: Feiten en mythen over het vrouwelijk geslacht. Amsterdam: De Arbeiderspers, 2001.

Drenth JJ. Is vaginisme ook een baringsprobleem? Helpt bevallen tegen vaginisme? Tijdschrift voor Seksuologie 1995;3:198-205.

Enzlin P, Mathieu C, Bruel A van den, Bosteels J, Vanderschueren D, Demyttenaere K. Seksuele problemen bij vrouwen met type 1 diabetes mellitus en bij een controlegroep: Een vergelijkende studie. Tijdschrift voor Seksuologie 2003;28:197-203.

Ghielmetti T, Kuhn P, Dreher EF, Kuhn A. Gynaecological operations: Do they improve sexual life? Eur J Obstet Gynecol Rep Biol 2006;129:104-10.

Gijs L, Gianotten WL, Vanwesenbeeck I, Weijenborg PhThM, redactie. Seksuologie. Houten: Bohn Stafleu van Loghum, 2004.

Hengeveld MW, Brewaeys A, redactie. Behandelingsstrategieën bij seksuele disfuncties. Houten: Bohn Stafleu Van Loghum, 2001.

Herman JL. Trauma and recovery. New York: Basic Books, 1992.

IJff M. Sexcounseling in de psychosociale hulpverlening. Assen: Van Gorcum, 2002.

Kedde H, Haas S de. Problemen met het seksueel functioneren. In: Bakker F, Vanwesenbeeck I, redactie. Seksuele gezondheid in Nederland 2006. Delft: Eburon; 2006.

Killku P, Gronoos M, Hirovnen T, Rauramo L. Supravaginal uterine amputation versus hysterectomy: Effects on libido and orgasm. Acta Obstet Gynaecol Scand 1983;62:147-52.

Kuile M ter, Bolle G, Weijenborg Ph. Seksuele disfuncties bij vrouwen. In: Gijs L, Gianotten WL, Vanwesenbeeck I, Weijenborg PhThM, redactie. Seksuologie. Houten: Bohn Stafleu van Loghum, 2004.

Kuile MM ter, Weienborg, PTM. (2001). Oppervlakkige dyspareunie, een cognitief gedragstherapeutische groepsbehandeling. In: Hengeveld MW, Brewaeys A, redactie. Behandelingsstrategieën bij seksuele disfuncties. Houten: Bohn Stafleu Van Loghum, 2001. p. 120-43.

Laan E, Driel E van, Lunsen RHW van. Seksuele reacties van vrouwen met een seksuele opwindingsstoornis op visuele seksuele stimuli. Tijdschrift voor Seksuologie 2003;27:1-13.

Laan E, Lunsen R van. Hormones and sexuality in postmenopausal women: A psychophysiological study. J Psychosom Obstet Gynecol 1997;18:126-33.

Laan E. Determinants of sexual arousal in women [thesis]. Amsterdam: Universiteit van Amsterdam, 1994.

Lunsen HW van, Ramakers MJ. The hyperactive pelvic floor syndrome (HPFS): Psychosomatic and psycho-sexual aspects of hyperactive pelvic floor disorders with co-morbidity of uro-gynaecological, gastro-intestinal and sexual symptomatology. Acta Endoscopica 2002;32:275-85.

Maas CP, Kuile MM ter, Laan E, Tuijnman CC, Weijenborg PT, Trimbos JB, Kenter GG. Objective assessment of sexual arousal in women with a history of hysterectomy. BJOG 2004;111:456-62.

Maas CP, Weijenborg PTM, Kuile MM ter. The effect of hysterectomy on sexual functioning. Annu Rev Sex Res 2003;14:83-113.

Pras W, Wouda J, Willemse PHB, Midden ME, Zwart M, Vries EGE de, et al. Pilot study of vaginal plethysmography in women treated with radiotherapy for gynecological cancer. Gyn Onc 2003;91:540-6.

Ramakers MJ, Beurden M van, Weijenborg PhTH, Weijmar Schultz WCM. Klinische richtlijn vulvodynie. NVOG-richtlijn 31. Utrecht: NVOG, 2000. http://www.nvog.nl

Ramakers MJ, Lunsen HW van. Vulvaire vestibulitis (focale vulvitis): Oorzaken, diagnostiek en behandeling. Bijblijven 1997;13(6):20-7.

Ramakers MJ, Lunsen HW van. Vulvodynie en vulvaire vestibulitis. Tijdschrift voor Verloskunde 2000;25:661-6.

Ramakers MJ, Lunsen HW van. Vulvodynie met als oorzaak vulvair vestibulitissyndroom. Ned Tijdschr Geneeskd 1997;141:2100-05.

Ramakers MJ, Tuin-Batstra L van der, Balkema M, Driel MF van, Weijmar Schultz WCM, Tanis-Nauta M, et al. Zorgprogramma Polikliniek Seksuologie Nieuwe Stijl. UMCG/RNG, Groningen/Utrecht, 2005.

Rogers RG, Kammerer-Doak D, Darrow A, Murray K, Qualls C, Olsen A, et al. Does sexual function change after surgery for stress urinary incontinence and/or pelvic organ prolapse? A multicenter prospective study. Am J Obstet Gynecol 2006;195:e1-4.

Slob AK, Vink CW, Moors JPC, Everaerd W, redactie. Leerboek seksuologie. Houten/Diegem: Bohn Stafleu Van Loghum, 1998.

Thakar R, Ayers S, Clarkson P, Stanton S, Manyonda I. Outcomes after total versus subtotal abdominal hysterectomy. N Engl J Med 2002;347:1318-25.

Thakar R, Sultan AH. Hysterectomy and pelvic organ prolaps. Best Pract & Res Clin Obstet Gynaecol 2005:19:403-18.

Tunuguntla HSGR, Gousse AE. Female sexual dysfunction following vaginal surgery: A review. J Urol 2006;175:439-46.

Velde J van der. A psychofysiological investigation of the pelvic floor: The mechanism of vaginismus [thesis]. Amsterdam: Universiteit van Amsterdam, 1999.

Vroege JA, Gijs L, Hengeveld MW. Classification of sexual dysfunctions: towards DSM-V and ICD-11. Compr Psychiatry 1998;39:333-7.

Vroege JA, Nicolaï L, Wiel HBM van de. Seksualiteitshulpverlening in Nederland. Delft: Eburon, 2001. NISSO-Studies, nr. 25.

Walker EA, Gelfand AN, Gelfand MD, Green C, Katon WJ. Chronic pelvic pain and gynaecological symptoms in women with irritable bowel syndrome. J Psychsom Obstet Gynecol 1996;17:39-46.

Weijenborg PTM. Designer vagina's, een issue voor seksuologen? Tijdschrift voor Seksuologie 2006;30:181-6.

12 Eerste trimester van de zwangerschap

J. ten Cate, D.J.K. Kelderman, C.A.M. Moons en N. Schuitemaker

12.1 Bloedverlies

Hoewel het regelmatig voorkomt, is vaginaal bloedverlies tijdens de zwangerschap altijd abnormaal. Tijdens de eerste drie maanden van de zwangerschap kan bloedverlies wijzen op een (dreigende) miskraam of op een buitenbaarmoederlijke zwangerschap. Echo-onderzoek is meestal noodzakelijk voor het stellen van een juiste diagnose.

12.2 Extra-uteriene graviditeit

Ontstekingen die de eileider beschadigen, kunnen aanleiding geven tot vernauwingen van de eileider of tot stoornissen in het vermogen van de eileider om de bevruchte eicel naar de baarmoeder voort te stuwen. Als een vlotte passage van het bevruchte ei naar de baarmoeder wordt belemmerd, zal het bevruchte ei zich buiten de baarmoeder innestelen en ontwikkelen. Men spreekt dan van een extra-uteriene graviditeit (EUG).

12.2.1 Oorzaken

Als de zwangerschap zich buiten de baarmoeder in de eileider nestelt, gaat het vruchtje meestal al vroeg te gronde. De trofoblast die het vruchtje omgeeft, groeit de wand van de eileider in. Deze wand is relatief dun en kan gemakkelijk scheuren. Hierbij kan een grote bloeding in de buik ontstaan.

12.2.2 Symptomen

De symptomen die bij een EUG kunnen optreden, zijn wisselend. Doorgaans gelden de volgende drie kenmerken:
- over tijd zijn;
- pijn onderin de buik, soms ook in de schouder;
- vaginaal bloedverlies.

De zwangerschapstest is positief, maar echoscopisch onderzoek toont geen zwangerschap in de baarmoeder aan.
Het beloop van een EUG kan dramatisch zijn, met acute verschijnselen van peritoneale prikkeling, shock, bleekheid, schouderpijn en loze aandrang tot defecatie. Snelle hulp is geboden, omdat een verbloeding dreigt.

Het proces kan zich ook langzaam, gedurende enige weken voltrekken met alleen symptomen van vage buikpijn en licht vaginaal bloedverlies. Dit beloop is verraderlijk omdat het lijkt op een miskraam. Ieder jaar overlijden in Nederland nog vrouwen aan de gevolgen van een buitenbaarmoederlijke zwangerschap.

12.2.3   Behandeling

Bij een patiënte met weinig klachten en een geringe hoeveelheid zwangerschapshormoon in het bloed kan de EUG spontaan verdwijnen en is het mogelijk het spontane beloop af te wachten. In andere gevallen is operatief ingrijpen noodzakelijk. Bij hemodynamisch instabiele patiënten staat voorkoming of bestrijding van de shock op de voorgrond, evenals een snelle beëindiging van de EUG. Deze is immers verantwoordelijk voor het bloedverlies in de buikholte. Bij een dergelijke (spoed)operatie wordt het zwangerschapsproduct verwijderd, waarmee het bloedverlies tot staan wordt gebracht. Tegenwoordig kan dit vaak laparoscopisch worden uitgevoerd (zie paragraaf 2.7.3).

12.3   Spontane abortus

In Nederland wordt met een miskraam (spontane abortus) het afstoten van het zwangerschapsproduct vóór de zestiende zwangerschapsweek bedoeld. Bij ongeveer 20% van alle zwangerschappen worden tekenen gezien van een dreigende abortus. Bij de helft daarvan komt het daadwerkelijk tot een abortus.

12.3.1   Oorzaken

De overgrote meerderheid van de miskramen berust op stoornissen die zijn opgetreden gedurende de ontwikkeling van de vrucht tijdens de eerste zestien weken. De volgende klinische beelden worden onderscheiden.
- **Dreigende abortus (abortus imminens):** er is bloedverlies, soms met pijnlijke contracties, bij een gesloten cervix.
- **Abortus in gang:** de cervix staat open en er is ruim bloedverlies.
- **Abortus incompletus:** een door de uterus gedeeltelijk uitgestoten zwangerschapsproduct.
- **Missed abortion:** er zijn nog geen klinische verschijnselen van abortus, maar echoscopisch is er geen vitaal zwangerschapsproduct.

12.3.2   Symptomen

Een miskraam gaat gepaard met bloedverlies uit de baarmoeder en met krampen in de onderbuik. Bloedverlies uit een baarmoeder tijdens de zwangerschap hoeft niet altijd te wijzen op een onafwendbare miskraam. Een dreigende miskraam wordt in ongeveer de helft van die gevallen een feitelijke miskraam.

12.3.3   Behandeling

Preventie van een (dreigende) miskraam is niet mogelijk. Allerlei maatregelen, zoals in bed blijven en het rustiger aandoen, zijn medisch gezien zinloos. Ook medicijnen kunnen een miskraam niet voorkomen. Bovendien kunnen medicijnen in deze fase van de zwangerschap gevaarlijk of schadelijk zijn voor de vrucht. In principe wordt bij een miskraam die doorzet het spontane beloop afgewacht. Bij sterk bloedverlies of koorts moet de vrouw in het ziekenhuis worden behandeld.

Indien er sprake is van een abortus in gang, kan het zwangerschapsproduct zich in de cervix bevinden. Bij het speculumonderzoek kan dit dan worden verwijderd, waardoor het bloedverlies en de krampen vaak direct afnemen. Als er nog zwangerschapsweefsel in de baarmoeder aanwezig is, volgt een curettage.

Aan resusnegatieve vrouwen moet bij het optreden van een miskraam bij een zwangerschap van meer dan tien weken 375 IE anti-D-immunoglobuline worden toegediend. Dit wordt ook gegeven als vóór tien weken zwangerschap een curettage wordt uitgevoerd.

Bij deze en alle hiernavolgende complicaties die (mogelijk) gepaard gaan met overvloedig bloedverlies moet de acute opvang gericht zijn op bewaking van de vitale functies en het inbrengen van een waakinfuus.

Bij het laboratoriumonderzoek wordt de bloedgroep en een uitgangswaarde van het Hb-gehalte bepaald en kruisstolbloed afgenomen.

Bij ernstig bloedverlies zal bloedtransfusie en zuurstoftherapie worden gegeven.

12.4   Abortus provocatus

12.4.1   Historie

Tot in de jaren zestig was een vrouw, als zij niet iemand kende die bij haar abortus wilde plegen, genoodzaakt haar kind ter wereld te brengen. De anticonceptiemiddelen waren minder betrouwbaar en er rustte bovendien een taboe op het gebruik ervan. De heersende moraal was dat een vrouw haar zwangerschap moest uitdragen, en de afbrekingen die gedaan werden, werden uitgevoerd door leken in het illegale circuit (abortus criminalis) met behulp van bijvoorbeeld breinaalden. Aan het eind van de jaren zestig kwam hierin verandering. De anticonceptiepil werd geïntroduceerd en seksualiteit en aanverwante onderwerpen kwamen uit de taboesfeer. In 1968 liberaliseerde Engeland de abortuswetgeving, met als gevolg dat veel Nederlandse vrouwen zich daar lieten behandelen. Dit maakte de ernst van de problematiek duidelijk. Niet veel later vond in Nederland eenzelfde ontwikkeling plaats. Toen hier de abortuswetgeving werd aangepast, kwamen vrouwen uit het buitenland naar Nederland voor een zwangerschapsafbreking. In 1970 werd Stimezo Nederland (Stichting Medisch verantwoorde Zwangerschapsonderbreking) opgericht en de eerste abortuskliniek kwam van de grond. In 1999 werd Stimezo opgevolgd door de Stichting Samenwerkende Abortusklinieken Nederland (StiSAN). Deze stichting heeft als doel de samenwerking tussen de verschillende abortusklinieken in Nederland te bevorderen en de belangen van de aangesloten instellingen zo goed mogelijk te behartigen.

Tabel 12.1   Aantal abortussen in Nederland (per jaargang).

Jaartal	Aantal abortussen
1985	17.251
1990	18.384
1995	20.932
2000	27.205
2001	28.437
2002	29.450
2003	28.812
2004	29.094
2005	32.982
2006	32.992

12.4.2   *Epidemiologie*

Tabel 12.1 toont de stijgende tendens in het aantal abortussen in Nederland in de periode 1985-2004. Internationaal gezien is het Nederlandse abortuscijfer overigens zeer laag; in andere West-Europese landen en in de Verenigde Staten is het twee- tot driemaal zo hoog. In 2003 daalde het aantal abortussen in Nederland licht ten opzichte van het jaar ervoor, in 2004 steeg het weer. Een positieve ontwikkeling is dat het aantal abortussen onder tieners gedaald is. De gemiddelde leeftijd waarop de vrouw een abortus ondergaat, is gestegen. Het schrappen van de orale anticonceptie uit het basispakket van de zorgverzekering kan dit ten dele verklaren. Over het algemeen ondergaan allochtone vrouwen vaker een abortus dan autochtone vrouwen. In 2004 hadden de Surinaamse en Antilliaanse vrouwen, net als in voorgaande jaren, het grootste aandeel in de abortuspopulatie. Van de abortussen in 2004 vond meer dan de helft (56,5%) plaats tijdens de eerste zeven weken van de zwangerschap; 15,1% vond plaats in het tweede trimester. Nederland telt achttien abortusklinieken. Deze klinieken voeren bijna 95% van de zwangerschapsafbrekingen uit. De overige abortussen vinden plaats in de 99 ziekenhuizen die op grond van de Wet afbreking zwangerschap een vergunning hebben om abortussen uit te voeren.

Een aantal methoden om de zwangerschap af te breken valt buiten de Wet afbreking zwangerschap. De morningafterpil kan een alternatief zijn voor abortus, mits ingenomen binnen 72 uur na geslachtsgemeenschap. Deze pil is zonder recept verkrijgbaar. Het morningafterspiraal voorkomt innesteling van een bevruchte eicel en kan tot uiterlijk vijf dagen na de geslachtsgemeenschap geplaatst worden. Ook de overtijdbehandeling (tot zestien dagen over tijd of een amenorroeduur van 44 dagen) valt niet onder de abortuswetgeving en -registratie, omdat toen de Wet afbreking zwangerschap in werking trad een zwangerschap bij deze termijn nog niet met zekerheid vastgesteld kon worden.

12.4.3 Juridische aspecten

In 1887 werd abortus strafbaar gesteld in het Wetboek van Strafrecht. In 1984 trad het Besluit afbreking zwangerschap in werking, samen met de Wet afbreking zwangerschap (WAZ). De Wet afbreking zwangerschap regelt afbreking van de zwangerschap vóór het moment waarop de vrucht in staat is buiten het moederlichaam in leven te blijven. Zwangerschapsafbreking ná dit moment, vanaf 24 weken, valt onder de algemene strafbepaling inzake levensberoving van het Wetboek van Strafrecht.

Artikel 5 van de wet stelt dat een abortus slechts verricht mag worden indien de noodsituatie van de vrouw dit onontkoombaar maakt, maar omschrijft niet wat onder 'noodsituatie' moet worden verstaan. In de gesprekken met de arts dienen oplossingen voor de situatie van de vrouw aan de orde te komen en de arts moet zich ervan vergewissen 'dat de vrouw haar verzoek gedaan heeft en handhaaft in vrijwilligheid, na zorgvuldige overweging en in het besef van haar verantwoordelijkheid voor haarzelf en de haren'. Bij deze afweging kunnen somatische en psychosociale overwegingen relevant zijn. Als de zwangere ongehuwd of minderjarig is, of wanneer er verschil van inzicht is tussen de aanstaande ouders (moeder wel en vader niet), dan hoort de wens van de zwangere doorslaggevend te zijn, getuige het modelreglement *Medisch handelen late zwangerschapsafbreking* van de NVOG.

Het verzoek tot zwangerschapsafbreking dient vrijwillig, volhardend en klemmend en na zorgvuldige overweging door het ouderpaar zelf te zijn geuit. Dit nadat het paar goed is voorgelicht door een of meer leden van het overlegteam over de vastgestelde afwijkingen, de prognostische betekenis daarvan en de mogelijkheid om in een dergelijke situatie late zwangerschapsafbreking te overwegen. Een van de doelstellingen van de gezondheidszorg is zo te handelen dat lijden wordt verlicht of voorkomen. Als de vrouw verlichting van haar lijden vraagt in de vorm van opwekken van een vroeggeboorte, dan moeten haar belangen en die van het kind in de overwegingen worden betrokken.

Een arts die met de vraag om abortus geconfronteerd wordt, heeft eveneens een eigen verantwoordelijkheid, en wel om te beslissen of hij die hulp in die bepaalde situatie kan verlenen. Hij zal moeten beoordelen of er ook in zijn ogen sprake is van een noodsituatie en of een abortus de enige uitweg is. Artikel 350, lid 6, van het Wetboek van Strafrecht stelt dat geen enkele hulpverlener tegen zijn of haar zin betrokken mag worden bij een dergelijke ingreep: 'De wet voorziet in alle gevallen de mogelijkheid om op de gewetensvrijheid te beroepen. Geen geneesheer, verpleger of verpleegster of lid van het paramedisch personeel kan gedwongen worden om medewerking te verlenen aan een zwangerschapsafbreking. De persoon die weigert een dergelijke ingreep te verrichten, is gehouden de vrouw bij haar eerste bezoek in kennis te stellen van zijn weigering'.

12.4.4 Emotionele aspecten

Bij een abortus provocatus of een miskraam kunnen verschillende methoden worden toegepast. Tot een termijn van dertien weken is een (zuig)curettage mogelijk; na deze termijn zijn de lichaamsdelen van de foetus te omvangrijk. Bij een abortus incompletus of een *missed abortion* kan de vrouw ervoor kiezen om eerst thuis af te wachten en eventueel misoprostol te gebruiken. Wanneer deze methode geen resultaat heeft of bij bloedverlies en pijn is een curettage noodzakelijk. Het kan moeilijk zijn voor de vrouw om thuis eerst af te wachten zonder ingrepen, terwijl zij weet dat de zwangerschap mislukt is maar niet weet wanneer het precies voorbij zal zijn. Een curettage maakt een einde aan de zwangerschap en kan een verdere stap zijn in het verwerkingsproces. Thuis afwachten kan de gelegenheid bieden bewust afscheid te nemen van het nieuwe leven. De ervaring leert dat het voor het verwerkingsproces goed kan zijn niet te snel in te grijpen.

Naast een gevoel van opluchting kunnen ook emoties als verdriet, schuldgevoel en angst optreden, soms direct na een abortus, soms bij een volgende zwangerschap of pas jaren later. Elk vrouw verwerkt deze gevoelens op haar eigen manier. De hulpverlener moet zich bewust zijn van de scala van gevoelens die er kunnen zijn, bij elke vrouw opnieuw aandacht hebben voor haar individuele emoties. Desgewenst kan zij de vrouw wijzen op de mogelijkheden van bijvoorbeeld maatschappelijk werk of het FIOM. Het FIOM is een landelijke instelling voor hulpverlening bij vragen op het terrein van zwangerschap en ouderschap, met regionale vestigingen door het hele land. Behalve informatie biedt het FIOM individuele hulp en organiseert het groepsbijeenkomsten.

Literatuur

Braam W, Buuren M van. Als je zwangerschap misloopt. Baarn: La Rivière; 1995.

Cuicenier M, Janssen H. Met lege handen. 2e dr. Houten: Unieboek; 1997.

Geerinck-Vercammen C. Het verlies van een kind tijdens de zwangerschap of rond de bevalling. NVOG-patiëntenvoorlichting. Utrecht: NVOG; 2000. http://www.nvog.nl > patiëntenvoorlichting.

Website

http://wetten.overheid.nl. Actuele wet- en regelgeving.

http://www.stisan.nl. StiSAN, Nederlandse koepel van abortusklinieken.

http://www.minvws.nl/dossiers/abortus. Ministerie van Welzijn, Volksgezondheid en Sport, informatie over abortus.

Hulporganisaties

FIOM, Stichting Ambulante FIOM Centraal Bureau. FIOM is een landelijke instelling voor hulpverlening bij vragen op het terrein van zwangerschap en ouderschap, met regionale vestigingen door het hele land. Behalve informatie biedt de stichting individuele hulp en organiseert zij groepsbijeenkomsten. http://www.fiom.nl.

Landelijke Zelfhulporganisatie Ouders van een Overleden Kind, Postbus 418, 1400 AK Bussum. Organisatie van ouders die begrip en medeleven willen bieden aan lotgenoten. Dit wordt gedaan door ouders die zelf hun verlies, verdriet en isolement hebben doorgeworsteld en nu in staat zijn om anderen te helpen. Tel. (0252) 37 06 04 op werkdagen van 9.00-12.00, 14.00-17.00 en 19.00-22.00.

Freya, patiëntenvereniging voor vruchtbaarheidsproblematiek, Postbus 476, 6600 AL Wijchen. Landelijke patiëntenvereniging die vanuit ervaringsdeskundigheid een luisterend oor kan bieden en informatie aan paren die ongewild kinderloos zijn. Freya kan ook bemiddelen bij lotgenotencontact door problemen rond (herhaalde) miskramen. Tel./fax (024) 645 10 88

Bijlage 1 Afkortingen

AAP	abortus arte provocatus
APLA	abortus provocatus lege artis (= volgens de regelen der kunst), in tegenstelling tot abortus criminalis
ACTH	adrenocorticotroop hormoon
aids	acquired immunodeficiency syndrome
ASRM	American Society for Reproductive Medicine
BTC	basale temperatuurcurve
CA 125	cancer antigen 125
CAT	chlamydia antistoffentiter
CBAVD	congenitale bilaterale agenesie
CIN	cervicale intra-epitheliale neoplasie
DES	di-ethylstilbestrol
DVT	diepe veneuze trombose
EUG	extra-uteriene graviditeit
FIGO	Fédération Internationale de Gynécologie et d'Obstétrique
FSH	follikelstimulerend hormoon
GnRH	gonadotrophin-releasing hormone
HAART	highly active anti retroviral therapy
HBV	hepatitis-B-virus
HCG	humaan choriongonadotrofine
hiv	humaan immunodeficiëntievirus
HPV	humaan papillomavirus
HSG	hysterosalpingografie
HSV	herpessimplexvirus
iud	intra-uterine device
KOPAC-B	compositie, ontsteking, plaveiselcelepitheel, andere afwijkingen, (endocervicale afwijkingen van het) cilinderepitheel, beoordeelbaarheid
LASH	supravaginale hysterectomie
LAVH	laparoscopisch geassisteerde vaginale hysterectomie
LEEP	loop electrosurgical excision procedure
LH	luteïniserend hormoon
LLETZ	large loop excision of the transformation zone
MESA	microchirurgische epididymaire spermatozoa-extractie
MIF	Müllerian-inhibiting factor
MRI	magnetic resonance imaging
MRK-syndroom	Mayer-Rokitansky-Küster, syndroom van
NSAID's	non-steroid anti-inflammatory drugs

Pap.	Papanicolaou
PCA	patient-controlled analgesia
PCEA	patient-controlled epidural analgesia
PCOS	polycysteusovariumsyndroom
PCR	polymerasekettingreactie (polymerase chain reaction), gebruikt bij histopathologisch onderzoek
PCT	postcoïtumtest
PEP	post-exposure profylaxis
PESA	percutane epididymale sperma-aspiratie
PID	pelvic inflammatory disease
PIF	prolactin inhibiting factor
POP-Q	pelvic organ prolapse quantitation
Riagg	Regionale instelling voor ambulante geestelijke gezondheidszorg
SCC	squamous cell cancer antigen
SIS	saliene-infusiesonografie
Stimezo	Stichting Medisch verantwoorde Zwangerschapsonderbreking
StiSAN	Stichting Samenwerkende Abortusklinieken Nederland
TESE	testicular spermatozoa extraction
TLH	totale laparoscopische hysterectomie
TOT	tension free obturator tape
TPHA	Treponema pallidum hemagglutinatie
TPV	totale parenterale voeding
TRH	thyrotrophin-releasing hormone
TVT	tension free vaginal tape
VAIN	vaginale intra-epitheliale neoplasie
VAS	visuele analoge schaal
VIN	vulvaire intra-epitheliale neoplasie
VVS	vulvairevestibulitissyndroom

Bijlage 2 Verklarende woordenlijst

Adenosis	Goedaardige woekering van vaginaal klierepitheel herkenbaar aan vlekkige gebieden in het bovenste deel van de vagina.
Adenomyosis uteri	Endometriose in het spierweefsel van de baarmoederholte.
Adhesie	Verkleving.
Atrofie	Teruggang in de voedingstoestand van de organen waardoor deze verschrompelen.
Blastocyste	Hol balletje, typisch voor de embryonale ontwikkeling van met name gewervelde dieren, dat tijdens het delen van een bevruchte eicel (zygote) ontstaat. De holte wordt blastokèle genoemd.
Caudaal	Aan de staartzijde gelegen (Latijn cauda = staart). De tegenovergestelde richting noemt men craniaal (= schedelwaarts).
Coeloomepitheel	Epitheel waaruit de tubae, het peritoneum en het kapsel van het ovarium zijn opgebouwd.
Commissura	Fibreuze verbinding tussen of vereniging van twee weefseldelen.
Posterior	Achterste.
Cytokine	Proteïne dat een rol speelt in het immuunsysteem, in ontstekingsreacties en bij de embryogenese.
Dextropositie	Verplaatsing van een orgaan naar rechts.
Dorsaal	Aan de rugzijde gelegen. De tegenovergestelde ligging noemt men ventraal.
Dyschezie	Pijn bij defecatie.
Echogeniciteit	Mate waarin weefsels oplichten bij echografisch onderzoek.
Erytroplakie	Rode, niet-afschraapbare aandoening van de slijmvliezen, niet door ontsteking ontstaan.
Fornix	Koepel, dak (fornix vaginae = het bovenste gedeelte van de vagina).
Hirsutisme	Mannelijke overbeharing bij een vrouw, kan op het gehele lichaam voorkomen, ook in het gelaat.
Insertie	Aanhechting of inplanting, bijvoorbeeld de bevestigings-plaats van een spier aan een skeletdeel.
Intracavitair	In de holte gelegen (bijvoorbeeld van de baarmoeder).
Istmische anasto-mose	Het weer doorgankelijk maken (Grieks anastomosis = mond, opening) van de eileider bij de vernauwing (Grieks isthmus = landengte).
Linea alba	De verticaal verlopende middenlijn in de buikwand van borstbeen tot schaambeen, waar de peesbladen van de twee schuine en de dwarse buikspieren samenkomen, nadat deze de rechte buikspier aan weerszijden hebben omvat.

Luteale fase	Begint op het moment dat de follikel gesprongen is en de eicel uit de follikel verdwenen is. De granulosacellen van het follikel veranderen van vorm en worden dan thecacellen genoemd.
Macrofagen	Grote (Grieks makros = groot) cellen die lichaamsvreemde stoffen en beschadigde of gedode micro-organismen en hun afvalstoffen in zich opnemen (Grieks fagein = eten) en onschadelijk maken. Macrofagen komen in alle lichaamsweefsels voor.
Mediane incisie	Incisie voor laparotomie van navel naar schaambeen.
Mesenchymcellen	Zeer jonge bindweefselcellen die nog geen duidelijk herkenbare functie hebben.
Meiose	Reductiedeling: celdeling waarbij gameten (= voortplantingscellen, dus eicellen en zaadcellen) ontstaan die slechts de helft van het normale aantal chromosomen hebben (haploïdie).
Morbiditeit	Het aantal mensen binnen een bepaalde groep (bijvoorbeeld de Nederlandse bevolking) dat in een bepaalde tijdspanne (meestal één jaar) door ziekte wordt getroffen, gewoonlijk uitgedrukt als het aantal getroffenen per duizend, tienduizend of honderdduizend mensen.
Morfologie	De wetenschap betreffende de vormen en structuren van organismen (Grieks morfè = vorm). De term wordt gebruikt in diverse disciplines waar de uitwendige bouw en vorm van organismen en hun organen een rol speelt.
Pariteit	Het aantal kinderen dat een vrouw gebaard heeft (Latijn parere = baren).
Prevalentie	Het aantal gevallen per duizend, tienduizend of honderdduizend mensen op een specifiek moment.
Pfannenstielincisie	Incisie voor laparotomie in de onderste buikplooi, ook wel de 'bikinisnede' genoemd.
Septum	Tussenschot.
Striae	Witte littekens op de huid.
Strictuur	Vernauwing, insnoering.
Torsie	Een draaiing in de lengteas, de draaiing van een steel of een kanaal of de draaiing van een orgaan om een steel bedoeld. Zeer pijnlijk indien de bloedvaten worden afgekneld.
Trocart	Holle naald met daarin passende mandrijn (metalen draad of dunne staaf) met scherpe punt waarmee punctie kan worden verricht.
Vascularisatie	Doorbloeding, bloedvoorziening.
Vasovagale reactie	Reactie door prikkeling van de n. vagus met als gevolg flauwvallen.
Ventraal	Buikwaarts, aan de voorkant van het lichaam. De tegenovergestelde ligging is dorsaal.
Viscerale laesie	Beschadiging van de inwendige organen.

Illustratieverantwoording

Bron	Figuurnummer
American Society for Reproductive Medicine	7.2
Frölich-Swart Y, Larmené I. Algemene chirurgie. Reeks 'Operatieve Zorg en Technieken'. 4e dr. Maarssen: Elsevier gezondheidszorg, 2008.	2.8
Heineman MJ, Evers JLH, Massuger LFAG e.a., redactie. Obstetrie en gynaecologie: De voortplanting van de mens. 6e dr. Maarssen: Elsevier gezondheidszorg, 2004.	1.1, 1.2, 1.3, 1.4, 1.5, 1.13, 2.2, 2.3, 2.4, 2.6 A-D, 2,10, 2,13, 2.14, 2.15, 2.16, 2.19 A-B, 2.20 A-B, 6.4, 6.5, 6.6, 6.7 A-D, 8.1, 9.2 A-M, 9.3
Dr. P.G.A. Hompes, gynaecoloog, afdeling Voortplantingsgeneeskunde, VU medisch centrum, Amsterdam.	7.1
Dr. M.H.A. van Hooff, gynaecoloog, St Franciscus Gasthuis, Rotterdam	10.3
M.E. Lokker, oncologieverpleegkundige, verplegingswetenschapper i.o., afdeling Urologie en Vrouwenziekten, Erasmus Medisch Centrum Rotterdam.	8.5
Dr. R. Schats, gynaecoloog, hoofd IVF-centrum, VUmc, Amsterdam.	3.1, 3.2, 3.3, 3.4
Slob AK, Vink CW, Moors JPC, Everaerd W, redactie. Leerboek seksuologie. Houten/Diegem: Bohn Stafleu Van Loghum, 1998.	11.1
Prof.dr. R.H.M. Verheijen, oncologisch gynaecoloog, VUmc, Amsterdam.	1.14, 1.15, 1.16, 2.20, 8.2, 8.3, 8.4
Vierhout ME. Diagnostiek van de uterovaginale prolaps. Ned Tijdschr Geneeskd 2004;148:2432-6.	2.17
Vierhout ME, Lammes FB. Praktische gynaecologie. 8e dr. Houten/Diegem: Bohn Stafleu Van Loghum, 2005.	6.1, 6.2, 6.3
Vugt JMG van, Stoutenbeek Ph, Emanuel MH, Wladimiroff JW, redactie. Echoscopie in de verloskunde en gynaecologie. Maarssen: Elsevier gezondheidszorg, 2003.	1.6, 1.7, 1.8, 1.9, 1.10, 1.11
Dr. R.M.F. van der Weiden, Sint Franciscus Gasthuis, Rotterdam.	2.5

Vrij via internet

http://www.choicetolivewith.com	2.1
http://www.femiscope.nl/images1/SPECULUM.jpg	1.2E
http://www.gfmer.ch	4.1

Bron	Figuurnummer
Institute for reproductive health	2.9
http://www.jnjgateway.com	2.7
www.layyous.com/e-index.htm	2.11, 2.12
www.medicaldynamics.nl	2.18
n.n.	10.4
http://www.nvog.nl	1.12, 10.1, 10.2
http://www.users.ugent.be	9.1

Register